임상 물리치료 진단·평가

Clinical Cases in Physical Therapy 2e

군자출판사

This edition of *Clinical Cases in Physical Therapy 2e* by *Mark A. Brimer & Michael L. Moran* is published by arrangement with Elsevier Inc., New York, New York, USA

Translated by KOONJA Publishing, Inc.
Translated Edition ISBN: 9812596143
Printed in Korea

임상물리치료 진단·평가

Clinical Cases in Physical Therapy 2e

첫째판 1쇄 인쇄 | 2006년 8월 30일
첫째판 1쇄 발행 | 2006년 9월 10일

지 은 이 Mark A. Brimer, Michael L. Moran
옮 긴 이 전국물리치료과 교수협의회
발 행 인 장주연
편 집 고경선
발 행 처 군자출판사
등 록 제 4-139호(1991. 6. 24)

본 사 (110-717) 서울특별시 종로구 인의동 112-1 동원회관 BD 3층
Tel. (02) 762-9194/5 Fax. (02) 764-0209
대구지점 Tel. (053) 428-2748 Fax. (053) 428-2749
광주지점 Tel. (062) 228-0252 Fax. (062) 228-0251
부산지점 Tel. (051) 893-8989 Fax. (051) 893-8986

www.koonja.co.kr

* 파본은 교환하여 드립니다.
* 검인은 옮긴이와의 합의 하에 생략합니다.

ISBN 89-7089-800-X

정가 20,000원

임상 물리치료 진단·평가

Clinical Cases in Physical Therapy 2e

Mark A. Brimer / Michael L. Moran
지 음

전국 물리치료과 교수협의회
옮 김

군자출판사

편집위원

저자서문

물리치료의 전문영역은 10년 전에 『Clinical Cases in Physical Therapy』가 출판된 이래 괄목할만한 성장과 발전을 해왔으며, 임상 물리치료의 실제에 대해 설명하고 있는 『Guide to Physical Therapist Practice』의 출판으로 그 전문성은 더욱 진보하게 되었다. 본 서의 목표는『Guide to Physical Therapist Practice』에서 나온 개념들을 체계화하고, 환자를 대면할 때 그 지침서를 어떻게 활용할지에 대한 실제 사례를 제공하는 것이다.

각 사례의 시작부에는 학습목표를 두어 독자로 하여금 복잡하고 다양한 임상 실습 검사를 수행할 때 도움이 되도록 하였다. 또한 『Guide to Physical Therapist Practice』에서와 마찬가지로 치료 질 향상, 적절한 의료서비스 활용의 증진, 임상 사례의 다양성 인식, 정확한 기록의 중요성, 그리고 직업적 윤리의 가치에 중점을 두었다. 각 사례마다 임상적 판단을 내릴 때 발생되는 질문사항을 제시하고 있으며 평가 결과에서는 환자 치료에 논쟁이 있을 경우 어떻게 대처하는 지도 언급하고 있다. 또한 참고문헌을 후반부에 실었다.

사례는 환자 관리와 치료 유형에 따라 체계적으로 구성되었다. 임상 사례가 각기 다양하기 때문에 똑같은 모양을 찍어내는 식의 접근을 지양하면서 이 책자를 활용한다면, 최적의 치료 접근법을 얻게 될 것이다. 또한 기능적 목표를 고려하여 평가를 효율적으로 하는 방법에 대해서도 소개하고 있으며 후반부 부록에서는 증상별로 사례를 구분해 두어 학습의 용이성을 더하였다. 몇몇 사례에서는 다양한 치료 유형에 대해 설명하고 있는데 이는 임상현장에서 종종 만나는 복합적인 증상을 보이는 환자 사례에 좋은 참고가 될 것이다. 또한 기술, 지식, 그리고 전문성으로 구성된 복잡한 분야에서의 치료사의 역할에 대한 이해를 도울 것이다. 본 서는 어떠한 환자 관리 방법이 보건 의료 서비스 전달의 질적 향상을 도모하기 위해 적용될 수 있는지에 대한 지식을 제공할 것이다.

Mark A. Brimer

Michael L. Moran

역자서문

현대는 의학적 발달과 동시에 전문화된 치료가 요구되고 있다. 이에, 건강을 관리하는 모든 보건의료직종에서는 진단 및 치료를 체계적으로 계획하여 진행, 예후를 관찰하는 것으로 양질의 의료서비스를 제공하고자 노력하고 있다.

이런 현실에 부응하여 물리치료에도 전문영역이 세분화되고 있으며, 이에 따른 진단 및 치료가 다각도에서 접근되고 있다. 임상에서 신체장애가 있는 환자에게 양질의 물리치료를 제공하기 위해서는 무엇보다 환자의 상태와 문제점을 정확하게 파악하는 것이 선행되어야 한다. 예를 들어, 근력검사, 관절가동범위 검사, 반사검사 및 표준화된 측정도구 등을 이용한 이학적 검사법 외에도 환자의 평가에 적용할 수 있도록 하기위해서는 환자에 대한 전반적인 진단과 평가의 전문적인 지식이 요구된다. 따라서 치료사로서의 검진학적 접근뿐만 아니라, 환자의 주관적인 사항과 객관적인 검사결과를 모색하고 이를 근거하여 치료계획을 수립하고 치료계획에는 단기적인 목표와 장기적인 최종 목표를 정하여 각 치료단계별로 기록하고 재평가하는 것이 중요하다. 이와 더불어 평가 및 치료에 따른 예후를 주시하여 앞으로의 질환을 예방하는 차원의 지속적인 관찰도 요구된다.

이 책에서는 이러한 전문가적인 치료사로 거듭날 수 있도록 주관적, 객관적 진단과 평가 뿐만 아니라 치료목표 및 예후까지 실었으며, 이 사항들을 하나의 시나리오 형태로 실어, 임상에서 접근하는 방법을 이해, 체험할 수 있도록 하였다. 따라서 물리치료를 전공하는 학생, 임상가에게 유용한 자료가 될 것이며, 나아가 임상물리치료를 연구하는 학자에게도 실무에 근거한 사례연구에 많은 도움이 될 것으로 생각된다.
끝으로 번역도 또 하나의 창작이라는 생각으로 오역을 막고자 의학용어는 병기하였으나 부족한 부분이 있을 것으로 생각되며, 개정판에서 더 나아질 수 있을 것으로 생각한다.

2006년 8월

역자대표 안 창 식

목 차

CASE 01 1
CASE 02 5
CASE 03 9
CASE 04 13
CASE 05 19
CASE 06 23
CASE 07 27
CASE 08 31
CASE 09 35
CASE 10 39
CASE 11 43
CASE 12 47
CASE 13 53
CASE 14 59
CASE 15 63
CASE 16 65
CASE 17 69
CASE 18 73
CASE 19 83
CASE 20 87
CASE 21 91
CASE 22 97
CASE 23 101
CASE 24 105
CASE 25 109
CASE 26 113
CASE 27 121
CASE 28 131
CASE 29 135
CASE 30 139
CASE 31 147
CASE 32 153
CASE 33 157
CASE 34 159
CASE 35 161
CASE 36 165
CASE 37 169
CASE 38 175
CASE 39 177
CASE 40 181
CASE 41 185
CASE 42 187
CASE 43 189
CASE 44 193
CASE 45 197
CASE 46 201

학습목표

1. 물리치료 검사과정이 환자중심의 목표와 결과에 얼마나 중요한지를 안다.
2. 차트 기록 미비가 어떻게 의사소통에 영향을 미치고 불충분한 치료를 초래할 수 있는지를 안다.

물리치료를 받은 지 5주째에 접어들고 있는 환자의 사례이다.

검사

병력

환자는 혼자 살던 94세의 남자로 추락으로 인해 경추1번이 전위 골절되었다. 초기 외과의사의 처방은 물리치료 평가와 치료 계획이었다. 환자는 퇴직하였으며, 보호자는 그의 아들이었다. 진료 기록에 따르면 환자는 경추보호대(coller)를 착용하고 있으며, 목과 왼쪽 무릎에 지속적인 통증을 호소하고 있고, 사지의 기능은 정상이라 되어 있었다. 무릎에 염발음(crepitus)이 관찰되었으며, 이는 골관절염(osteoarthritis)으로 진단되었다. 약물은 Procardea, Relafen, Darvocet, 그리고 Hytrin이 처방되었으며, Librium(25mg 하루 세 번 복용)은 중지되었다. 간호기록에 의하면, 환자가 경추보호대 착용을 거부하고 목 통증을 호소하며 불평한다고 되어있었다. 침대옆 의자로 이동하는 데는 두 명의 보조원의 도움이 필요하며 앉은 자세를 10분 정도 지속할 수 있었다.

차트에 기록된 병력을 검토한 후에 물리치료 평가에서는 어떤 정보를 기록해야 하며, 어떤 검사와 측정이 이루어 졌는가?

『The guide to physical therapist practice[1]』에서는 환자의 병력을 '과거와 현재 모두 포함하는 것'으로 규정하고 있다. 그러므로 환자의 교육수준, 치료경과, 생활환경(예를 들면, 보조기, 환경장애물), 의학적인 병력, 그리고 기능상태/활동수준과 같은 정보 등을 포함한다. 또한 심폐계, 근골격계, 그리고 근신경계 뿐만 아니라 의사소통 능력에 대한 자료도 포함된다. 검사와 측정은 인지, 통증 수준, 관절가동범위(특히 왼쪽 무릎), 근력, 자세, 침상 이동성, 지구력, 이동, 균형, 그리고 보행과 같은 기초 자료를 제공해 준다.

초기 검사

기록

다음은 물리치료 검사 결과를 요약한 의료기록의 내용이다.

환자는 방이 2개 있는 집에서 홀로 살던 94세 남자이다. 지팡이를 잡고 보행하던 중 왼쪽 무릎이 꺾이면서 밑으로 낙상하였고, 손상받아 쓰러져있어 건강 도우미가 발견하여 내원하였다. 경추1번의 전위 골절로 진단되고 경추 보호대를 착용하였다. 양쪽 견관절의 굴곡과 외전이 100°까지만 가능하였고 왼쪽 무릎 신전 시 15°가 부족한 것을 제외하고는 모든 사지의 기능적 가동성이 있었다. 능동관절가동범위에서 왼쪽 대퇴사두근(quadriceps muscle)의 근력이 Fair로 나타났으며 일반적인 근력은 Fair에서 Good까지였다. 굴곡자세로 침대에서 의자까지 이동하였고 이때에는 중등도의 도움(moderate assist)이 필요했다.

단기목표

1. 최소한의 도움으로 이동하기
2. 보조 장비를 이용한 독립 보행

장기목표 - (작성)

잠재적 능력의 재활 - (작성)

치료계획 : 보행훈련, 일반적인 근력운동, 이동훈련과 왼쪽 무릎 재활 주 5회 실시

초기 논의

검사 결과

치료사가 검사를 시행하기 위해 필요한 기본적 정보가 차트에 생략되어 있었다. 환자가 지팡이를 사용하였고 2개의 침실이 있는 집에서 살았다는 몇몇 정보는 있었지만, 어떤 환경적 장애물이 있었고, 왜 가정 건강 보호를 받았는지, 환자의 예전 기능 수준이 어떠하였는지 등의 많은 질문이 생략되어 있었다.

또한 신체검사에서 기본적인 심폐 기능 정보가 결여되어 있었고 관절가동범위와 근력 등의 최소한의 근골격계 정보만이 언급되었다. 이러한 기록이 왜 미비되었는지에 대한 설명과 날짜에 대한 언급을 하는 것이 적절하다.

참조할 수 있는 검사 정보가 제한되었지만, 치료사는 두 가지 목표를 세웠다. 목표에서 언급된 독립보행은 단기목표라기 보다 장기목표에 해당하며, 기초 정보가 부족하기 때문에 타당성이 부족하다. 이동하기(transfer) 목표에서는 성취를 위한 시간적 계획이 부족하다. 모든 목표는 측정가능하고, 기능적이며, 성취 날짜가 정해져야 한다. 『The guide to physical therapist practice』를 보면 임상 패턴들을 참고할 수 있고, 조직적인 기록방법에 대해 배울 수 있을 것이다.

어떤 정보가 치료목표를 세우는데 필요한가? 그리고 어떻게 정보를 수집할 것인가?

병력 정보는 환자와 면담하는 것으로 얻어질 수 있으며 인지에 문제가 있을 경우에는 환자 보호자를 통해 정보를 얻는다. 기초 검사 정보는 알맞은 목표를 세우기 위해서 필요하다.[2] Randall과 McEwen[3]은 기능적인 목표를 세우게 되면 움직임이 가능한 영역뿐만 아니라 그 움직임을 이해하게 되고, 환자가 바라는 결과와 일치된 목표가 될 수 있다고 하였다. 환자의 요구에 따른 특정 기능 목표의 변화는 기록에 언급하지 않는다.

치료 전 심화 선별검사

최근의 물리치료 경과 보고에 의하면, 환자는 두통을 호소하고 있고, 주 5회(하루 2번) 치료를 받고 있으며 보조자의 도움을 받으면서 6m정도의 거리를 2회 보행 보조기(walker) 보행했던 수준에서 보조자(contact guard)가 최소한의 도움을 주는 상태에서 30~37m정도의 거리를 보행하는 수준으로 호전되었다고 하였다. 보행 보조기 앞에 서거나 의자에서 일어나 앞으로 이동하라는 구두명령을 주었을 때 최소한의 도움만으로 가능하였다. 치료의 어떤 목표나 금기사항도 설명되지 않았다. 치료사는 환자의 통증이 줄어들었을 경우 약간의 지지를 한 상태에서 퇴원할 수 있다고 언급하였다.

물리치료 경과 보고에는 환자관리의 명확한 지시와 어떤 숙련된 치료가 제공되었는지에 대한 것이 부족하였다. 간호 면담에서는 영양 섭취와 사회적인

격리에 관한 우려가 언급되었다.

참조할 수 있는 정보를 근거로, 환자는 독립적으로 가정에 복귀될 가능성을 파악할 수 있는가? 혹은 확대된 치료가 실질적으로 예상되는가? 어떻게 치료가 진행되고 왜 그러한가?

자료가 부족하였고 환자의 목표가 확실하지 않으므로 치료사는 재검사의 필요성을 느끼게 된다. 물리치료 기록에 언급되지 않았던 영역들을 검사하고 가정으로의 복귀가 적절한지 여러 항목을 검토해 보았다. 재검사 후에 환자는 추가로 판명된 수행력에 대한 설명을 듣게 되었다. 3주 내 목표가 달성되었고, 약간의 지지가 제공된 상태로 퇴원하였다.

요약

치료사와 환자 사이의 관계는 성공적인 결과를 이루기 위해 중요하다. 효과적인 차트 기록은 정보의 교환과 효율적인 치료 제공에 도움이 될 것이다. Baker 등[4]은 치료사들이 목표를 세우고 결과를 결정하는 것에 노력을 하지만, 이와 관련된 잠재력을 최대한으로 활용하지 않는다고 언급하였다. 본 사례에서도 역시 그러하였는데, 이러한 목표 수립의 부족과 제한적인 환자 요구에 대한 이해는 가정으로의 복귀를 지연시키고 다른 치료사가 환자를 인계받는데 방해 요인이 될 수 있다.

References

1. American Physical Therapy Association: Guide to physical therapist practice, second edition, *Phys Ther* 81:1, 2001.
2. Baeten AM, Moran ML, Phillippi LM: *Documenting physical therapy: the reviewer perspective.* Boston: Butterworth-Heinemann, 1999, p 14.
3. Randall KE, McEwen IR: Writing patient-centered functional goals, *Phys Ther* 80:1199, 2000.
4. Baker SM, Marshak HH, Rice GT, Zimmerman GJ: Patient participation in physical therapy goal setting, *Phys Ther* 81:1126, 2001.

학습목표

1. 부적절한 진단으로 의뢰된 경우 물리치료를 어떻게 시행할 것 인지 설명할 수 있다.
2. 외래치료가 제한된 환자의 경우 가정 운동 프로그램을 어떻게 활용할 것 인지 설명 할 수 있다.
3. 미골통(coccygodynia)의 증상을 서술할 수 있다.

본 환자는 34세 여자로 요통으로 진단받고 외래 물리치료를 의뢰받은 사례이다.

검사

병력

면담에서 환자는 오랜 기간 동안 앉은 후 일어설 때 미골(coccyx) 부분에 통증이 증가한다고 보고하였다. 또한 천장관절(sacroiliac joint) 부분과 둔부에 통증이 있다고 하였다. 증상은 쌍둥이를 예정일보다 4개월 일찍 출산한 이후부터 시작되었다. 출산 후 2개월 간 의학적인 치료를 받았다. 의학적 중재로는 골반부분의 방사선 촬영, 통증감소를 위한 vioxx처방 그리고 앉는 자세를 위한 도넛모양의 베개가 처방되었다. 통증 증상은 계속되었고 쌍둥이 수유를 위한 앉아있는 자세가 어려웠다.

계통학적 검사

생명징후(vital signs)는 정상이었다.

검사와 측정

관찰한 결과, 환자는 어깨를 둥글게 구부린 자세로 앉아있었고 고개는 앞으로 기울어져 있었으며 대부분의 체중을 미골로 지지하면서 골반이 후방으로 기울어져 있었다. 촉진(palpation) 시 이상근(piriformis), 대둔근(gluteus maximus), 그리고 항문거근(levator ani)에 통증 유발점(trigger point)이 있었다. 질내 촉진 결과, 항문거근의 긴장도가 증가되어 있었고, 골반 기저(pelvic floor) 근력은 Normal이었다.[1] 또한 골반 구조물의 도수 근력 검사(manual muscle testing) 결과도 정상이었다.

평가

외과의는 요통으로 진단한 후 요추와 천골에 초음파치료 및 습열치료, 그리고 요추 안정화 운동을 처방하였다. 물리치료 검사 결과, 이는 태아가 산도를 통해 나오면서 미골 부위에 손상을 끼쳐 나타나는 미골통(coccygodynia)의 징후가 증상과 일관된 것으로 파악되었다. 이 검사 결과에 따르면 요추의 치료는 적절하지 않은 치료였다.[2] 물리치료 진단명은 근경축(muscle spasm)으로 설정되었다.

진단

물리치료 환자 유형 4D : 결합조직 기능이상을 동반한 관절 가동성, 운동기능, 근육 수행력, 관절가

동범위의 장해.[3]

물리치료는 어떻게 수행해 나가야 하며, 적절한 치료는 무엇인가?

예후 (치료계획 포함)

치료사는 4주 동안 주 3회의 치료를 받을 것을 권하였다. 치료 계획에는 이상근 주위와 둔부 연부조직의 가동운동(mobilization)과 항문거근(levator ani)의 통증유발점에 마찰 마사지(friction massage)하는 것을 포함하였다. 또한 직장 전극(rectal electrode)을 이용한 생체되먹임(biofeedback)기기로 항문거근(levator ani)의 긴장을 감소시키는 계획과 미골 보다 좌골조면(ischial tuberosities) 위에 몸무게를 지지하여 앉는 자세 훈련을 계획에 포함하였다. 치료사는 환자가 도넛모양의 베개를 사용하는 것을 중지시키고 아이들에게 수유할 때와 같이 오랫동안 앉아있을 경우에는 미골부분에 홈을 판 쿠션을 사용할 것을 권하였다.

치료

협조, 의사소통, 그리고 기록

환자는 4개월 된 쌍둥이의 엄마이기 때문에 주 3회의 치료를 받기에는 어려움이 있었다. 치료사와 환자는 가정 프로그램으로 보완하고 일주일에 한번만 치료를 위해 방문하는 프로그램을 선택했다. 환자는 이를 실제적인 방법으로 판단하고 일주일에 두세 번은 가정 프로그램으로 수행하는 것에 동의했다. 물리치료사는 또한 외과의사와 결과에 대해 상의를 할 필요성을 인식하였다. 치료사는 전화와 편지로 물리치료 검사 결과로 발견된 점들을 외과의사에게 상세히 설명하였다.

환자/고객 연계 교육

치료사는 이상근 신장(stretching)과 환자 본인 혹은 가족이 할 수 있는 마사지 방법 및 항문거근에 있는 통증 유발점의 마찰 마사지와 같은 가정 운동 프로그램을 추천하였다(그림2-1). 이것은 직장 전극(rectal electrode)을 이용한 생체되먹임 기기로 항문거근(levator ani)의 긴장을 완화시킨 이후에 적용하도록 하였다.

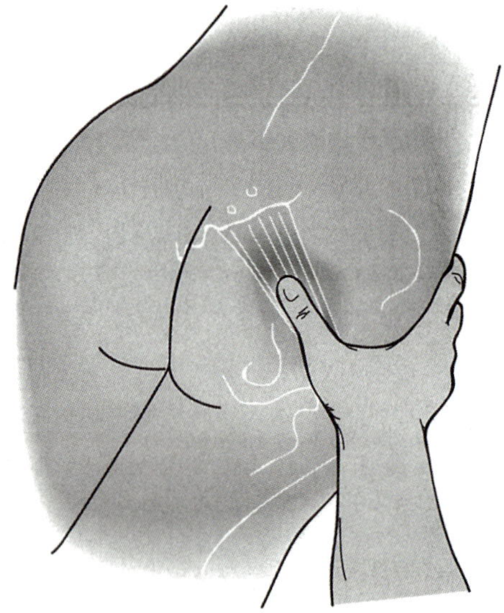

그림 2-1. 이상근(piriformis) 마사지

결과

환자와 그의 가족은 마사지 교육을 위한 치료모임에 참석하기도 하고 휴대용 생체되먹임 기기를 가정에서 적용하기도 하였다. 주 2회 시행하는 가정 운동치료 프로그램에 충실했고 4주 동안의 물리치료도 지속적으로 받았다. 증상과 통증이 감소되었고 한 아이 수유 후 5분 정도 휴식을 가지면 바로 다음 아이의 수유를 할 수 있게 되었다. 굽은 어깨와 전방으로 위치된 머리 자세가 교정되지 않았기 때문에, 치료사는 흉추와 경추 자세 운동이 포함된 가정 운동 프로그램을 제공하였고, 수유하는 동안 등의 긴장을 감소시키는 자세를 조언하였다.

논의

미골통(coccygodynia, coccydynia)은 골반통증으로 진단되어 분류되는 장애이다. 그러나 이것은 통증이 천장관절(sacorliliac joint)이나 요추(lumbar spine) 주변으로 전이되기 때문에 요통이나 천장관절 통증과 혼동되어 진단되기도 한다.[4] 미골통은 특정한 증상(통증)과 연관되어 다양한 원인을 갖는다. 이것은 일반적으로 둔부로 떨어지거나 출산 중 손상, 미골에 붙어있는 인대나 근육의 과신장, 미골내 관절의 부분적 탈구 등의 결과이다.[2,5] 또한 미골주변의 조직에 경축(spasm)과 통증이 나타날 수 있다. 통증의 증상은 오랫동안 앉아 있거나 침대나 의자에서 이동할 때 증가한다. 이와 같은 사례에서 연부조직 손상을 상세하게 차트에 기입하는 것은 중요하다.

골반의 근육, 인대, 그리고 결합조직에 생긴 손상은 흔히 분만에 가까워지는 달 동안에도 일어나지만 분만 시에도 유발된다. 인대의 이완과 자세의 변화 그리고 내장을 지지하기 위한 골반 기저의 부담의 증가는 근·골격 손상에 이른다. 임신과 분만 동안 일어나는 변화는 환자의 출산 전·후의 검사와 평가에 반드시 고려되어야 한다. 마사지, 생체되먹임 치료, 그리고 자세훈련은 환자의 이상근, 항문거근과 대둔근의 긴장완화를 위해 선택할 수 있는 치료이다. 도넛모양의 베개는 환자가 앉아있는 동안 골반의 후방 경사를 증가시키고 미골 위에 체중이 실리게 하여 증상을 악화시킬 수 있다. 미골 홈을 판 쿠션은 대퇴부에서 체중이 재분산되기 때문에 미골에 체중부하를 줄여 골반의 적절한 자세를 만드는 동안 이 환자에게 적용할 수 있는 적절한 치료 도구가 될 것이다.

신장은 이상근의 경축과 통증을 완화시키기 위해 가정운동 프로그램의 한 부분으로 포함되었다. 임신기간 동안 하지의 자세가 바뀌고 보행 패턴이 바뀌기 때문에 이상근은 단축(shorten)되고 경축으로 발전할 수도 있다. 이러한 원인으로 골반에 통증이 생기고 골반 기저 근육의 긴장이 증가하게 된다.

References

1. Wilder E (ed): *The gynecological manual*, Alexandria, VA: American Physical Therapy Association, 1997.
2. Sapsford R, Bullock-Saxton J, Markwell S (eds): *Women's health: a textbook for physiotherapists*, London: WB Saunders, 1998.
3. American Physical Therapy Association: Guide to physical therapist practice, second edition, *Phys Ther* 81:1, 2001.
4. Stephenson RG, O'Connor LJ: *Obstetric and gynecologic care in physical therapy* (ed 2), Thorofare, NJ: Slack, 2000.
5. Hall CM, Brody LT: *Therapeutic exercise: moving toward function*, Philadelphia: Lippincott Williams & Wilkins, 1999.

학습목표

1. 임상 실습에서 발생되는 논쟁을 처리하는 과정에서 교수, 임상가, 학생의 역할에 대해 안다.
2. 임상 실습을 위한 재교육 계획을 세우는 과정에 학생의 능동적 참여를 촉진하기 위한 방법을 안다.

본 사례는 5년제의 물리치료학과에 재학 중인 22살의 학생으로 환자의 안전에 관련된 문제로 6주의 실습 학기 과정 중 4주차에 4번째 승인에 통과되지 못하였다. 시각적 상사척도(Visual analog scale)과 임상 지도자가 매긴 점수에서 학생의 점수는 임상 수행 평가(Clinical Performance Instrument-CPI) [1]승인 기준에 미달하는 것으로 나왔다. 결격 항목으로는 안전성, 전문가적 행동, 전문가적 태도, 그리고 상호소통 능력이었다. 학생은 임상실습 감독자(Director of Clinical Education-DCE)와 함께 재교육 계획을 세우는데 적극적으로 참여하였다. 체계적인 재교육 활동을 마친 후에 다시 임상 실습을 시행하였고 시각적 상사척도가 적절하게 나왔고 임상 지도자(Clinical instructor-CI)로부터 안전성, 전문성, 그리고 상호소통 능력에 대한 긍정적인 평가를 받고 성공적으로 남아있는 6주 승인의 2주 과정을 마무리하였다.

본 사례는 『Guide to Physical Therapist Practice[2]』에 있는 환자/의뢰인 치료관리를 참고하여 논의되었다. 학생은 유능한 물리치료 실습생인 것으로 승인되었다. 평가 요소의 예는 다음과 같다 : 학생의 임상 수행을 "검사"하여 능력이 "평가"되었으며, 부적절한 수행으로 "진단"되었고, 최선의 기능 수준과 이를 달성하기 위해 필요한 시간을 "예측"하여, 개선된 수행을 증진시키는 활동을 "계획(중재)"하고, 임상 수행을 "재평가"한 뒤 "결과"를 논의하였다.

실습 승인에서 어떤 결격사유가 있었는가? 부적격을 받은 문제점들은 무엇인가?

학생은 개별 평가에서 수용할 만한 학문적, 실험적 수행을 보였다. 교수 평가에서도 임상 실습을 위한 준비가 되어있다고 평가되었다.[3] 그러나 임상 지도자(CI)는 학생이 적절한 전문가적 상호 소통 능력과 품행에 문제가 있다고 평가하였다. 부적격 판정을 받은 이후에 교수진들은 학생이 개선되어야 할 점을 파악하고, 승인을 받기위한 재교육 계획을 세워 중재를 지도하였다. 재교육 기간에서도 임상실습 과정에서 나타난 비슷한 문제점이 계속적으로 출현하였다.

네 번째 임상 실습 승인에서 교수는 학생의 수행을 평가하기 위해 병원에 방문할 것을 계획하였다. 임상 지도자(CI)와 임상실습 중앙 조정자(Center Coordinator of Clinical Education)는 이전에 지적된 상호소통 능력과 전문성 부족이 여전히 남아있다고 보고하였다. 언급된 위 영역[4,5]들은 임상 실습의 성공 여부를 판단할 수 있는 지침이 된다. 학교 및 임상 교수는 개선되어야 할 문제점을 논의하고 효과적인 환자 관리를 마련하는데 이 능력의 중요성을 강조하였다. 교수 방문 후, 학생의 수행은 더 악화되었다.

실습 서약서에 의해 임상 지도자(CI), 임상실습 중앙 조정자(CCCE), 그리고 임상실습 감독자(DCE)는 학생 수행 수준을 명확하게 평가하는 권한을 부여 받았다. 임상 교수진의 평가에 따르면, 학생의 수행은 계속적으로 악화되었다. 이틀 동안 5건의 안전

사고가 발생되었다. 학생은 체중부하 자세를 확인하지 않았고, 임상 영상자료를 검토하지 않은 채 치료를 시행하였다.

평가 결과 승인받지 못 하였고, 학생은 수행의 어려움과 문제점이 개선되지 않는다고 표현하였다. 영역별 평가에서 언급된 문제점이 계속되었기 때문에 안정성이 부족한 것으로 판단하여 부적격 처리를 했다.

위와 같은 상황에서 학생은 또 다른 승인을 바로 받을 수도 있고, 문제점을 중재 받은 후 승인을 받거나, 일정기간 쉬고 다음 년도에 다시 실습을 받을 수도 있다. 어떤 대안책이 선택되었고 왜 그러하였나?

임상 지도자(CI)는 최종 임상수행능력 보고서 및 안전사고 보고서(평가)와 함께 교육 프로그램을 제공하였다. 이 보고서는 학생의 미흡한 수행 영역에 대한 사례를 포함하고 있었다. 학생은 집으로 가서 특정상황과 평가 시 미흡하게 수행했던 것에 대해 반성하는 시간을 갖도록 요구되었다.

설정된 기준과 임상수행능력 보고서 내용, 임상 지도자(CI)와 임상실습 중앙 조정자(CCCE)의 보고에 근거하여, 임상실습 감독자(DCE)는 자료를 평가하고 부적격 등급을 내렸다. 대안책이 논의되었고 학생은 유능한 물리치료사가 될 것을 명확히 희망하며, 즉각적으로 중재받기를 원한다고 하였다.

임상실습 감독자(DCE)의 평가에서는 교수진이 직접적으로 학생의 수행력을 개선시키려는 시도를 했음에도 불구하고 유사한 문제점이 증가했다고 보고 되었다. 학생에게 수행을 위한 책임을 갖게 하고 어떻게 하면 개선되는지 알게 하는 것이 필요하다고 판단 내려졌다. 『Guide to Physical Therapist Practice[2]』에 있는 환자/의뢰인 관리의 진단 및 예후를 적용하여 살펴볼 수 있다. 이를 통해 학생의 미흡한 수행능력의 원인을 진단하고 유능한 물리치료사가 될 능력을 예측할 수 있다.

임상실습 감독자(DCE)는 증진과 협조에 관여하였다. 개인적 요구를 표현하는 시간과 지도를 통해 학생은 중재 받아야 할 영역을 알 수 있었다. 임상실습 감독자(DCE)와 학생은 완수(예후)를 위한 기간을 포함해 특정 활동(중재)에 의해 개선되어야 할 사항(중재계획)을 계획하였다. 임상실습 감독자(DCE)는 학생의 이러한 활동을 수행해 나가는 진행과정(재평가)을 주시한다. 임상교육감독(DCE)과 학생은 성공적인 중재 완수가 승인을 받을 준비가 되었음을 의미한다는 것에 동의하였다.

미흡한 임상 수행 영역을 위해 어떤 특정한 중재가 포함되어야 하는가?

학생은 평가서를 통해, 언급된 전문가적 태도에서의 문제점에 대해 분명히 알게 되었다. 자신의 예전 수행을 살펴본 후, "모든 이들의 친구가 되는 것"과 "임상 지도자가 무엇을 원하는지"를 깨닫게 되었다.

학생은 자신의 행동이 학교에서 배운 것과 임상에서 요구되는 것을 정형화된 행동으로 맞추려 했다는 것을 알게 되었다. 그러나 유능한 물리치료사가 되기 위해 필요한 "판단과정"에 대한 내용이 부족하였다(진단). 학생은 수행을 개선할 의지가 있다고 표현하였다(예후).

언급된 영역에서 수행을 개선하기 위해 학생은 다음과 같은 활동을 포함한 중재 계획을 세웠다(중재).

1. 임상 물리치료사 치료 관찰하기. 학생은 물리치료 자원봉사를 통해 수행에 대한 부담없이, 전문성, 상호소통 요령, 차트기록방법에 대해 관찰할 수 있다고 판단했다. 이 과정은 전문가다운 태도를 배우게 도울 것이다. 학생은 4주

간의 관찰을 통해 적절한 "판단과정"(이 용어는 미흡한 영역을 설명할 때, 학생이 반복적으로 사용했다)에 필요한 지식을 마련할 수 있을 것이라고 생각했다.

2. 전문가적 상호소통태도에 관한 책 읽기. 임상실습 감독자(DCE)는 학생에게 필요한 영역에 대한 서적을 읽을 것을 제안하였다. 여러 책을 검색한 결과, 『Health Professional and Patient Interaction[6]』이 채택되었다. 학생은 이 책을 읽고, 물리치료사에게 요구되는 판단과정에 대한 지식을 얻게 되었다.
3. 자가 평가를 시행하고 얻게 된 지식을 보충하기. 학생과 임상실습 감독자(DCE)는 부결된 승인에서도 배울 점이 있다는 것에 동의하였다. 학생은 문제되는 행동과 좀더 적절하게 행동하는 방법에 대한 논의, 그리고 발생될 수 있는 논쟁을 예방하는 방법에 대한 이해가 필요했다. 자가 평가에서는 학생은 요구된 판단과정에 대해 언급할 수 있고, 각각 과정 하의 임상 교육 목표와 임상 수행 능력 기준을 알고, 효율성을 높이기 위한 임상 활동에 대해서도 쓸 수 있을 것이다.[7] 상황에 따른 전문가적 태도[8]를 고려하여 전문성을 높이기 위한 구체적인 단계를 세워야 한다.
4. 얻게 된 지식 연습 수행하기. 학생은 임상 실습 현장으로 돌아가기 전에 새롭게 배운 지식을 연습하기를 원했다. 학생과 임상 실습 감독자(DCE)는 함께 사례 기록과 수행검사를 하기로 하였다. 사례 기록은 적절한 중재, 이상적 목표 수립, 그리고 가상 치료 계획 작성을 연습하기 위해 고안되었다. 학생은 또한 교수진들에 의해 안전하게 이동시키기, 침상 이동성, 보행훈련을 적절히 하는지 검사받았다. 환자 사례가 변함에 따라 중재 원리를 논의하여 수정하는 과정도 가졌다.
5. 다음 임상 과정을 위해 명확하고 측정 가능한 목표를 설정하기. 학생은 다음의 임상 과정과 자원 봉사 관찰 과정을 위한 목표를 설정하였다.

학생 수행과정의 잠재적인 결과는 무엇인가?

학생은 설정된 기간 내에서 중재 계획을 완수하였다. 임상실습 감독자(DCE)는 개선항목에 대해 검사를 했고, 임상 실습으로 투입될 준비가 되었다고 결정내렸다. 지적받은 항목에 대한 승인평가 일정이 계획되었다. 임상 지도자(CI)는 학생의 수행능력을 검사하고 승인기간 동안 그의 치료사로서의 역량을 평가하였다. 학기 중간과 마지막 임상 수행 능력 평가에서 임상 지도자(CI)는 안정성, 전문가적 품행, 의사소통능력 모두 적절하다고 평가하였다. 임상실습 감독자(DCE)는 이전에 거론된 항목에 대해 재검사를 하였으며 승인검사에서 "합격"을 판정하였다. 그 후 학생은 임상 지도자(CI)에 의해 강조된 항목을 염두하며 5번째와 마지막 승인과정에 임하였다. 학생은 능동적으로 특정 영역에 대해 임상가로부터 조언을 받아들였고 역량을 개선시키기 위해 그의 수행태도를 계속적으로 수정하였다. 최종 승인과정에서 학생은 긍적적인 논평과 임상 수행 능력 평가(CPI)의 모든 항목에서 합격점을 받았다. 또한 성공적으로 물리치료 면허를 취득했고, 전일제 물리치료사로서 근무하게 되었다. 학생은 개선하고자 하는 책임성있는 태도와 중재(치료)활동 계획을 통해 효과적으로 임상가로서의 수행능력을 개선시키고 목표 역량을 달성할 수 있었다고 하였다.

References

1. American Physical Therapy Association: *Physical therapy clinical performance instruments.* Alexandria, VA: American Physical Therapy Association, 1998.
2. American Physical Therapy Association: Guide to physical therapist practice, second edition, *Phys Ther* 81:1, 2001.
3. Watson CJ, Barnes CA, Williamson JW: Determinants of clinical performance in a physical therapy program, *J Allied Health* 29:150, 2000.
4. Hayes K, Huber G, Rogers J, Sanders B: Behaviors that cause clinical instructors to question the clinical competence of physical therapist students, *Phys Ther* 79:653, 1999.
5. Gutman SA, McCreedy P, Heisler P: Student level II fieldwork failure: strategies for intervention, *Am J Occup Ther* 52:143, 1998.
6. Purtilo R, Haddad A: *Health professional and patient interaction* (ed 5), Philadelphia, PA: WB Saunders, 1996.
7. Hobson E: Encouraging self-assessment writing as active learning. In Sutherland TE, Bonwell CC (eds): *Using active learning in college classes: a range of options for faculty*, San Francisco: Jossey-Bass, 1996, 45.
8. May WW, Morgan BJ, Lemke JC, Karst GM, Stone HL: Model for ability-based assessment in physical therapy education, *J Phys Ther Ed* 9:3, 1995.

학습목표

1. 적절한 집중 가정 운동 프로그램의 특징에 대해 안다.
2. 가정 물리치료 운동 프로그램의 이점에 대해 안다.

경련성 뇌성마비(spastic cerebral palsy-CP)로 진단받고 외래로 물리치료 받고 있는 14세 여자의 사례이다. 한달에 한번 30분씩 물리치료를 받고 있으며, 담당 치료사는 환자의 보행에 진전이 없어 낙심하고 있다. 또한 학교 내 물리치료사에게도 주 1회 30분간 치료를 받고 있는데, 두 치료사는 학생이 작년부터 별다른 진전없이 정체기를 보이고 있음에 의견을 같이 하였다. 고등학교 신입생인 환자는 4주 뒤에 있을 첫번째 학교 축제(춤)에 참여하고 싶어한다. 그 축제에 걸어서 갈 수 있도록 보행을 개선시켜 달라고 치료사에게 부탁하였다. 또한 학생과 그의 엄마는 가정에서 안전하게 보행할 수 있도록 환자의 능력을 향상시키는 방법에 대해 의뢰하였다.

검사

병력

제태기간 28주 때 태내 질식(fetal distress)으로 인해 제왕절개(cesarean section)하여 태어난 쌍둥이 중 혼자 생존하였다. 호흡 문제, 기관지폐 이형성증(bronchial pulmonary dysplasia), 뇌 출혈(intercranial bleeding grade IV) 그리고 심각한 섭식장애(feeding problems)로 신생아 중환자실에서 4개월을 보냈다. 3세 때 좌측 반신마비(hemiplegia)를 가진 경련성 뇌성마비(spastic cerebral palsy)로 진단되었다. 6세 때 척수후근신경절단술(dorsal rhizotomy)을 받았고 13세에 우측 고관절 재형성술(hip reconstruction)을 받았다. 우측 고관절 재형성 수술을 받기 전에는 상완 목발(forearm crutch)로 보행하다가 수술 후에는 지역 주변과 학교로 이동하기 위해 전동의자를 이용하였다. 또한 천식(asthma)과 발작(seizures)이 있어 albuterol과 tegretol을 복용하고 있다. 세 명의 동생과 함께 살며 엄마는 일을 다니면서 부업도 하기 때문에 방과 후 아이를 돌보아 주는 것이 어려운 실정이다. 게다가 세 명의 동생들은 환자가 집에서 보행하는데 방해가 되고 넘어져 다칠게 할 우려가 있다.

어떤 기본적인 자료가 필요한가?

계통학적 검사/ 검사와 측정

처음에는 큰 폭의 4족 지팡이(cane)로 중등도의 도움을 받으며 카펫 위에서 3m 정도를 이동하였다. 욕실을 들어가고 나올 때와 학교에서 치료를 받을 때에 보행을 하며(주 1회), 이동을 위한 날을 제외하고는 전동 휠체어를 이용하고 있었다.

심혈관계(cardiovascular system)

처음에 환자는 3m를 1분간 보행하기 전, 중, 후 모두 높은 산소포화도(oxgen saturation, 95%~97%) 수준을 보였다. 보행 후에는 2~3분간 안정을 찾기 위해 호흡률과 숨쉬려는 노력이 상승하였다. 3m를 보행한 후 89였던 심박률이 167까지 상승하였다.

근골격계(musculoskeletal system)

족관절 내/외측의 안정성을 위해 양측에 축이 하나 있는 족관절 보조기(AFOs)를 착용했다. 관절가

표 4-1. 각도계 상의 관절가동범위 측정

가동범위	치료 전		치료 후	
	왼쪽	오른쪽	왼쪽	오른쪽
고관절 굴곡	19°~131°	24°~133°	18°~138°	28°~142°
고관절 신전	-19°	-24°	-18°	-24°
고관절 내전	0°~35°	0°~17°	0°~38°	0°~16°
고관절 외전	0°~10°	0°~7°	0°~10°	0°~8°
슬관절 굴곡	26°~110°	17°~112°	19°~121°	12°~131°
슬관절 신전	-26°	-17°	-19°	-12°
족관절 배측굴곡	0°~3°	0°~1°	0°~6°	0°~5°
족관절 저측굴곡	0°~46°	0°~49°	0°~46°	0°~50°

표 4-2. 검력계 측정

근력(N)	치료 전		첫 치료 후		2주 치료		4주 치료 후	
	왼쪽	오른쪽	왼쪽	오른쪽	왼쪽	오른쪽	왼쪽	오른쪽
고관절 굴곡	4.01	1.89	3.41	2.02	6.60	3.73	8.97	6.37
고관절 신전	1.41	.53	1.11	.37	2.70	2.13	4.97	3.00
고관절 외전	1.74	.50	2.23	1.79	4.47	3.87	5.80	5.20
고관절 내전	3.94	3.86	5.59	4.68	10.00	9.80	9.90	8.23
슬관절 신전	1.23	2.52	2.41	2.58	4.43	4.10	4.37	6.20

동범위 측정은 각도계(goniometer)로 평가하였다. 전반적으로 모든 하지의 관절가동범위에 제한이 있었으며, 특히 관절운동의 끝 부분에서 대부분 제한되었다. 그러나 관절가동범위로는 기능의 제한을 알 수 없다. 관절가동범위 결과는 표4-1에 나와 있다. 근력은 검력기(dynamometer-Nicholas Manual Muscle Tester)로 측정했고 검사 수치는 표4-2에 나와있다. 근력은 3회 측정하여 평균치를 구하였다. 측정결과, 왼쪽 하지보다 오른쪽 하지가 더 약하게 나왔다.

근신경계(neuromuscular system)

보행분석기와 초시계를 사용하여 보행속도, 보행률(cadence), 활보장(stride length), 보장(step length), 그리고 지지면(base of support)을 측정하였다. 활보장, 보장, 지지면 값은 3걸음의 평균치로 구하였다. 검사 결과는 표4-3에 나와있다. 전반적으로 보행속도와 보행률이 크게 저하되었으며, 오른쪽 하지가 상대적으로 보폭이 짧았고 지지면이 더 넓었다. 또한 보행분석기와 동작분석 시스템(CODA mpx 30 ; Charnwood Dynamics Limited)을 사용하여 오른쪽 하지의 관절 각도를 측정하였다. 초기 검사 결과, 고관절 신전이 -23°, 고관절 굴곡이 33°, 그리고 슬관절 외측 굴곡(외반슬)이 75°, 족관절 굴곡은 외번(eversion)이 62° 이고 내번(inversion)이 43° 였다.

「BERG Balance Scale[1]」이 초기 기능적 균형 능력을 평가하는데 사용되었다. 환자의 BERG점수는 처음에 56점 만점에서 23점이었다. 앉는 항목은 잘 하였으나 서 있는 항목에는 문제가 있었고, 한쪽 다리로 서는 동작은 불가능하였다.

표 4-3. 보행분석

보행분석 자료	속도 (m/분)	보행률 (보행수/분)	활보장 (cm)	보장(cm) 왼쪽	오른쪽	지지면 (cm)
치료 전	15.47	21.46	61.47	41.63	20.42	20.02
첫 치료 후	25.83	22.95	76.78	56.03	21.34	24.23
2주 치료 후	22.09	26.46	72.24	44.60	27.15	23.19
4주 치료 후	26.78	25.66	73.56	52.76	28.23	23.02
정상범위	다양함	90~120	70~82	35~41	35~41	5~10

표 4-4. 치료 전·후 ABC평가 결과

균형을 잃지 않거나 불안정하지 않을 것을 어느 정도 확신하는가...	검사 전	검사 후
집 주변을 거닐 수 있는가?	25%	60%
바닥에 있는 물체를 집기위해 구부릴 수 있는가?	0%	0%
눈높이 정도의 선반에 있는 비디오를 끄기 위해 손이 닿을 수 있는가?	0%	25%
집에서 도로에 주차된 차까지 걸어갈 수 있는가?	35%	40%
차에 타고 내릴 수 있는가?	60%	75%
사람들과 부딪칠 수 있는 운집된 장소에서 걸어 다닐 수 있는가?	0%	10%
잔디 위나 마당에서 걸어 다닐 수 있는가?	0%	80%

행동 평가

Activity Specific Balance Confidence(ABC) Scale[2]을 환자에게 맞게 수정하여 주변 환경에서의 기능 능력의 자신감을 측정하였다. 초기 ABC의 결과는 표4-4에 나와 있다.

환자의 보행을 제한하는 주요 인자는 무엇인가?

평가

검사와 환자 및 보호자 상담 이후 치료사는 보행을 제한하는 주요 인자를 제안하였다.

1. 지구력의 감소
2. 근력의 감소
3. 안전한 연습 기회의 부족
4. 자신감의 감소
5. 가정 운동/보행 프로그램의 부족

진단

물리치료 환자 유형 5C : 선천성 혹은 후천성으로 영유아기에 발생된 감각통합과 운동 기능 손상을 동반한 비진행성 중추신경계 장애.[6]

예후 (치료계획 포함)

검사 후 치료사는 학생이 앞으로 집과 학교에서의 보행능력이 증가되고, 동기부여를 위해 4주 후에 있을 학교 축제에서 보행할 수 있으며, 집중적인 가정 치료 프로그램이 4주간 제공되어야 한다고 판단하였다.

치료계획을 세우는데 어떤 검사자료를 사용할 수 있는가?

Bower 등[3]의 연구 결과에 기초하여, 치료사는 기능을 향상시키기 위한 집중적인 단기 치료 계획을 세웠다. 1주째는 5번, 2주째는 3번, 3주째는 2번 그리고 4주째는 한번씩 집에서 치료 관찰되었으며 가정방문이나 전화를 통해서 매일 연락이 취해졌다. 가정 운동 프로그램은 기능과 보행에 관련된 장애를 개선시키기 위해 계획되었다. 또한 장기 집중 치료 프로그램과정 중 호전도를 표기하고 쉽게 읽을 수 있게 하기 위한 검사표가 제공되었다. 집중 치료기간 후 매달 추가적으로 검사표는 제공되었다.

치료

집 안팎에서 보행을 프로그램하기 위하여 집에서의 활동이 관찰되었다. 가정프로그램은 자전거 패달 밟기, 서서 체중 옮기기, 기능적인 손 뻗기(reaching), 슬괵근(hamstrings), 고관절 굴곡근, 슬관절 신전근의 신장, 고관절 굴곡, 외 · 내전과 슬관절 신전을 위한 근력강화운동으로 구성되었다. 가정프로그램은 Schreiber 등[4]의 운동에 기초하여, 하루에 15분에서 20분 정도 운동하게 설계되었다. 이 치료에서 가족 구성원의 참여는 어머니의 바쁜 직장생활과 형제들이 나이가 어리기 때문에 제한적이었다. 2주, 4주의 집중 치료 프로그램을 완수한 뒤에는 즉각적으로 재평가가 이루어 졌다.

재평가

심혈관계

산소포화도 수준이 보행하는 동안 지속적으로 95%이상을 나타냈다. 보행 직후, 호흡률 증가나 호흡 노력의 증가가 없었으며 회복시간도 필요하지 않았다. 심박률은 보행 전에는 82~86이었다가 15m 보행 후에는 91~100이었다. 치료 직후에 보여졌던 이러한 심혈관계의 향상은 2주 동안 유지되었고 4주 치료 후에는 재평가하였다.

근골격계

치료 직후 관절가동범위에는 현저한 변화가 없었다(표4-1). 환자의 관절가동범위(ROM)는 보행하기에 충분하지 않았고, 가정 운동프로그램의 주된 목표가 아니었기 때문에 관절가동범위에서의 변화는 기대되지 않았다. 그런 이유로 관절가동범위는 2주, 4주 치료 후 재평가하지 않았다. 근력은 치료 후에 즉각적인 향상을 보였다. 이 향상은 4주가 지나서도 지속되었다. 근력의 변화는 4주 치료 후에 모든 근육에서 나타났다.

근신경계

보행 분석 결과, 보행속도, 보행률(cadence), 활보장(stride length), 보장(step length)의 증가가 나타났다(표4-3). 또한 지지면(base of support)의 약간의 증가도 나타났는데 이것은 하지의 균형비율 향상(예를 들면, 우측 하지의 외반감소)의 결과에 기인한 것이다(정상 수치는 Magee's Orthopedic Physical Assessment에서 참조[5]).

보행에 있어서의 변화는 오른쪽 하지 관절에서 관찰되었다. 동작 분석 시스템(CODA) 결과, 고관절은 굴곡이 42°, 신전이 -18° 로 증가했고, 슬관절 외측 굴곡(외반슬)은 45° 로 감소했으며, 족관절 외번은 54° 로, 내반은 1° 로 감소했다. Berg balance scale 또한 치료 후에 즉시 56만점에 33점까지 증가했고 4주 치료 후에는 35점까지 증가했다. 특별히 향상된 동작은 지지없이 서있기, 이동하기, 발을 모으고 서있기, 팔을 앞으로 뻗기 , 바닥의 물체를 줍기, 서서 뒤돌아보기, 360° 회전하기 등 이었다. 첫 주 가정치료가 끝날 즈음에 환자는 고정식 자전거를 탈 때 발을 약간 잡아주는 것을 제외하고는 가정 운동프로그램의 활동을 독립적으로 수행하였다. 두 번째 주에 보고하기를, 자신이 매우 바르게 걷고 있으며, 잘 걷는다는 느낌을 받는다고 하였다.

행동평가

ABC검사 결과, 집에서 걸어 다니기, 선반에서 비디오를 끄기 위해 손 뻗기, 현관문 앞에서 도로에 있는 차까지 걸어가기, 차타고 내리기, 사람들과 부딪칠 수 있는 밀집된 장소에서 걸어 다니기, 마당에서 돌아다니기(표4-4)와 같은 행동에 있어서 자신감이 늘었다. ABC검사는 2주, 4주 치료 후에는 평가하지 않았다.

결과

환자는 약간의 보조가 있기는 했지만 집과 학교로 이동하는 능력이 향상되었다. 그리고 첫 번째 고등학교 축제에서 보행할 수 있었다. 친구들과 가족들은 그녀가 4족 지팡이로 27m정도를 보행하고 보조자의 도움으로 춤을 추는 모습을 보면서 행복해했다. 이러한 경험은 그녀에게 큰 자신감을 갖게 해주는 계기가 되었다. 그녀는 향상된 능력에 대해 오랫동안 흥분하여 자신의 감정을 말하였다. 지속적으로 가정 운동 프로그램 검사표를 제공하였고, 다음 프로그램을 필요에 따라 갱신하여 제공하였다.

논의

물리치료 가정 운동 프로그램은 자연스런 환경에서 최대한의 기능을 얻기 위해 중요하다.

운동 프로그램이 효과가 있기 위해서는 따라하기 쉬워야하고 매일 습관적 일정 시간 수행할 수 있어야 한다. 또한 성공을 위한 이상적 프로그램에는 옆에서 지도해주고 동기부여를 해줄 수 있는 가족이 포함되어야 한다. 하지만 본 사례에서는 어머니가 직장일로 바빴고 형제들의 협조도 제한되었기 때문에 이 부분이 미흡했다고 할 수 있다. 집중 가정 프로그램을 통해 환자가 독립적으로 수행하는 폭이 커졌고, 자연스런 환경에서 기능적으로 생활할 수 있었으며, 교우관계와 사회 상호작용에 긍정적인 영향을 미쳤다.

References

1. Berg KO, Wood-Dauphinee SL, Williams JI, et al: Measuring balance in the elderly: preliminary development of an instrument, *Physiother Can* 41:304, 1998.
2. Powell LE, Myers AM: The activities-specific balance confidence (ABC) scale, *J Gerontol A Biol Sci Med Sci* 50:28, 1995.
3. Bower E, McLennan DL, Arney J, Campbell MJ: A randomized controlled trial of different intensities of physiotherapy and different goal-setting procedures in 44 children with cerebral palsy, *Dev Med Child Neurol* 50:28, 1996.
4. Schreiber JM, Effgen SK, Palisano RJ: Effectiveness of parental collaboration on compliance with a home program, *Pediatr Phys Ther* 7:59, 1995.
5. Magee DJ: *Orthopedic physical assessment*, Philadelphia: WB Saunders, 1997.
6. American Physical Therapy Association: Guide to physical therapist practice, second edition, *Phys Ther* 81:1, 2001.

학습목표

1. 경추 신경근증(radiculopathy) 환자에게 나타나는 다양한 상지 증상들을 파악하기 위한 검사 방법의 필요성을 안다.
2. 정기적인 컴퓨터작업을 할 경우, 적절한 자세 및 환경에 대해 설명할 수 있다.
3. 경추 신경근증을 가진 환자의 발병률, 예후, 그리고 재활 훈련에 대해 논의할 수 있다.

검사

병력

환자는 4개월 동안 우측 상지의 증상을 호소했던 47세의 독신 여자로 회계사 일을 하고 있다. 증상의 시작은 따끔거리면서(tingling) 경우에 따라서는 외측 전완(forearm), 손, 그리고 엄지손가락 위로 타는 듯한 감각으로 서서히 시작되었다고 하였다. 2개월 전부터는 우측 손바닥에 따끔거리는 증상이 나타났으며, 2주 전부터는 물건을 떨어뜨리기 시작하여 병원에 내원하였다.

상완과 엄지손가락 증상은 하루를 마무리 할 때나, 장기간 앉아 있거나 컴퓨터 작업을 할 때, 또는 5분 이상 화면을 쳐다본 뒤에 증상이 더 악화되었다. 손바닥에 느껴지는 따끔한 증상 때문에 잠든지 1시간 후에 잠이 깨며, 증상은 컴퓨터를 30분정도 사용하게 되면 나타난다고 하였다. 과거력은 21세 때 우측 요골두(radial head) 골절과 35세 때 뒤에서 들이받은 자동차 추돌사고를 포함하고 있었다. 그 사고로 인해 어떤 증상이 나타나지는 않았다고 하였다. 또한 하루에 4.8km씩 조깅을 하고 있다고 하였다. 경추 신경근증(radiculopathy)은 경추5~6번에 양측성으로 중증도의 퇴행성 변화를 보였고, 경추4~5번과 6~7번에서는 경도의 변화를 보였다. 자기공명영상(MRI)에서는 우측 경추5~6번의 신경공(neural foramen) 부위에 골극(osteophyte)형성이 보였고, 근전도 검사에서는 우측 정중신경(median nerve) 분지점과 외측 전완에 경도의 감각손실이 나타났다. 또한 무지근(thenar muscles)의 약화가 나타났다.

계통학적 검사

피부계(외피계)

우측 엄지의 끝에 감각이 저하되었다. 증상이 나타나면서 멍이나 접촉으로 인한 변색은 없었다.

근골격계

전반적 대칭성(gross symmetry). 머리위치가 전방으로 치우쳐 있었으며, 경-흉추 결합부위(cervical-thoracic junction)의 각도가 현저하게 보였다. 상지는 내측으로 회전되었고 육안으로도 경추 앞부분과 양쪽 승모근(trapezius)의 긴장이 보였다. 후방 견갑골(scapular) 근육의 형태가 선명하지 않았으며 우측 무지근에 약간의 위축이 있었다.

촉진(palpation). 경추 촉진 시 경추 5~7번 우측에 압통(tenderness)이 있었으며 우측 상완에 이상 증상이 출현하였다. 경추 1~2번은 운동성이 저하되었고, 특히 회전운동에서 이런 양상이 더 나타났다, 경추 3~5번은 운동성이 증가되었고, 경추 6~7번은 예민해서 검사를 시행하지 못했고, 경추 7번~흉추 3번은 운동성이 저하(hypomobile)되어 있었다.

우측 경추 부척추근(paravertebral muscles)과 부견갑골근(parascapular muscles), 특히 흉쇄유돌근(sternocleidomastoid), 견갑거근(levator scapulae),

사각근(scalenes)에 단축(tightness)이 증가하였다. 또한 전완 굴곡근(flexor muscles of forearms)에 전반적으로 단축이 있었으며 로프(rope)같은 느낌이 들었다.

관절가동범위(joint range of motion). 경추의 정상적 전만(lordosis) 역전(reversal)없이 경추 굴곡이 50%정도 제한되었으며, 경추 신전은 정상이었으나 경-흉추 결합부위(C-T junction) 아래에서는 움직임이 없었다. 장시간 경추를 신전하고 있으면 우측 전완에 이상 증상이 증가하였다. 우측 측방 굴곡은 이상 증상의 증가없이 75% 정도가 가능하였으며, 좌측 측방 굴곡은 50% 정도만이 가능하였으나 증상이 완화되었다. 경추의 우측 회전은 전완의 이상 증상이 증가함에 따라 제한되어 40% 정도만이 가능하였다. 좌측 회전은 80%정도 가능하였으며, 전완의 증상을 감소되었다. 견관절과 왼쪽 주관절의 가동범위는 정상범주 내에 있었다. 우측 주관절 굴곡은 정상이었고, 신전은 -7° 였으며, 회내(pronation)와 회외(supination)는 모두 80° 로 나왔다. 손가락 굴곡 상태에서의 손목 신전은 60° 였고, 손가락을 신전 상태에서의 손목 신전은 45° 로 나왔다.

근력(strength). 우측 단무지 외전근(abductor pollicis brevis muscle)이 Fair로, 단무지 신전근(extensor pollicis brevis muscle)이 Good으로 측정되었다. 그 외 다른 영역에서의 근 약화는 발견되지 않았다. 경추 운동은 통증으로 제한되었으나 운동 가능한 범위 내에서의 근력은 정상범주 내에 있었다.

신경계(neurologic system)

좌측과 비교해서 우측의 상완요골반사(brachioradialis reflex)가 감소되었다. 정중신경을 긴장시키는 신경 긴장 검사에서 모든 증상(통증)이 나타났다.

특수 검사

Adson's test, military test, 과외전검사(hyperabduction)결과 음성으로 나왔다. 팔렌검사(Phalen's test)와 틴넬징후(Tinel's sign)는 양성으로 나타났다.

위의 정보에 근거할 때, 증상의 심각성, 민감성, 그리고 특성은 어떠한가?

환자의 증상은 중등도로 심하며, 민감성은 방사통(특히, 경추증상)을 보이고 있기 때문에 역시 중등도로 진단되었다. 특성은 제한된 우측 주관절 가동성과 손상에 의한 이차적 경추 운동성 제한으로 볼 때 잠재적 수근관 증후근(carpal tunnel syndrome)을 동반한 경추 6번의 신경근병으로 판단되었다.

진단

물리치료 환자 유형 5H : 운동 기능 및 말초신경 통합, 감각 통합 이상을 동반하는 척수의 비진행성 장애

예후(치료계획 포함)

경추 신경병증의 보존적인 치료에 대한 예후는 운동성이 변화함에 따라 Fair에서 Good으로 호전될 것으로 판단되었다. 추궁절제술(laminectomy)의 예후는 좋지만, 보존적인 치료를 충분히 적용해 본 이후에 고려하기로 했다. 수근관증후군(carpal tunnel syndrome)의 보존적인 치료에 대한 예후는 통증 요소가 제거되거나 증상을 초기에 치료한다면 좋을 것

이라고 판단되었다. 수근관의 수술적 이완에 대한 예후는 매우 좋은 편이었다.

단기목표

1. 치료 2주 까지 경추에서 나타나는 통증과 압통점을 경감시킨다.
2. 치료 1주 까지 전완과 손에 나타나는 따끔거리는 감각을 경감시킨다.
3. 치료 4주 까지 경추 가동범위를 증가시킨다.
4. 치료 기간 동안 우측 상지의 근력을 점진적으로 증진시킨다.

장기목표

1. 치료 8주 까지 경추의 전 관절가동범위를 가능하게 한다.
2. 치료 종결 3개월 후에도 우측 상지의 감각이상이 지속되지 않는다.
3. 치료 8주까지 우측 상지의 근력을 완전히 회복시킨다.
4. 향후에 유사한 증상이 나타낼 수 있는 상황을 예방하는 방법에 대한 교육을 치료 첫 2주 동안 수행한다.

치료

환자는 비스테로이드 항염제를 처방받고 물리치료에 의뢰되었다. 외과의사는 감압 추궁절제술(decompression laminectomy)이나 척추 융합(spinal fusion)등의 수술적 치료에 대해 소개해 주었다. 경추 신경병증의 초기치료는 앉는 자세, 목과 손의 위치를 고려한 컴퓨터 사용자세, 수면자세, 베개선택, 정적인 자세 피하기, 그리고 우측 경추부위의 닫힌 관절자세(closed-pack position) 피하기와 같은 집중적인 환자 교육으로 시작했다. 치료과정동안 직장과 일상생활에서 올바른 자세를 유지하고 숙달하는 것의 중요성이 강조되었다.

치료 첫날은 가벼운 견인력(5 lb)으로 경추를 견인하였다. 또한 Maitland 단계I의 중앙 척추 압력 기술(central vertebral pressure techniques)을 신경근(nerve root) 자극을 감소하기 위해서 적용하였다. 이 기술은 30초 적용하고 1분 쉬며 재평가하는 형태로 총 4회 실시되었다. 운동성이 호전됨에 따라 환자는 증상을 완화시키는 열린 관절자세(open-pack position)와 McKenzie의 턱 당김(retraction) 운동, 체간 상부의 올바른 정렬 및 신장운동, 근무 시 틈틈히 시행할 수 있는 신장운동 등이 포함되어 있는 가정운동 프로그램을 제공받았다. 전완을 위한 운동으로는 꾸준한 신장 운동과 굴곡근의 가벼운 근력 강화운동을 포함하였다. 또한 우측 상부 4분의 1 근육 특히, 사각근(scalenes), 소흉근(pectoralis minor), 흉쇄유돌근(sernocleido-mastoid), 그리고 상부 승모근(upper traezius)의 연부조직 가동운동이 제공되었다.

결과

환자는 처음 견인치료 적용 시 목의 증상이 경감되었다가 견인이 끝나면 바로 증상이 증가된다고 보고하였다. 견인 적용 이후 증상이 증가했기 때문에 다음 치료에서는 견인력을 감소시켰다. Maitland 가동운동 기술(Maitland mobilization techniques)은 목과 전완의 증상을 완화시켰다. 환자는 가정 운동 프로그램을 잘 따라 수행하였으며 근무 환경을 재배열하여 적절한 자세 정렬을 취했다.

재검사

환자는 첫 3주 동안 매주 3회의 치료를 했고 다음 3주 동안은 매주 2회 치료를 했다.

재검사는 첫 검사 후 6주 뒤에 시행되었으며, 경추의 전방굴곡 시 정상적인 전만의 역전은 나타나지 않았지만 정상범위의 70%까지 범위가 증가하였다. 경추 신전은 경 · 흉추결합(C · T junction)에 약간의 제한이 있었지만 완전히 수행되었다. 경추의 우측 굴곡은 증상의 증가됨 없이 전 범위의 85%까지 가능하였고 좌측 굴곡은 약간의 증상 감소와 함께 전 범위의 60%까지 가능하였다. 우측 회전은 상완에 증상이 증가되면서 정상 범위의 60%까지 가능하였고 좌측 회전은 증상의 감소와 함께 정상 범위의 90%까지 가능하였다. 경추의 세부동작은 경추 1~2번에서는 정상이었고, 경추 3~5번에서는 과동작이었으며, 경추 6~7번에서는 저동작, 그리고 경추 7~흉추 3번에서는 정상적인 동작이 가능하였다.

주관절 굴곡과 신전은 전 관절가동범위가 가능했고 회내와 회외 모두 85° 로 나왔다. 손목 신전은 손가락 굴곡상태에서는 75°, 손가락 신전상태에서는 60° 였다.

우측 엄지손가락의 감각이 되살아나기 시작했으나, 단무지 외전근(abductor pollicis brevis muscle)과 단무지 신전근(extensor pollicis brevis muscle)의 약화(근력 : Good)는 지속되었다. 상완요골 반사(brachioradialis reflex)는 정상수준에 비슷해 졌으나, 정중신경 압박 검사에서는 우측 전완에 여전히 증상이 나타났다. 틴넬징후와 팔렌 검사는 아직 양성이었다.

환자의 인간공학적 작업환경에 대한 지식을 어떻게 평가할 것인가?

인간공학적 작업환경에 대한 지식 평가는 다음과 같다.

1. 치료실에서 환자에게 작업 시 앉는 자세를 취하게 한다.
2. 자신이 취한 자세 중 어떤 부분이 부적절한지 말하게 한다.
3. 자신의 체형과 상황에 알맞은 근무자세를 갖기 위한 방법을 설명하게 한다.

종결

환자는 치료를 받으며 호전되었고 가정운동프로그램도 지속적으로 제공되었으며, 최소 4~6회 더 방문하였다. 통증없는 경추의 전 관절가동범위가 가능하게 되었을 때 종결을 하였다. 여전히 전완과 엄지손가락의 증상은 지속되어 계속적으로 운동에 대한 교육이 제공되었으며 3개월마다 검진하기로 하였다.

Recommended Readings

Cailliet R: *Neck and arm pain* (ed 2), Philadelphia: FA Davis, 1991.

Maitland G, Hengeveld E, Banks K, English K: *Maitland's vertebral manipulation* (ed 6), Melbourne, Australia: Butterworth Heinemann, 2001.

American Physical Therapy Association: Guide to physical therapist practice, second edition, *Phys Ther* 81:1, 2001.

학습목표

1. 척추 측만증(scoliosis) 용어를 정의하고, 척추 분절에서 어떤 형태의 만곡이 나타나는지에 대해 안다.
2. 특발성 척추 측만증(idiopathic scoliosis)의 일반적인 자세 편향(deviation)에 대해 안다.
3. 특발성 척추 측만증이 있는 환자에게 적용되는 일반적인 치료원리에 대해 안다.
4. 특발성 척추 측만증의 치료에 있어서 물리치료사의 역할에 대해 안다.

검사

병력

본 환자는 정형외과 전문의에 의해 특발성 척추 측만증(idiopathic scoliosis)을 진단받고, 물리치료를 의뢰받은 12세의 여아이다. 의뢰서에는 척추 만곡의 보조기 치료와 관련된 운동프로그램에 대해 의뢰되어 있었다. 소아과 의사가 신체검사를 하는 동안 최초로 척추 측만증을 찾아냈다. 현재 만곡은 방사선 검사상 흉추(흉추 5~11)에서 우측 만곡각이 33°, 그리고 요추(흉추 11~요추 4)의 좌측 만곡각이 30°로 측정되었다. 환자는 Boston 보조기를 2주 동안 착용했다. 처음 물리치료 검사를 하기 전에 보조기를 매일 23시간씩 착용하기를 권유받았다. 환자는 교정기를 착·탈의하는 것의 불편함과 착용감이 계속 신경 쓰인다라고 호소하였다. 그러나 2주 동안 보조기를 착용한 후부터 요통은 없었다고 하였다. 현재 7학년이며 체육활동은 참여하고 있지만, 다른 과외활동은 참여하지 못한다고 하였다. 다른 신체부위는 전반적으로 건강하며 과거에 근·골격 손상을 입은 병력은 없었다고 하였다. 검사 당시에는 초경은 시작되지 않았다.

계통학적 검사

피부계

보조기를 제거한 후 양쪽 장골능(iliac crests)에 나타난 두 개의 작고 희미한 홍반 외에는 특이할만한 이상소견은 없었다. 홍반은 보조기를 벗은 후 10분 안에 사라졌다.

근골격계

전반적인 대칭성(gross symetry). 다리길이의 불일치(leg length discrepancy)는 없었으며, 후면에서 관찰한 결과, 우측으로 볼록한 흉추만곡과 좌측으로 볼록한 요추만곡이 관찰되었다. 또한 만곡을 보상하고자 머리가 우측으로 기울어졌고, 좌측 어깨가 낮았으며, 좌측 허리주름이 더 높았다. 체간을 앞으로 굴곡하면 우측 갈비뼈가 뒤로 돌출되었고, 우측의 척추기립근(erector spinae muscle)은 더 두드러져 있었다. 또한 경도의 익상 견갑(winging scapulae)이 양쪽으로 뚜렷하게 나타났다. 앞면에서 관찰했을 때에는 좌측의 흉곽벽(chest wall)이 좀더 돌출되어 있었다.

촉진(palpation). 촉진 시 근육 경축(spasm)은 척추의 어느 쪽에도 나타나지 않았다.

관절가동범위(range of motion). 하지 능동 관절가동범위(AROM)는 슬괵근(hamstrings)을 제외하고 정상범위 안에 있었고 슬와 각도(popliteal angle)도 양쪽 모두 145°로 나타났다. 체간의 전방굴곡 범위는 50%(손끝이 대퇴부의 중간 밖에 도달하지 않았

음)정도 감소되어 있었고, 우측 굴곡은 30%(손끝이 무릎까지만 도달하였음)정도 감소되었으며, 좌측 회전은 반대쪽과 비교하였을 때 30%정도 감소되었다.

근력(strength). 전반적 근력은 Fair에서 Good이었다 : 상 · 하지 그리고 복직근(rectus abdominus)의 근력은 Good이 었으며, 복횡근(oblique abdominus), 체간 신전근과 견갑골근(scapular muscles)은 Fair로 나왔다.

다른 관절. 고관절이나 슬관절에는 통증이나 다른 증상이 나타나지 않았으며, 관절가동범위 또한 정상이었다.

특수검사

Thomas test와 Ober test에서 양쪽 모두 양성으로 나왔다. 환자는 착 · 탈의와 모든 일상생활 동작을 독립적으로 수행하였다. 보조기를 착용 할 때는 약간의 도움이 필요하나 벗을 때에는 혼자 가능하였다. 트레드밀(treadmill) 위에서 10분 동안 2.5mph정도 걸을 수 있었으며, 대화 중의 호흡곤란은 7분정도 말했을 때, 음성피로와 함께 출현하였다. 심박률(heart rate)과 호흡률(respiratory rate)의 수치는 표 6-1에 나와 있다.

보상작용에 의해 흉추가 우측으로 볼록하게 만곡되었고 요추는 좌측으로 볼록하게 만곡되었다. 어떤 신체적 불균형이 관찰되었는가?

다음과 같은 불균형이 관찰되었다.

표 6-1. 목표 심박률 : 156~169

보행분석 자료	휴식시	최고점	정리운동시
심박률	78	168	84
호흡률	18	36	24

- 흉추만곡의 오목한 부분 쪽 어깨가 낮다.
- 흉추만곡의 오목한 부분 쪽 견갑골이 척추로부터 멀어져 있다.
- 요추만곡의 오목한 부분 쪽 허리선이 더 높다.
- 요추만곡의 오목한 부분 쪽 장골능(iliac crest)이 더 높다.
- 흉추만곡의 볼록한 부분 쪽 늑골이 혹처럼 돌출되어 있다.
- 흉추만곡의 볼록한 부분 쪽 척추기립근(erector spinae musculature)이 더 돌출되어 있다.
- 흉추만곡의 오목한 부분 쪽 흉벽이 더 돌출되어 있다.

진단

물리치료 환자 유형 4A : 골격 탈회(석회질이 빠져나가는 것 : demineralization)의 일차적 예방 및 위험인자 경감

물리치료 환자 유형 4B : 자세 결함

예후(치료계획 포함)

보조기 착용과 적절한 가정 운동 프로그램을 꾸준히 시행하면 척추의 정상정렬이 점차적으로 바르게 될 것임을 예상할 수 있었다. 예상 치료회수는 8~12회 정도였다. 초기 5~6회 정도는 유연성 및 근력향상, 유산소 운동으로 구성된 가정 운동 프로그램을 교육받는데 소요되었다. 환자와 그의 부모는 운동 프로그램과 보조기 사용법에 대해 기록할 수 있는 검사표를 만들었다. 3~4달에 한번씩 재평가를 했고 성장함에 따라 필요 시 운동 프로그램을 수정했다.

단기목표

1. 보조기를 처방받은 지 1주 동안에는 보조기를 입는데 좀더 습관을 들이고 혼자서 보조기를 입고 벗는데 익숙해 져야 한다.
2. 치료에 지속적으로 참여하고 치료 2주 차에는 보조기로 인해 사용되지 않는 근육의 위축을 예방하기 위한 가정 운동 프로그램을 수행해야한다.
3. 보조기 착용 시 척추 자세를 향상시키기 위해 활동이 좀더 적극적으로 이루어져야 한다.

장기목표

1. 8주 말 까지 체간근육의 근력을 증진시키고 정적인 자세를 개선시킨다.
2. 10주 말 까지 불용성 근 위축(disuse muscle atrophy)과 관련해서 체간 유연성을 증가시키고 근력과 지구력을 증진시킨다.
3. 12주 말 까지 역동적인 활동을 계속하는 동안에도 향상된 정적 자세를 유지할 수 있게 하기 위한 근력을 강화시킨다.
4. 10주 까지 보조기에 대한 의존도를 점차적으로 줄이고 정상 척추 만곡을 유지하여 독립적으로 활동한다. 15주까지 보조기 없이 독립적으로 일을 할 수 있다.

치료

초기의 치료는 척추 배열을 적절하게 복귀시키고 측만증이 교정가능한지 평가하기 위한 흉 · 요추의 수동 움직임 수행으로 구성되었다. 만곡이 원래 상태로 돌아갈 수 있다고 판단이 되면, 그 후 환자와 보호자는 정상 척추위치를 위한 교육을 받게 된다. 치료 프로그램의 마무리 단계에서는 환자의 목표 달성을 위해 고안된 좀더 특별 운동 프로그램이 제공된다. 반대쪽 오목면이 펴지게 하기 위해 만곡의 볼록면에 있는 근육은 수축되며, 만곡의 오목면에 있는 근육의 적절한 움직임을 허용하기 위해 신장시키는 운동프로그램이 제공되었다.

그 프로그램은 보호자의 보조가 필요한 운동과 환자가 독립적으로 수행하는 운동으로 다양하게 구성되어 있었다. 전기 치료는 변형의 방향을 바꾸고 오목한 면에 압력을 감소시키고 좀더 정상적인 척추의 성장을 위해서 만곡의 볼록한 면에 적용되었다.

결과

초기에 환자는 보조기를 착용하고 운동프로그램을 수행하는데 비협조적이었다. 상담에서 환자는 보조기를 착용하는 것이 매우 신경 쓰이고, 그것을 착용하고 학교에 갔을 때, 놀림을 받았다고 털어 놓았다.

환자에게 보조기 착용과 운동 프로그램을 지속시키기 위해 어떠한 조치가 내려졌는가?

보조기를 착용하는 것의 대안으로 수술적 치료에 대해 환자 및 그 부모에게 제의했다. 그들은 수술적 방법을 거부했으며, 적어도 6개월간 보조기를 착용해 볼 것에 동의하였다.

보조기를 착용하고 3주 동안 운동을 수행한 후, 환자는 오목면으로 체간이 신장될 때와 슬괵근(hamstrings)이 신장될 때 불편하다고 호소를 했다. 치료사는 환자의 신장방법을 재검사했고 환자가 신장운동을 정확히 수행하고 있으나 너무 강하게 하고 있다고 판단하였다. 또한 모든 근력운동 프로그램을 재검사하여 발견된 문제를 수정해 주었다.

재검사

6주 후 재검사에서, 환자는 신장 시에 약간의 불편함과 보조기를 착용했을 때 가끔 불편한 점 외에는 큰 어려움이 없다고 하였다. 자세면에서는 머리가 더 이상 우측으로 기울지 않으며, 좌측 어깨도 약간만 낮았고, 좌측 허리선은 우측과 같아졌다. 체간을 앞으로 숙일 때 우측 늑골이 뒤로 여전히 돌출되어 있었고, 우측 척추기립근 또한 두드러져 있었다. 장골능에는 홍반이 나타나지는 않았지만 오래된 물집흉터는 있었다.

능동 관절가동범위(active ROM)는 정상범주 내에서 약간 제한이 있었고, 측정된 슬와각(popliteal angle)은 양쪽 모두 170° 였으며, 슬괵근 단축(tightness)양상은 다소 감소되었다. Thomas test와 Ober test 결과, 양쪽 모두 다소 양성인 것으로 판정되었다. 체간의 관절가동범위는 전방굴곡이 50% 제한된 것에서 25% 까지 향상되었고 우측굴곡은 30% 제한에서 15% 까지, 좌측회전도 30% 제한에서 15% 까지 향상되었다. 근력은 몇몇을 제외하고 전반적으로 증가하였다. 복횡근(oblique abdominals), 체간 신전근, 그리고 견갑골근(scapular muscles)은 모두 Fair에서 Good으로 향상되었다. 반면에 상 · 하지 근육과 복직근은 여전히 Good이었다.

환자는 보조기 착 · 탈의를 포함하여 일상생활 동작과 옷 입기를 독립적으로 수행할 수 있게 되었다. 지구력은 트레드밀(treadmill)에서 2.5mph로 20분까지 할 수 있게 증가되었다. 대화 시 호흡곤란은 피로보고와 함께 12분부터 시작되었다. 심박률이나 호흡률에서는 특별한 변화가 없었다.

종결

물리치료는 바로 종결하지 않았고, 치료 6주 후에 수정된 가정 운동 프로그램을 제공하였다. 그리고 6개월 후에 다시 검진하기로 하였다. 환자는 운동 프로그램을 충실히 할 것과 만약 다음 예약일에 일이 생길 경우 연락을 하라는 조언을 들었다.

Recommended Readings

Calliet R: *Scoliosis: diagnosis and management*, Philadelphia: FA Davis, 1985.

Campbell SK: *Physical therapy for children*. Philadelphia: WB Saunders, 1994.

Tachdjian MO: *Pediatric orthopedics*, vol 3, Philadelphia: WB Saunders, 1990.

American Physical Therapy Association: Guide to physical therapist practice, second edition, *Phys Ther* 81:1, 2001.

학습목표

1. 일을 수행하는데 많은 에너지를 소비하게 되는 비능률적/비효율적 동작 패턴을 진단하기 위한 여러 요소를 파악할 수 있다.
2. 근 에너지를 절약해주는 보장구와 동작 패턴을 유도하기위한 접근법에 대해 안다.
3. 근 피로에 이익이 되는 유산소 운동에 대해 안다.

본 사례는 다발성 경화증(multiple sclerosis)에 대한 교육프로그램에 참가한 환자의 예이다. 의료진들은 여러 궁금증과 걱정사항에 대해 들어주고 치료목표에 대해 알려주었다. 또한 환자의 신체 능력을 평가한 후 능력에 맞는 적극적인 프로그램을 제공해 주었다. 『Guide for Physical Therapist Practice[1]』에 의하면, 다발성경화증(MS)환자에게 나타나는 잠재적 기능 한계 또는 장애는 지구력 저하와 진행성 기능 손실을 이끌 수 있는 심혈관계, 신경근육계, 근골격계 결함으로 인한 체력저하를 포함한다. 신경근육계 장애는 집, 직장, 그리고 지역주변에서의 보행에 관련된 협응 운동에 문제를 야기시킨다. 이러한 운동기능, 감각통합의 손상으로 인한 손 기능저하로 소프트웨어 기술자로서 업무를 수행하는 데 방해요인이 되었고, 특히 키보드를 치기 위한 미세 손동작이 어렵다고 호소하였다.

검사

신장 152cm, 체중 67kg의 55세 여성으로 소프트웨어 기술자이며, 체질량지수(body mass index-BMI)는 24.4로 나왔다. 증상은 16년 전부터 발현하였지만 다발성 경화증(MS)에 대한 진단은 이미 11세에 받았었다. Kurtzke expanded disability status scale(EDSS ; 장애지수)에서 2단계로 나왔으며, 이는 경도의 장애로 약간의 근력 저하나 경직, 약간의 보행장애, 약간의 운동 장애를 의미한다. 결혼 후 남편과 둘이서 살고 있으며, 두 명의 딸들은 출가하여 이웃동네에 살고 있다고 하였다.

근 에너지를 절약해주고 근무와 생활을 하는데 안전한 환경을 만들기 위한 조치는 무엇인가?

환자의 집은 외부에 나가지 않고 집에서 업무를 볼 수 있도록 사무실이 갖추어져 있었다. 3개의 방과 2개의 욕실이 있는 단층집에 살고 있으며, 앞문과 뒷문 모두 3개의 계단이 있었고 난간이 양쪽에 설치되어 있었다. 가파른 지하실 계단을 오르내릴 수 있으나 반드시 필요한 경우에만 그렇게 하였다.

그녀는 손에 마비감과 휴식을 필요로 할 만큼 피로를 느낌에도 불구하고 건강을 유지시키는 활동을 좋아한다. 집 주변은 보장구 없이 보행가능하나 외부에 나갈 때에는 곧은 지팡이나 접이의자가 달린 지팡이가 필요했다. 남편의 도움을 받아 집안일을 할 수 있으며, 때때로 단기기억을 요하는 복잡한 과제를 수행하는데에는 어려움을 겪고 있다. 물리치료는 주 3회 15분간의 신장(stretching)과 10분간의 자전거타기를 받아 왔다. 또한 여름에는 주 3회 1시간씩 수영을 했다. 복용하고 있는 약은 질병의 진행을 늦추는데 사용되는 Avonex[2] 골다공증 예방을 위한 Evista[3], 그리고 심장병과 중풍을 예방하는 아스피린이었다.

표 7-1. 유산소 용량 검사(aerobic capacity testing)

	휴식기	최고점	기타
심박률	79	142	휴식기 ECG상 비-특이성(nonspecific) ST변화
혈압	144/90	160/92	검사시간 : 6분
			최고 RPE 7(1-10 Borg scale)

ECG : 심전도(electrocardiogram), RPE : 노력지각도(rate of perceived exertion)

Kurtzke 단계2인 다발성 경화증(MS)환자를 위해 어떤 검사가 포함되어야 하는가?

검사와 측정

환자의 EDSS점수는 3.5였다.[4] 유산소 Schwinn Airdyne 순환 측력계(cycle ergometer)상의 결과는 표 7-1과 같다.

우측 견관절 외전, 외회전, 주관절 굴곡의 근력은 Good, 좌측 견관절 굴곡, 외회전은 Good-로 나왔다. 좌측 하지 근력은 슬관절 신전자세의 고관절 굴곡은 Good, 고관절 외회전은 Good, 고관절 신전은 Good-로 나왔다. 우측 하지 근력은 슬관절 굴곡자세의 고관절 굴곡, 고관절 외회전, 슬관절 굴곡 모두 Good으로 나왔다. 체간 굴곡의 근력은 Fair[6]였으며 좌측 고관절에 5° 정도의 굴곡구축이 보고되었다[7].

양 하지와 좌측 상지에 반사항진(hyperreflex)이 있었으나 간대경련(clonus)이나 안구진탕증(nystagmus)은 나타나지 않았다. 좌측에 약간의 둔한 느낌은 있었지만 진동감각과 입체인지(stereognosis)는 양측 모두 양호하였다. 보행 시 환자는 고개를 전방으로 하고 골반은 전경되었으며, 운동실조(ataxia)를 보였다. 8m정도 걷는데 6.3초 걸렸으며(두번 시도 시 평균), Tinetti 균형 평가에서 28점 만점의 25점을 받아 넘어질 위험은 낮음을 알 수 있었다.[8]

감각과 인지 결함(단기기억을 요하는 다중처리과정에의 문제)이 있는 상태에서의 컴퓨터 작업을 수행하기 위한 대처방안은 무엇인가?

그녀는 의자대신 치료용 공에 앉아 소프트웨어 상담일을 하였다. 또한 요리하고 청소하고 정원을 가꾸는 등의 여러 활동을 적극적으로 하려고 하였다. 그러나 이런 활동 등은 근 에너지수준에 의해 제한되어졌다. 그녀는 자신의 보조(pace)를 조절하고 적절한 자세로 앉는 법을 터득하였다. 고객 상담 후에는 상담일지를 세밀하게 적는다고 하였으며, 이 작업은 업무상 굳이 필요하지는 않지만, 문제사항들을 일목요연하게 파악하는데 도움이 된다고 하였다.

평가

다리가 "불안정"하다고 보고하고, 균형과 안전성을 위해 지팡이를 사용하고는 있지만, 신체는 경도(minimal)의 기능장애 외에는 기능적으로 매우 잘 조절되었으며, 균형감각과 보행 기술도 양호하였다. 고관절과 체간 굴곡근이 약하기 때문에 평지나 울퉁불퉁한 길에서의 보행은 불안감을 느끼게 하였다. 운동 지구력은 좋았으며, 안전한 수준의 유산소 운동과 일상활동에 대한 교육이 필요하였다.

진단

물리치료 환자 유형 5A : 균형 상실과 낙상 위험 요소 제거 및 예방

물리치료 환자 유형 5E : 운동기능(motor function)과 감각 통합(sensory integrity) 손상을 동반한 중추신경계의 진행성 장애

예후

이 사례에서는 치료를 진행함에 따른 몇 가지 지속적인 조정이 필요했다. 남편은 옆에서 잘 보조해 주었고, 고용주는 그녀의 상황을 잘 배려해 주었다. 장애(disorder)로부터 방해없이 지속적으로 근무를 할 수 있게 업무가 조정되었다. 다른 질환은 없었으며, 적절한 영양상태를 유지했고, 지난 11년 동안 장애가 현저히 악화되지는 않았다. 권유된 운동을 최선을 다해 수행하였다.

치료

협조, 상호소통, 그리고 기록

여러 전문분야 강좌에서는 강의노트와 추천 운동에 대한 자료, 또한 여러 질문사항에 대한 내용을 파일로 만들어 환자에게 제공하여 집에서 복습하도록 도왔다. 또한 교육 프로그램과정 중 운동을 처방하여 실습했으며, 프로그램 마지막 날에 비디오테이프와 자료를 제공하였다.

저하된 근 긴장을 보이는 다발성경화증(MS) 환자에게 어떤 치료가 효과적인가?

운동프로그램은 다음과 같은 활동을 포함하였다.

- 유연성 : 허리와 하지 위주의 신장(stretching)을 매일 시행한다.
- 유산소 운동 : 주 4~5일 3~4의 노력 강도(1~10까지 강도 중)와 6분간 중등도에서 심도의 강도로 고정식 자전거를 타고, 시작 전후에는 준비운동과 정리운동을 한다. 지구력을 위해 매주 10% 미만 정도로 시간을 증가시켜 20분까지 진행한다.
- 균형과 협응운동 : 주 2~3일 Swiss 공 운동, 수영, 또는 카운터 운동(counter exercise)을 시행한다.
- 근력 : 주 2~3일 복부와 하지의 근력강화운동을 시행한다.

중등도의 속도로 3분간 지팡이를 이용한 보행 후 초래되는 근 피로에 대한 지구력을 증진시키기 위해서 어떤 중재가 필요한가?

지팡이의 높이가 조정되었고, 손의 위치도 엄지손가락과 손목의 안전을 위해 조정되었다(그림 7-1).

재검사

가정 운동 프로그램과 제안된 활동을 일상생활에 어떻게 접목시킬 지에 대한 여러 착안점들이 제공되었다. 또한 수행된 활동들에 대해 기입할 수 있는 일지가 제공되었으며, 수정된 운동처방에 대한 주관적 느낌을 작성하여 제출하였다.

결과

환자는 낮 동안의 활동들에 대해 잘 지각하게 되었으며, 과로하기 전에 힘든 일을 멈추게 되었다고 말하였다. 활동 모니터링 기술(쉬는 시간과 일의 우

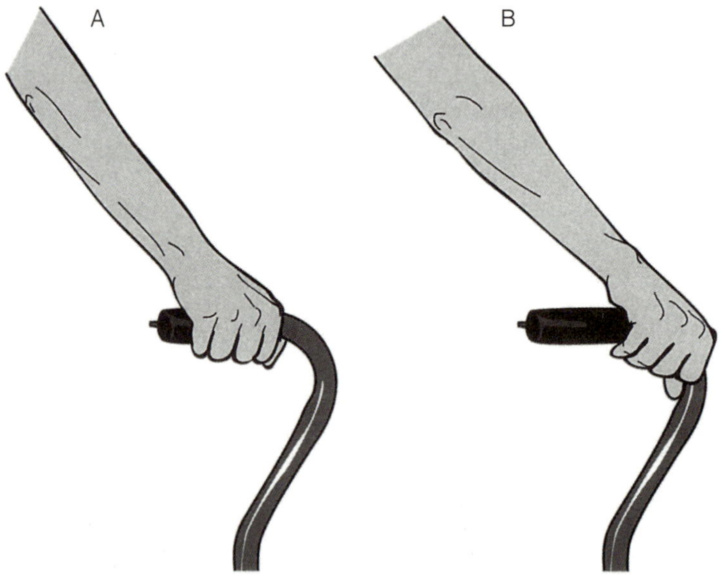

그림7-1. 지팡이에서의 손의 위치 A-올바른 손의 위치, B-잘못된 손의 위치

선 순위를 매기는 것을 포함)이 향상되었고 느낀 점과 활동을 일지에 기록함으로 자신의 템포를 터득하게 되었다. 생활을 잘 통제함에 따라, 근 에너지를 더 잘 활용할 수 있게 되었고, 좋아하는 활동들을 예전보다 잘 참여할 수 있게 되었다.

References

1. American Physical Therapy Association: Guide to physical therapist practice, second edition, *Phys Ther* 81:9, 2001.
2. Rudick RA, Goodkin DE, Jacobs LD, et al: Impact of interferon beta-1a on neurologic disability in relapsing multiple sclerosis, *Neurology* 57(12 Suppl 5):S25, 2001.
3. Barrett-Connor E: Raloxifene: Risks and benefits, *Ann N Y Acad Sci* 949:295, 2001.
4. Kurtzke J: Rating neurological impairment in multiple sclerosis: an expanded disability status scale (EDSS), *Neurology* 33:1444, 1983.
5. Stuifbergen AK: Physical activity and perceived health status in persons with multiple sclerosis, *J Neurosci Nurs* 29:238, 1997.
6. Kendall FP, McCreary EK: *Muscle testing and function* (ed 3), Baltimore: Williams & Wilkins, 1983.
7. Hislop HJ, Montgomery J, Connelly, B: *Daniels and Worthingham's muscle testing: Techniques of manual examination* (ed 6), Philadelphia: WB Saunders, 1995.
8. Berg KO, Maki BE, Williams JI, et al: Clinical and laboratory measures of postural balance in an elderly population, *Arch Phys Med Rehab* 73:1073, 1992.

학습목표

1. 환자 유형, 진단 분류, 국제 질병 분류 제9 개정판(ICD-9-CM)에 근거하여 벨 마비(Bell's palsy)를 분류할 수 있다.
2. 적절한 검사 과정(검사, 측정)에 대해 안다.
3. 적절한 진단, 예후, 치료를 제공하기 위한 평가를 시행할 수 있다.

본 사례는 32세의 남자로 다른 신체 부위는 양호하였으며, 아침에 일어났을 때 우측 입꼬리가 내려가 있었고 우측 눈이 완전히 감겨지지 않았다고 하였다. 또한 식사 시 입속에 음식을 담고 있는 것이 불가능하다고 하였다. 며칠 후 병원에서 안면신경마비(Bell's palsy)로 진단받았으며, 1주일 분량의 경구용 corticosteroids와 안대를 처방받고, 물리치료에 의뢰되었다. 의뢰서에는 "벨 마비-우측. 평가 및 치료"라고 씌어 있었다.

물리치료사는 검사과정에 어떤 항목을 살펴보아야 하는가?

의뢰서에는 벨 마비라는 진단이 내려있다. 치료사는 치료 계획에 영향을 주는 요소를 알기위해 병력과 계통학적 검사를 실시해야 한다. 예를 들면, 심장 부정맥(arrhythmia)일 경우에는 전기자극 치료는 제외해야 한다. 병력과 계통학적 검사로부터 얻은 정보는 진단되지 않은 문제를 선별하는데 이용하며, 추가 평가가 필요할 수도 있다.

벨 마비 환자의 경우, 치료사는 안면 근육과 7번 뇌신경 기능의 세부적인 검사를 시행해야 한다. 검사 항목에는 기능적 움직임 시의 근력 및 지구력, 전기신경근검사(electoneuromyography), 근력시간검사(strength-duration testing), 변성검사(degeneration test)를 포함한다.

검사

병력

환자는 고등학교 영어 교사이며 과거에 몇 번 요통으로 고생을 했다고 하였으며 이럴 경우 며칠동안 조심하면 통증이 사라졌다고 하였다. 유의할 만한 건강상 문제는 없었으며, 흡연은 하지 않고, 음주는 가끔 한다고 하였다.

계통학적 검사

계통학적 검사 결과, 유의할 만한 건강상 문제 소견은 없었다.

검사와 측정

우측 7번 뇌신경의 지배를 받고 있는 근육에 수의적 수축이 불가능하였고, 우측 눈을 수의적으로 감기 어려웠으며, 우측 입고리에서 침이 흘러나왔다. 치료사는 전기치료를 이용하여 우측 7번 뇌신경에 지배를 받는 근육에 강한 연축(twitch contraction)과 강축(tetanic contraction)을 유도하였다. 자극수치는 biphasic, asymmetric, balanced pulse, 300 μsec initial negative phase duration, 1200 μsec positive phase duration no interval between phases ; 30Hz, 진폭 1.5mA으로 하였다(그림 8-1).

같은 맥동전류(pulse current)를 사용하면 유사한 유형의 수축이 좌측면(정상측)에서 산출될 수 있

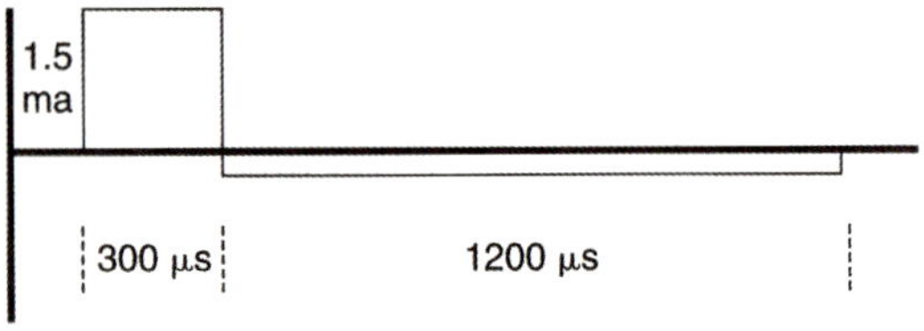

그림8-1. 이상성(biphasic), 비대칭(asymmetric), 균형(balanced pulse)

다. 1cm 직경의 전극을 7번 뇌신경이 담당하는 근육에 적용하고 10cm×10cm 전극은 우측 팔에 적용하였다. 치료사는 직류를 이용하여 7번 뇌신경이 지배하는 근육에 수축을 유발시켰다. 근육의 운동점(motor point)에 전극을 적용할 경우, 근수축이 관찰되었다.

평가

맥동 전류에 의한 강축과 음극 직류전류(cathodal direct current)에 의한 연축이 나타난 것으로 볼 때 왈러 변성(Wallerian degeneration)은 발생되지 않았음을 알 수 있었다. 외상이 없었고, 진단명을 고려해볼 때(안면신경 마비 ; bell' s palsy), 7번 뇌신경이 1등급(신경무동작 ; neurapraxia) 또는 등급2 정도로 손상되었음을 추측할 수 있었다[1]. 측두골(temporal bone)로 지나가는 과정에서 7번 뇌신경이 허혈되었거나 압박된 것에 기인하여 안면신경 마비가 발생된 것으로 추측되었다. 또한 감염이나 바이러스 질병에 의한 종창(swelling)에 기인했을 수도 있다.

진단

물리치료 환자 유형 5D : 운동기능과 감각 통합에 이상을 보이는 청장년에 발생된 후천성 중추신경계 비진행성 장애

어떠한 자연회복 과정이 예상되는가?

예후(치료계획 포함)

1등급 손상일 경우, 손상부위에서 말단부로의 전도는 양호할 것이며, 발병 후 몇 주 내에 회복될 것이다. 2등급 손상일 경우 역시 예후는 좋을 것이다. 축삭(axon)은 하루에 약 1~2mm정도로 재생될 것이다.[1] 예후를 정밀하게 판단하기 위해서는 전기진단 검사(신경전도속도 검사)가 이용된다. 만약 왈러 변성(Wallerian degeneration)이 있을 경우, 초기 증상 시작 후 21일간 점진적 탈지배(denervation) 징후가 보일 것이다. 탈지배 징후로는 맥동 전류의 진폭 증가에 따른 반응의 감소, 직류전류에서의 느리고, 벌레같은 반응을 들 수 있다.

단기목표

근 수행력(근력, 지구력)과 신체 활동 능력, 그리고 신변관리 활동과 관련된 활동을 개선시키는 것을 목표로 하고 있다.[3] 예상 목표 달성기간은 8주로 하였다. 첫 주에는 5회 방문을 하고, 그 후 2주부터는 재평가를 위해 몇 번 방문하는 것을 계획으로 세웠다. 환자 유형에 근거하여, 국제 질병 분류 제 9 개정판(ICD-9-CM) 번호 351.0이 선택되었다.

치료

치료 첫 주 동안은 맥동 전류를 매일 적용하였다. 마비 근육에 각각 20회의 수축이 유도되었다. 또한 마비 근육 마사지 하는 방법과 거울을 이용한

수의적 근 수축방법에 대해 교육받았다.[4] 발병 1주일 후, 명확한 탈지배 현상이 있었으며, 치료사는 직류치료(pulsed current)를 추가하여 제공하였다. 발병 3주일 후, 맥동 전류를 이용한 근수축 유도는 더 이상 시행하지 않았다. 직류 전류치료는 계속 시행하였으며 가정용 전기 자극기의 사용에 대해 교육받았다. 환자는 매주 재평가를 위해 방문하였다.

결과

발병 4주 후, 최대 수의적 노력 시 마비근 중 몇몇에서 경도의 근 수축이 보였으며, 다음 3주 후에는 더 강한 수의적 수축을 보였다. 발병 8주 후에는 근력이 "Fair"까지 향상되었고(중력에 대항하여 완전한 관절가동범위 가능) 전기치료는 종결하였다. 환자는 지속적으로 우측 눈을 감을 수 있었으며 더 이상 침이 흘러나오지 않았다. 목표가 달성되었기 때문에 물리치료는 종결하였다. 6개월 후 추적검사(follow up study)에서는 근력이 "Normal"로 향상되었다(강한 저항에 대항하여 완전한 관절가동범위 가능). 환자는 결과에 만족하였고 더 이상 어떠한 장해나 기능적 제한을 호소하지 않았다.

논의

벨 마비 치료에서의 전기자극의 효과에 대한 찬반여부가 다양하다. Ysunza 등의 연구[5]에서는 안면마비 이후 신경이식을 받은 환자에게 전기 자극을 적용했을 경우 증상이 개선되었음을 보고하였다. Targan 등[6]은 특발성 벨 마비(idiopathic Bell's palsy) 집단과 청신경종 절개술(acoustic neuroma excision) 이후에 발생된 만성 안면신경 마비 집단에서의 전기자극효과에 대해 연구하였는데, 장기간의 전기 자극이 부분적 신경 재지배(reinnervation)를 촉진할 수 있다고 하였다. 그러나 Jaweed[1]는 신경 재지배 과정에서의 과도한 신체적, 전기적 활동은 오히려 안 좋은 결과를 유발시킨다고 하였다.

전기자극 효과에 대한 적절성 여부가 확실하지 않기 때문에 재지배 과정 중에 전기 자극으로 근수축을 유도시킬 경우에는 신중을 기해야 한다. 매일 20회 정도의 중등도 반응이 나오게 자극하는 것이 적절하며, 과도한 자극은 금해야 한다. 마사지는 유연성 유지와 순환을 증진시키기 위해 적용된다. 또한 거울을 이용한 수의적 움직임은 근 재교육(muscle reeducation)을 증진시키는데 도움이 된다.

References

1. Jaweed MM: Peripheral nerve regeneration. In Downey JA *et al* (eds): *The physiological basis of rehabilitation medicine* (ed 2), Boston: Butterworth-Heinemann, 1994.
2. Beers M, Berkow R (eds): *The Merck manual of diagnosis and therapy* (ed 17), Whitehouse Station, NJ: Merck & Co, 1999.
3. American Physical Therapy Association: Guide to physical therapist practice, second edition, *Phys Ther* 81:9, 2001.
4. Ross B, Nedzelski JM, McLean A: Efficacy of feedback training in long-standing facial nerve paresis, *Laryngoscope* 101:744, 1991.
5. Ysunza A, Inigo F, Oritz-Monasterio F, *et al*: Recovery of congenital facial palsy in patients with hemifacial mocrosomia subjected to sural to facial nerve grafts is enhanced by electric field stimulation. *Arch Med Res* 27:7, 1996.
6. Targan RS, Alon G, Kay SL: Effect of long-term electrical stimulation on motor recovery and improvement of clinical residuals in patients with unresolved facial nerve palsy, *Otolaryngol Head Neck Surg* 122:246, 2000.

학습목표

1. 훈련 계획표의 중요성에 대해 안다.
2. 골 스캔(bone scan)과 방사선 촬영(radiograph)을 구분할 수 있다.
3. 수중운동, 닫힌사슬운동(closed chain exercise), 열린사슬운동(open chain exercise)의 생리학적 효과를 비교할 수 있다.

환자는 15세의 여아로 외래 첫 방문에 보호자가 동반하지 않았으며 친구가 병원까지 데려다 주었다고 하였다. 검사와 약간의 치료를 하기 위해서는 보호자 상담이 필요하기 때문에 다음날 저녁으로 시간을 재조정하였다. 아이 부모가 방문하였을 때 치료사는 처방전을 가지고 왔는지 물었고 부모들은 감독이 아이를 병원에 의뢰했기 때문에 처방전이 없다고 하였다. 또한 그녀의 아버지는 대학 장학금을 받아야 하기 때문에 가능한 빨리 아이가 대회에 투입되어야 한다고 강조하였다.

둔부 통증은 2주 반 전부터 시작되었으며, 우측 허벅지 앞부분에 예리하고도 욱신거리는 통증이 있다고 하였다. 초기에는 많이 뛴 후 증상이 발현하였으나 점점 걷거나, 계단을 오를 때에도 증상이 악화되었다. 4주 전부터 지역별 시합이 시작되었으며 시합 전에는 훈련을 하지 않았다고 하였다.

일주일에 6일을 운동하고 있으며, 달리기 전후에 어떠한 신장운동이나 근육저항운동은 하지 않았고, 학교 트랙 주변을 걷는 훈련을 받았다고 하였다. 최근에 신발모양 변화는 없었으며, 차도와 인도를 병행하며 훈련했다고 하였다. 과거력은 운동으로 인한 천식(asthma)을 제외하고는 없다고 하였다. 손상부위에 약이나 열 또는 냉 적용은 하지 않았으며, 생리주기에 변화도 없었다고 하였다.

검사와 평가

신체검사 결과 다음과 같은 증상이 발견되었다.

- 도수근력검사(MMT) : 우측 대퇴사두근(quadriceps) Good, 우측 내전근(hip adductor)과 슬괵근(hamstring) Good+, 우측 고관절 외측 회전근(hip external rotator) Good, 우측 고관절 외전근(hip abductor) Good+, 좌측 근력은 모두 Normal이었다.
- 감각 : 양 하지의 경촉각(light touch)은 양호하였다.
- 자세 : 요추 전만증(lordosis)과 전반슬(genu recurvatum)이 증가되었다.
- 균형 : 눈을 뜨고 한발로 서기 : 좌측에 비해 우측의 능력이 더 저하되어 있었고, 통증이 유발되었다.
- 무릎 굽히기 검사(Squat test) : 무릎을 구부린 자세에서 체중을 좌측에 실었다. 한쪽 하지를 이용한 무릎 굽히기에서는 슬관절 굴곡이 우측이 20°, 좌측이 60°로 되었다.
- 보행분석 : Trendelenberg's 양성 징후, 중간 입각기(midstance)에서 좌측보다 우측의 과회내(hyperpronation)가 더 컸다.
- 생역학 : 우측의 Q각은 20° 였고, 좌측은 18° 였다. 다리길이는 우측이 더 길었다. 양측 경골의 외측 염전(external torsion)이 증가되었다.

- 아치(arch) 높이 : 체중을 부하하지 않았을 경우에는 정상이었으나, 체중부하 시 감소했다.
- 관절가동범위(ROM) : 척추와 하지의 관절가동범위는 정상범주에 속하였다.
- 특수검사 : Thomas검사, Faber검사, Ober검사 검사결과 음성으로 나왔다.
- 요추(lumbar spine) : 하지직거상검사(SLR test)와 슬럼프 검사(slump test)에서 음성으로 나왔다.
- 유연성 : 양측 장딴지근(calf muscle), 대퇴사두근, 슬괵근, 이상근(piriformis)이 중등도로 경직되어 있었다.
- 촉진(palpation) : 둔부나 요추에 압통(tenderness)은 없었다.
- 운동화 : 1년 이상 신었으며, 반 정도 굽은 슬립 라스트(slip last)형태였고, 굽이 닳아져 있었다.

진단

물리치료 환자 유형 4E : 국소적 염증을 동반한 관절 가동성, 운동기능, 근육 수행력, 관절가동범위의 손상

무릎 구부리기 검사에서는 어떤 정보를 얻을 수 있는가?

한쪽 무릎 구부리기 검사(unilateral squat test)는 슬관절 굴곡의 원심성 조절(eccentrical control) 능

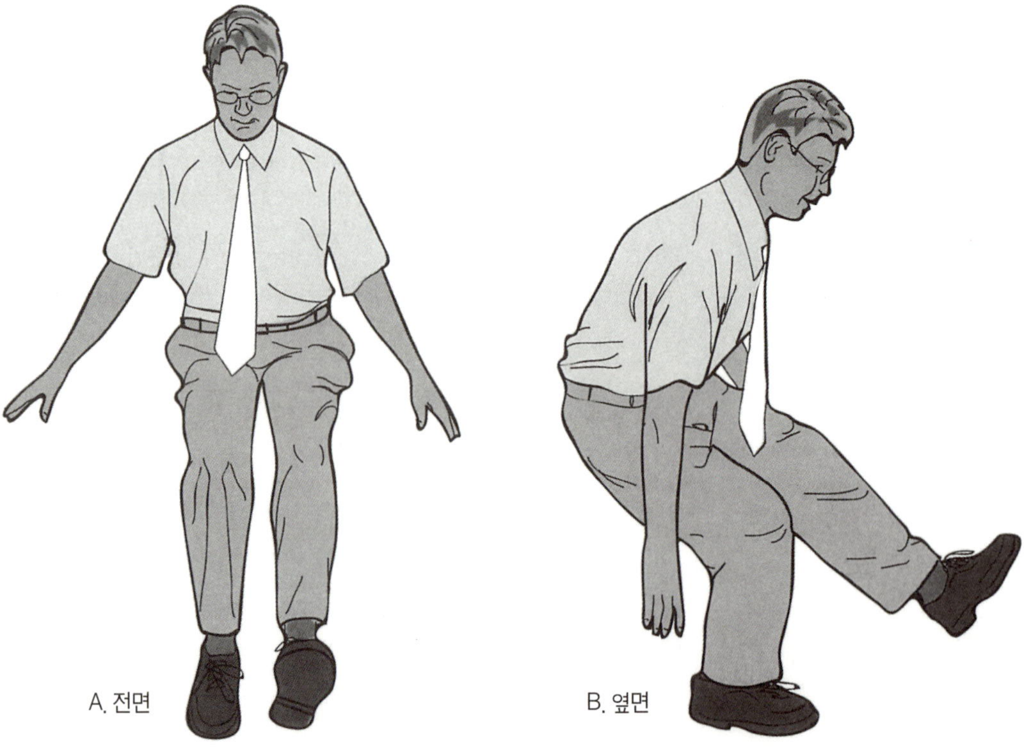

그림 9-1. 한쪽 무릎 구부리기 검사. A. 전면 B. 옆면

력을 파악하기 위해 시행되었다(그림 9-1). 이것으로 고관절, 슬관절, 족관절 근육의 근력 저하와 비정상적 생체역학(biomechanics)을 파악할 수 있다. 이 동작은 달리기 시 충격흡수에 필요한 운동기술과 관련있다.

환자의 발 모양을 볼 때 어떠한 운동화를 신어야 하겠는가?

환자의 발이 회내(pronation)되어 있기 때문에 스트레이트 라스트(straight last)모양, 보드 구조(board construction), 300mm 보다 낮은 튼튼한 굽으로 되어있는 신발이 바람직하다.

대회에 투입시키기 위해 어떠한 치료 유형이 적용되어야 하는가?

초기에는 지구력 위주의 훈련을 집중하여 시행하였다. 자전거 타기와 수중 달리기를 병행하였다. 또한 하지 유연성 증진 훈련을 중요시 하였다. 비체중지지 운동에서 체중지지 운동으로 진행하되, 중둔근, 이상근, 대퇴사두근, 후경골근의 원심성 운동에 중점을 두고 했다. 그 다음 닫힌사슬운동(closed-chain exercise ; 계단 내려오기, 무릎 구부리기)에서 뜀뛰기 운동까지 진행하였다. 이 운동을 완수하고 나서 조깅 프로그램을 지도하였다.

치료

1주

방사선 촬영 결과에서는 음성(negative)으로 나왔다. 물리치료는 10분 간의 준비운동으로 자전거 타기를 시작하여 후에는 장딴지근(calf muscle), 대퇴사두근, 슬괵근, 이상근의 신장운동을 시행하였다. 치료 후에는 냉치료를 적용하였다. 준비운동 후 Trendelenberg's 징후가 감소하였으나, 보행 시 여전히 통증을 호소하였다.

2주

선행 운동치료로 시작하여 4가지 종류의 하지직거상 운동(SLR), 엎드려서 슬괵근 구부리기, 저항에 대항한 외측 고관절 회전, 테라밴드(theraband)를 이용한 내번(inversion) 등의 비체중지지(non-weight bearing) 근력 운동을 첨가하였다. 운동 후 통증 감소를 보고하였으나 학교에서는 증상의 변화가 없었다. 목발보행과 골 스캔을 처방받았다.

방사선촬영과 비교하여 골 스캔의 장점은 무엇인가?

3주

골 스캔 결과, 대퇴골에 골막염(periostitis)이 있음이 발견되었다. 자전거 운동의 시간을 늘려가며 비-체중지지 프로그램을 계속 시행할 것과 수중 달리기 등의 가정에서 할 수 있는 수중운동 프로그램이 추가로 처방되었다.

자전거 운동 시간을 늘리고 수중운동을 추가하는 목적은 무엇인가?

자전거 운동 시간을 늘리고 수중운동을 추가하는 목적은 환자의 심혈관 적응도(cardiovascular fitness)를 개선, 유지시키기 위함이었다.

4~7주

자전거 타는 시간을 증가시키고 수중달리기와 같은 가정 운동 프로그램을 추가하여 계속적으로 비체중지지 프로그램을 수행하였다. 4주 후반에 이르러서는 보행 시 통증이 사라졌다.

8~11주

체중지지 운동을 점차적으로 추가하되, 벽에 기대앉기, 계단 오르기, 한쪽 다리로 균형 잡기, 다리 압박하기, BAPS board 이용하기, 족저굴곡 상태에서의 회외/회내의 닫힌사슬운동(closed-chain exercise)하기, 계단 내려가기, plyo 공 건네기, 저항이 걸린 상태에서 보행하기와 같은 순서로 진행시켰다.

결과

달리기 분석 결과, 보행 시 보다 더 많은 발의 회내(pronation) 경향을 보였다. 뒤축이 스펜코(Spenco)로 덮여있는 보조기가 처방되었고, 달리기를 다시 하기위한 프로그램이 실시되었다. 프로그램에는 자전거 준비운동, 신장운동, 5분에서 7분, 9분, 11분까지 시간을 늘려가며 작은 트램펄린(trampoline)에서 조깅하기 등이 포함되어 있었다.

이후에는 트레드밀(treadmill)로 진전되었으며 2분 걷기, 5분 달리기, 2분 걷기식의 운동을 하였다. 걷기-달리기-걷기 조합의 운동을 지속적으로 매일 하였으며, 날이 바뀔 때마다 5분-7분-7분-10분-10분-14분-14분-20분-20분씩 점차적으로 증가해가며 달리기를 시행하였다. 10분간 달리기에서 환자는 퇴원하였으며, 지속적으로 자가 운동프로그램을 수행하였고 퇴원할 당시 시합은 이미 끝나버렸다.

러닝머신이나 인도에서 달리기 전에 작은 트램펄린(trampoline)에서 달리는 것은 어떤 이득이 있는가?

작은 트램펄린(trampoline)에서 달리는 것의 이득점은 충격을 경감시켜주는 것이다. 이 운동선수는 체중지지로 인해 과사용(overuse)되어 손상된 경우였다.

조깅을 시작하기 위해 20주까지 기다린 이유는 무엇인가?

환자가 운동으로 복귀하기 위해서는 일정 기준을 만족해야 한다. 이 환자에게는 통증없는 보행, 좋은 생체역학을 동반한 45° 로 한쪽 무릎 구부리기, 25회의 한쪽 발뒤꿈치 올리기 등이 요구되었다.

Recommended readings

O'Kane JW: Anterior hip pain, *Am Fam Physician* 60:1687, 1999.

Steele PM: Management of acute fractures around the knee, ankle and foot, *Clin Fam Pract* 2:661, 2000

Alonso JE, Lee J, Burgess AR et al: The management of complex orthopedic injuries, *Surg Clin North Am* 76:879, 1996.

Eiff PM, Hatch RL, Walter CL: *Fracture management for primary care*, Philadelphia: WB Saunders, 1998.

Greenspan A: *Orthopedic radiology* (ed 2), New York: Raven Press, 1992.

Kaufman D, Leung J: Evaluation of the patient with extremity trauma: An evidence-based approach, *Emerg Med Clin North Am* 17:77, 1999.

Shamus E, Shamus J: *Sports injury prevention and rehabilitation*, New York: McGraw-Hill, 2001.

학습목표

1. 작업강화(work hardening)와 작업조건화(work conditioning)의 차이를 안다.
2. 직무의 여러 수준과 물건 들기의 제한선에 대해 안다.
3. 작업공간을 설계하는데 생체역학적인 요인을 고려할 수 있다.
4. 직업안전보건국(Occupational Safety and Health Administration, OSHA)과 미국 장애인법(Americans With Disability Act, ADA)에 있는 지침에 대해 안다.

이 사례는 물리치료사로 인해 커다란 전기 생산 회사에서 인간공학적 협약이 체결되게 된 배경에 대한 내용이다. 이 회사는 신체적 요구와 작업 등급이 각기 다른 200명 이상의 직원을 고용하고 있었다. 몇몇 직원은 상자를 날랐고, 다른 몇몇은 책상에서 직무를 했다. 치료사는 상해 예방 프로그램, 사전검열(pre-screening) 프로그램, 교육 등을 개발하였으며 그 회사의 최고경영자는 치료사에게 작업공간을 평가해 줄 것을 의뢰하였다.

진단

「Guide to physical therapist practice」 과정 중재 : 작업에서의 기능적 훈련(직업/학교/놀이)과 사회생활이나 여가활동으로의 통합(일상생활 활동, 작업의 어려움, 작업 조건 포함)

치료

치료사가 계약을 체결하는데 도움을 주었을 때, 어떤 점이 중요한 역할을 했는가?

물리치료사는 검사를 위해 직업안전보건국(OSHA)과 미국장애인법(ADA)에 나와 있는 지침에 대한 정보를 제공받았다.

각각의 안내서의 주된 항목은 무엇인가?

직업안전보건국(OSHA) : 고용주는 피고용인으로 하여금 사망이나 신체적 손상의 원인이 될 수 있는 자각된 위험으로부터 보호된 고용을 제공해야 한다.

미국 장애인법(ADA) : 작업 설명, 필수 기술, 필수 작업 기능, 작업 방법을 위한 지침이 공표되었다.

모든 지침을 조사한 이후에, 치료사는 직원 중 한명의 작업 위험 분석을 시행하였다. 작업분석은 필수 직무를 수행하는 모습을 관찰하여 그 직무를 분석하는 것으로 이루어 졌다. 이 분석에는 자세, 생체역학, 힘, 온도, 진동, 반복성, 위치 등을 포함하였다. 또한 바닥, 장비, 작업공간, 사무실 환경을 살펴보는 것도 중요하였다. 분석하는 동안, 치료사는 그 직원이 1m높이로 18kg의 상자를 반복적으로 들고 있으며 적절치 못한 물건들기를 이용한다는 것을 알아냈다. 치료사는 관리자에게 직원들을 대상으로 물건들기를 교육시키는 것과 유압 승강기(hydraulic lift)를 제공할 것을 조언하였다. 이 분석과정은 모든 직원을 대상으로 실행되었다. 직무, 작업환경, 도구에 적응함에 따라 신체적 스트레스를 줄여 근골격계 장애를 감소시키게 되었다.

다음 단계는 최고경영자의 작업환경을 설계하는

것이었다. 최고경영자는 대부분의 시간을 책상에 앉아 컴퓨터를 보며 작업하였다.

책상 작업환경을 계획할 때 고려해야 할 중요한 부분은 무엇인가?

책상 작업환경에는 좌석 높이, 좌석 등받이 각도, 무릎과 발목의 각도, 등받이 높이 및 지지, 팔꿈치 배열, 손목 각도, 책상 높이, 무릎의 여유공간, 키보드 높이, 모니터 높이 및 각도와 거리, 키보드와 마우스의 디자인, 모니터 밝기, 방 밝기 등을 포함한다. 변경이 필요한 항목으로는 너무 큰 크기의 가죽 의자였다. 이 의자는 컴퓨터 작업하는 동안 신체를 적절히 지지하지 못했기 때문에 인체공학적 컴퓨터 의자를 사용하도록 조언하였다.

물리치료 중재로 인한 회사와 근로자의 이득점은 무엇이었나?

모든 작업이 분석되어 적절한 기구가 들어오고, 설치가 수정되고 나서 상해 예방 프로그램은 종결되었다. 직원들은 생체역학적 물건들기 방법과 작업 등급에 기초한 근력, 유연성, 심장조건의 적절한 평가에 대한 교육을 받았다. 개별프로그램이 설정되었으며, 영양, 걷기, 유연성, 신체 공학 등 필요한 교육 강좌가 제공되었다. 이러한 다양한 프로그램에 의해 의료비용이 감소되고, 작업시간이 절약된다는 것을 각각의 회사들은 깨닫기 시작했다. 회사가 인체공학적 협약을 체결하기 전에, 포장 일을 하는 한 직원이 등에 손상을 입었고 일의 수준은 가벼운 작업(light duty)이었다.

물건들기의 제한점과 다른 등급수준은 무엇인가?

노동부(Department of Labor)와 연방사회보장국(Social Security Administration)에 따르면, 모든 작업은 다섯가지 수준으로 나뉠 수 있다 : 좌식작업(sedentary work), 가벼운 작업(light work), 중간 작업(medium work), 힘든 작업(heavy work), 매우 힘든 작업(very heavy work). 또한 작업은 3가지 기술 수준으로 분류된다 : 미숙련(unskilled), 반숙련(semiskilled), 숙련(skilled).

국립산업안전보건기구(National Institute for Occupational Safety and Health)는 인체공학적 도수들기(manual lifting)의 지침을 공표하였다. 등 손상을 입은 그 직원은 재활치료를 받기 위해 의뢰되었으며 물리치료와 작업강화(work hardening) 및 작업조건화(work conditioning) 프로그램이 처방되었다.

작업강화와 작업조건화는 어떻게 다른가?

작업조건화 프로그램은 운동과 교육의 한두 가지 훈련으로 구성되어 있으며 보통 하루 2~4시간씩 6주까지 지속된다. 작업강화(work hardening)는 여러 개의 훈련으로 구성된 복잡한 프로그램으로, 운동 및 교육과 함께 주요 치료인 모의(simulation) 작업으로 구성되어 있으며 보통 하루 2~8시간씩 6~8주까지 지속된다. 작업조건화 프로그램과 그 다음의 작업강화 프로그램이 모두 완수되었을 때, 고용주는 그 직원이 복귀할 준비가 되었는지 알기를 원했다. 이를 결정하기 위하여 치료사는 기능적 수용능력 검사(functional capacity examination, FCE)를 시행하기로 하였다.

기능적 수용능력 검사(functional capacity examination, FCE)란 무엇인가?

치료사는 작업강화 및 작업조건화 프로그램을 수행한 직원의 기능상태를 재 검사하였다. 그 다음에는 직원의 신체 능력과 노동부에서 지정한 작업의 신체적 요구를 비교하였다. 기능적 수용능력 검사(FCE)는 심박률과 혈압 등의 신체학적 측정 뿐만 아니라 시각적, 객관적 측정을 이용하여 시행되었다. 기능적 수용능력 검사에는 들기, 운반하기, 밀고 당기기, 올라가기, 내려가거나 전진하기, 체중이 실리지 않는 회전, 기기, 무릎 꿇기, 반복적 쭈그려 앉기, 계단 오르기, 균형과 안정, 앉기, 상지 협응능력 등이 포함되어 있었다. 또한 직원의 자가 평가도 시행되었다(예 : 통증, 피로). 그 직원에게는 상해 예방(즉, 안전)이 제 1의 관심사였다.

결과

그 직원은 적절한 신체역학을 이용하여 불편없이 자기 업무를 모두를 수행할 수 있었으며, 제한없이 전일제 근무를 할 수 있었다.

Recommended readings

U.S. Department of Labor, Bureau of Labor Statistics: News release: Lost work-time injuries and illnesses; characteristics and resulting time away from work, 1998. April 20, 2000.

National Institute for Occupational Safety and Health: *Work practices guide for manual lifting* (pub 81-122), Cincinnati, Ohio: US Public Health Service, 1981.

Bunn III W: Health, safety, and productivity in a manufacturing environment, *J Occup Environ Med* 43:47, 2001.

King PM: A critical review of functional capacity evaluations, *Phys Ther* 78:852, 1998.

Harten JA: Functional capacity evaluation, *Occup Med* 13:209, 1998.

Isernhagen SJ: *Work injury*, Gaithersburg, Maryland: Aspen, 1988.

Towers Perrin: *Regaining control of workers' compensation costs: the second biennial Towers Perrin survey report*, New York: Towers Perrin, 1994.

Association for Worksite Health Promotion, US Department of Health and Human Services, William M. Mercer, Inc: *1999 national worksite health promotion survey*, Northbrook, Illinois: Association for Worksite Health Promotion and William M. Mercer, Inc, 2000.

Woo M, Yap AK, Oh TG, Long FY: The relationship between stress and absenteeism, *Singapore Med J* 40:1, 1999.

Lechner L, deVries H, Adriaansen S, Drabbels L: Effects of an employee fitness program on reduced absenteeism, *J Occup Environ Med* 39:827, 1997.

Mobley EM, Linz DH, Shukla R, et al: Disability case management: an impact assessment in an automotive manufacturing organization, *J Occup Environ Med* 42:597, 2000.

Rubens AJ, Oleckno WA, Papaeliou L: Establishing guidelines for the identification of occupational injuries: a systematic appraisal, *J Occup Environ Med* 37:151, 1995.

Wyman DO: Evaluating patients for return to work, *Am Fam Physician* 59:844, 1999.

US Department of Labor, Bureau of Labor Statistics: *Workplace injuries and illnesses in 1995* (pub 97-76), Washington, DC: US Government Printing Office, 1997.

National Safety Council: *Accident facts*, Itasca, Illinois: National Safety Council, 1997.

Schibanoff J (ed): *Workers' compensation: health care management guidelines*, vol 7, Washington, DC: Milliman and Robertson, 1998.

학습목표

1. 종자골과 장무지굴근(flexor hallicus longus - FHL)의 역할에 대해 안다.
2. 스포츠 활동으로 복귀하기 위한 진행 과정에 대해 안다.
3. 발의 내재근(intrinsic muscles)의 생체역학적인 역할에 대해 안다.

19세의 남자로 대학 미식축구선수이며, 걸을 때 우측 엄지발가락에 통증이 있어 내원하였다. 달리고 멈추는 것이 불가능했기 때문에 올해 초부터 축구를 쉬고 있었다. 작년 축구시즌에 엄지발가락을 다쳤지만, 별다른 치료는 받지 않았다고 하였다. 며칠간 냉찜질을 하며 축구시즌이 끝나면 통증이 사라질 것으로 생각했다고 하였다. 축구연습은 스케줄대로 한달 내 재시작되었고 우측 엄지발가락 통증이 지속되어서 좌절하게 되었다고 하였다. 다른 하지의 부상은 없었으며, 과거에 특이할만한 의학적 병력 또한 없었다. 최근에 족부의사(podiatrist)의 진찰을 받았으며, 방사선 검사상 종자골 골절 소견은 없었다. 종자골염(sesamoiditis)으로 진단받고 물리치료 의뢰되었다. 외과의는 수술이 필요하지 않을 것으로 판단 내렸다. 환자는 최근 어떠한 약도 복용하지 않았다고 하였다.

종자골의 역할은 무엇인가?

종자골은 역학적으로 힘을 전달하기 위한 "도르래" 역할을 한다. 이를 통해 힘이 분산되고 역학적인 이득을 얻게 된다. 종자골의 다른 예는 슬개골(patella)이 있다.

양분된 종자골은 무엇인가?

뼈가 완전히 골화되지 않고 하나 대신 두개로 되어있을 경우 양분된 종자골(bipartite sesamoid)이라 부른다(그림11-1).

방사선 검사로 항상 골절을 감지해 낼 수 있는가?

방사선 검사로 항상 골절을 감지해 낼 수 있는 것은 아니다. 골아세포 석회화(osteoblast calcification)가 있는지 골 스캔(bone scan)을 해보는 것이 좀더 효과적이다.

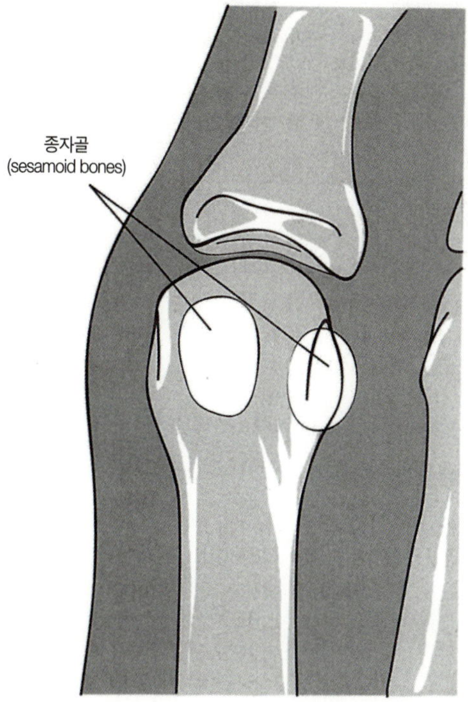

그림11-1. 두 부분으로 구성된 종자골

검사와 평가

수동 관절가동범위

가동성 검사(표11-1)결과, 첫 번째 중족지관절(metacarpophalangeas joint-MPJ)에 관절 단축(tightness)이 있었고 슬괵근과 양쪽 이상근, 그리고 우측 비복근(gastro-cnemius)에 유연성이 감소되었으며 종자골 가동성이 감소되어 있었다.

보행분석결과, 우측 발의 뒤꿈치 올림(heel raise)과 발 끝 떼기(push off)가 감소되어 있었다.

우측 하지를 이용한 한쪽 하지 균형 잡기에서는 눈을 뜨고는 30초, 감고는 3초간 유지하였다. 아치의 높이는 체중을 지지할 때와 지지하지 않을 때 모두 정상이었다.

표 11-1.

가동성과 근력	우측	좌측
배측굴곡(dorsiflexion)	3°	12°
저측굴곡(plantarflexion)	50°	50°
제1중족지관절(MPJ) 신전	35°	85°
도수 근력 검사(MMT)	**우측**	**좌측**
배측굴곡(dorsiflexion)	Normal	Normal
내번(inversion)	Normal	Normal
외번(eversion)	Good+	Normal
제1 중족지관절(MPJ) 신전	Good+	Normal
고관절과 슬관절	Normal	Normal

MPJ : 중족지관절(Metacarpophalangeal joint)

진단

『Guide to Physical Therapist Practice』유형 4E : 국소 염증을 동반한 관절 가동성, 운동기능, 근육 수행력, 관절가동범위의 손상

치료

혈류량을 증가시키고 근육과 연부조직의 유연성을 위해서 7분간 자전거타기 운동으로 치료를 시작하였다. 다음으로는 장딴지(calf), 슬괵근, 그리고 이상근의 신장을 양쪽 모두 30초 동안 3회 시행하였다. 맥동 초음파 치료(pulsed ultrasound)를 엄지발가락의 지면에 적용하였고, 통증과 염증을 감소시키고, 능동/수동 관절가동범위(A/PROM), 관절 가동성, 그리고 유연성을 증가시키기 위해 제1중족지관절(MPJ)에 Maitland 관절가동운동 3단계와 4단계인 배측 활주(dorsal glides)/신연(distraction)을 적용했고 종자골에 3단계 관절가동운동을 위 · 아래방향으로 적용하였다. 능동/수동 관절가동범위가 증가함에 따라, 엄지발가락 신전을 위하여 뒤꿈치를 들어 올리고 앉기(30회 반복), 1kg의 무게를 이용한 크런치(crunch) 운동, 그리고 지절간 관절(interphalangeal joint) 굴곡없이 제1 중족지관절의 등척성(isometric) 굴곡운동과(10초 10회) 같은 신경근 재교육과 근력운동을 실시하였다. 족관절 외번(eversion) 근력강화운동은 테라밴드(theraband)를 이용하였다. 고유수용성 감각 운동(proprioception exercises)은 눈을 감고 한쪽 하지로 균형잡기, 제1 중족골 안정화와 신전을 위한 보행 훈련, 그리고 한쪽 하지로 마지막 지점에서 균형을 잡으며 모든 면(all planes)에서 보행하기를 포함하였다. 운동 후에 통증과 염증을 감소하기 위하여 냉치료와 전기치료를 적용하였다. 관절가동범위와 근력이 회복되면서 달리기와 민첩성 운동을 시행하였다.

결과

환자는 놀라운 결과를 보였다. 40-yard 대쉬타임(dash time)을 초당 4/10까지 늘릴 수 있었고 축구경

기로 복귀되었다. 내재근 안정화 운동(intrinsic stabilization)과 장무지굴근(FHL muscle)의 근력운동을 지속적으로 수행하였다.

References

1. Adelaar RS: *Disorders of the great toe.* Rosemont, Illinois: American Academy of Orthopedic Surgeons, 1997.
2. Aper RL, Saltzman CL, Brown TD: The effect of hallux sesamoid excision on the flexor hallucis longus moment arm, *Clin Orthop* 325:209, 1996.
3. Aper RL, Saltzman CL, Brown TD: The effect of hallux sesamoid resection on the effective moment of the flexor hallucis brevis, *Foot Ankle Int* 15:462, 1994.
4. Aseyo D, Nathan H: Hallux sesamoid bones: anatomical observations with special reference to osteoarthritis and hallux valgus, *Int Orthop* 8:67, 1984.
5. Baechle TR (ed): *Essentials of strength training and conditioning*, ed 2, Champaign, Illinois, 2001, Human Kinetics.
6. Battista J: Pro football Testaverde may start against Giants despite toe injury. *New York Times* August, 17:1, 2000.
7. Boissonnault W, Donatelli R: The influence of hallux extension on the foot during ambulation, *J Orthop Sports Phys Ther* 5:240, 1984.
8. Camasta CA: Hallux limitus and hallux rigidus: clinical examination, radiographic findings and natural history, *Clin Podiatr Med Surg* 13:423, 1996.
9. Canavan PK: *Rehabilitation in sports medicine: a comprehensive guide*, Stamford, Conn, 1998, Appleton and Lange.
10. Churchill RS, Donley BG: Managing injuries of the great toe, *Phys Sports Med* 26:1, 1998.
11. Clanton TO, Ford JJ: Turf toe injury, *Clin Sports Med* 13:731, 1994.
12. Clanton TO, Butler JE, Eggert A: Injuries to the metatarsophalangeal joints in athletes, *Foot Ankle* 7:162, 1986.
13. Cohn I, Kanat IO: Functional limitations of motion of the first metatarsophalangeal joint, *J Foot Surg* 23:477, 1984.
14. Coker TP, Arnold JA. Weber DL: Traumatic lesions of the metatarsophalangeal joint of the great toe in athletes, *Am J Sports Med* 6:326, 1978.
15. Dananberg HJ: Functional hallux limitus and its relationship to gait efficiency, *J Am Podiatr Med Assoc* 76:648, 1986.
16. David RD, Delagoutte JP, Renard MM: Anatomical study of the sesamoid bones of the first metatarsal, *J Am Podiatr Med Assoc* 79:536, 1989.
17. DeLauro TM, Positano RG: Surgical management of hallux limitus and rigidus in the young patient, *Clin Podiatr Med Surg* 6:83, 1989.

학습목표

1. 강제유발운동치료(CIMT-constraint-induced movement therapy)의 연구에서 얻어진 지식이 어떻게 임상치료에 적용될 수 있는지에 대해 안다.
2. 특정한 환자에게 강제유발 운동치료를 어떻게 적절히 적용하는지에 대해 안다.
3. 강제유발운동을 이용한 치료계획을 어떻게 세우며, 결과를 객관적으로 어떻게 측정하는지에 대해 안다.

5세의 경련성 편마비형 뇌성마비(hemiplegic spastic cerebral palsy) 아동의 부모가 아이의 상지 사용을 향상 시키고자 물리치료실에 방문하였다. 부모는 아동이 현재 보여지는 상지능력보다 더 많은 능력을 가지고 있는 지에 관심을 가졌다. 치료사는 최근 성인 중풍환자에게 강제유발운동치료(CIMT)를 적용한 비교 논문에 대해 접했고, 이 접근법이 어린 환자에게도 적절할 지를 알고 싶어 했다.

검사

병력

본 환아는 5세된 남아로 32세의 엄마와 30세의 아빠 사이에서 태어난 넷째 아이였다. 엄마는 임신 36주 때 출혈소견을 보여 초음파 검사를 시행한 결과, 아이가 둔위(breech position)로 있음이 발견되었다. 조산에 대한 병력이 있었기 때문에 36주에 제왕절개(cesarean section)를 하기로 결정했다. 아이는 합병증 없이 태어났으나, 출생 직후, 호흡곤란 증상을 보여 신생아중환자실(NICU)로 옮겨졌다. 중환자실에서 아이는 산소 공급받았고 온도조절에 문제가 있었기 때문에 따뜻한 침대가 제공되었다. 2일 후에 아이는 신생아 보육실로 보내졌고 5일 후에는 퇴원하게 되었다.

3세 때 우측 편마비(hemiplegic cerebral palsy)로 진단받은 후, 물리치료와 작업치료를 받기위해 의뢰되었다. 부모는 아이가 2세 때 비대칭적으로 걷고, 우측 팔을 잘 사용하지 않는다는 것을 깨닫고 신경학적 검사를 처음에 받았다. 3세 무렵부터 지속적으로 주 2회 60분씩 물리치료를 받기 시작했고(그림 12-1), 첫 상담하기 1개월 전부터는 치료 회수를 주 1회로 줄였다(치료시작일로부터 거의 2년 후).

강제유발운동치료(CIMT)에 대한 초기 평가에서 부모의 보고에 의하면, 아이는 우측(마비된) 손으로 물건을 지지해야 되는 상황에서도 자발적으로 사용하지 않았다고 하였다. 또한 우측 상지를 좀더 잘 사용할 수 있는 능력이 있을 거 같다고 하였다. 물리치료사는 강제유발운동치료에 익숙하지 않았고, 이 치료가 아이에게 도움이 될지도 확신하지 못했다.

강제유발운동치료(CIMT)는 이 아이에게 유용한 치료기술이 될 수 있겠는가?

치료사는 강제유발운동치료(CIMT)에 관한 문헌조사를 했고, 성인 환자를 대상으로 한 강제유발운동[1~13]치료에 관한 상당한 양의 연구 자료를 찾았다. 그러나 아동을 대상으로 한 강제유발운동치료에 대한 내용은 제한적이었다.[14~16] 이 치료가 아이에게 적절한지, 아닌지를 치료사는 어떻게 결정할 수 있는가?

치료사는 몇가지 질문을 해볼 수 있다.

1. 강제유발운동치료가 효과적인 치료라는 것을

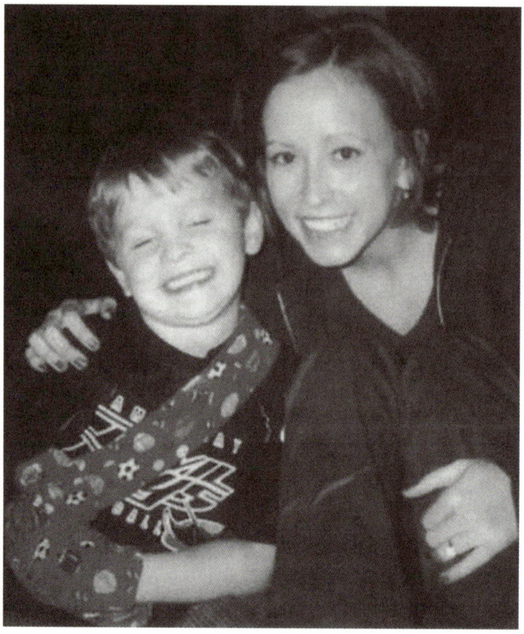

그림12-1. 물리치료 실습생과 사례 아동

충분히 지지해주는 문헌상의 근거가 있는가?
치료사는 성인 환자에게 있어서 그 근거가 매우 확실하다고 판단하였다. 또한 아동 대상의 강제유발운동치료의 효과를 위한 증거가 충분하지 않음에도 불구하고, 장애아동의 다양한 치료 접근법의 하나로 강제유발운동치료를 고려하기에 충분하다고 판단하였다.

2. 이 아이의 상황이 강제유발운동치료(CIMT) 후에 향상된 사례의 상황과 비슷한가?
강제유발운동치료 연구의 대부분은 중풍이나 편마비 아동을 대상으로 하였다.[1~16] 아동의 진단명은 강제유발운동치료를 사용해온 소아과의 진단명과 일치하였다. 치료사는 아이의 편측 뇌성마비라는 진단명이 강제유발운동치료를 적용하기에 적절하다고 판단했다.
아이가 실험에[1~13] 성공한 사례들의 연령에 비해 매우 어렸지만, 소아과에서 보고한 것 중에는 15개월부터 13세 사이의 사례도 있었다. 치료사는 아이의 연령이 이 치료를 적용하기에 적절하다고 판단했다.

3. 이 아이는 강제유발운동치료(CIMT)를 적용할 내재적 기준에 부합되는가?[1~14]
치료사는 아이가 다음의 모든 기준에 부합된다고 판단했다.
 - 정상적인 지능을 가지고 있다.
 - 손가락을 중립위치로 한 채로 손목을 10° 신전할 수 있다.
 - 마비된 상지에 감각이 존재한다(마비된 상지의 기능적 제한으로 몇몇 감각이 감소되어 있을 수 는 있음).
 - 건측 상지를 사용 못하게 막았음에도 불구하고 충분한 균형을 유지할 수 있으며, 팔걸이(sling) 착용을 잘 견딜 수 있다고 판단된다.
 - 모든 기능적 활동을 건측 상지로 대부분 수행한다. 대게 마비된 상지는 체중지지 할 때 이용되며, 사용을 위해서는 계속적으로 상기시켜 주어야 한다.
 - 부모는 치료에 동의하였고, 치료에 걸리는 시간에 대해 이해하였다.

위의 판단 기준에 근거하여 치료사는 강제유발운동치료를 아이에게 적용할 것을 결정하였다. 치료사는 집중적인 치료를 제공하기 위해 치료사 팀과 치료 공간이 필요했고, 지역 물리치료 교육프로그램의 도움을 청하였다. 그 프로그램은 치료를 수행하기 위한 공간과 물리치료과 학생들을 연결해 주었다. 지역 물리치료 교육프로그램의 회의에서 치료를 승인했다.

4. 어떻게 치료를 수행 하였는가?
강제유발운동치료에 대한 연구에서는 집중적인 치료를 위해 매일 장기간의 치료를 중요시 하였다.[4] 치료에서는 대상자가 잘 할 거라는 격려와 함께 좋은 예후를 확신시키기 위한 여러 도움을 제공하였다.[4] 게다가 마비측 상지를 사용하는지 알기 위해 걷는 시간의 90% 동안, 건측 상지를 억제하였다. 강제유발운동치료는 기능적인 치료를 강조하고 있다.[4] 치료사와 부모는 아이의 우측(마비측) 상지의 기능 향상 목록을 정했다. 여기에는 칫솔질, 머리 빗기, 포크와 숟가락 사용하기, 음식 집어먹기, 장난감 가지고 놀기, 공 던지기 등이 포함되었다.

평가

검사한 결과, 아이가 마비측 상지를 사용하는데 3가지 잘못된 습관이 있음이 발견되었다.

(1) 손가락과 무지(thumb)의 부족한 협응능력 (2) 습관화된 미사용, (3) 손의 근력 감소.

아이는 손을 사용하는 동안손가락의 협응능력과 물건을 집기 위해 손의 사용을 준비하는 능력이 저조한 것으로 관찰되었다. 살아오면서 아이는 건측 상지를 이용하는 것이 더 효과적이라는 것을 알게 되었고, 결과적으로 건측 상지를 더 사용하게 되었다. 따라서 마비측 상지를 사용하지 않는 것이 습관화 되었다. 치료사는 아이에게 마비측 상지를 사용하도록 강조하게 되면, 건측 상지만 사용하는 습관을 바꿀 수 있을 것이라고 결론을 내렸다. 치료사는 또한 저조한 근력이 물건 잡기 기술과 조작기술을 방해한다고 판단하였다. 치료사는 다양한 물건 잡기 기술을 증진시키고 저조한 협응능력, 습관화 된 미사용, 감소된 손의 근력을 개선하기 위해 반복적인 손 기능사용을 강조하는 치료를 선택하였다.

진단

물리치료 환자 유형 5C : 운동기능과 감각 통합의 손상을 동반한 영유아기에 발병된 선천성 혹은 후천성 비진행성 중추신경계 장애

예후 (치료계획 포함)

치료사는 아이의 능력과 치료 후에 향상을 측정하기 위하여 다음과 같은 검사를 시행하였다. 이 검사는 객관적으로 측정할 수 있는 것으로, 부모가 향상되기를 바라는 아이의 기능과 관련되어 있기 때문에 선택하였다.

- 숟가락으로 한쪽 그릇에서 다른 그릇으로 30초 내에 씨리얼을 이동시킨다.
- 테이블 위에 있는 씨리얼을 집어 올려 4cm의 지름의 그릇에 30초 내에 넣는다.
- 공 던질 때의 최대한의 거리와 정확성을 측정한다(공잡기 놀이).
- 2.5cm의 블록을 쌓는다.
- 테이블 위에 있는 동전을 집어 어깨높이에 위치한 저금통에 30초 내에 넣는다.
- 테이블 위에 있는 카드를 집어 30초 내에 뒤집는다.
- 악력계로 쥐는 능력과 집는 근력을 평가한다.
- 부모는 집에서의 변화를 관찰하기 위한 운동일지를 쓴다(based on the pediatric Evaluation of Disability Inventory[17]).

정확한 기준선을 얻기 위해 치료 전에 2주 동안은 주 3회 이러한 측정을 평가하였다. 기준선이 결정된 후 2주 동안 주 5회, 하루 4시간의 집중적인 치료를 시행하였다.

치료

치료 시에는 아이가 집에서 좋아하는 장난감(부드러운 찰흙, 블록 쌓기, 카드 기억놀이, 콩 주머니 던지기 놀이)을 갖고 놀면서, 기능적 활동(칫솔질, 샌드위치 만들기, 숟가락·포크로 먹기, 음식집기)을 수행하게 했다. 치료하는 동안 성공적인 기능을 수행하는데 최소한의 도움이 허용되었다. 부모는 집에서 치료를 수행하기 위해 훈련을 제공하였다. 또한 특별하게 설계된 허리둘레 끈과 장갑이 부착된 팔걸이(sling)를 건측 상지에 착용시켰다. 장갑에는 균형을 위해서 필요시 손을 재빨리 풀어 주게 하기 위한 벨크로가 허리둘레 끈에 부착되어 있었다. 마비측 상지를 지속적으로 사용하기 위해 2주의 치료 기간과 그 다음 주까지 팔걸이를 착용시켰다.

재검사

3주 치료 후에 진전이 보였다. 팔걸이 사용의 결과는 표12-1에 요약해 두었다. 치료 적용과 팔걸이 사용 후에, 아이의 자발적인 마비측 상지의 사용이 날이 갈수록 현저하게 증가한다고 보고되었다. 마비측 상지를 사용하라는 말을 해야 하는 빈도는 감소되었지만, 여전히 몇몇 기능 활동은 건측 상지에 의존된다고 보고하였다.

결과

검사 결과, 대부분의 항목에서 기능이 향상되었다. 부모는 아이가 자발적으로 마비측 상지를 사용하고 있으며, 마비측 상지를 사용하라는 지시도 줄어들게 되었다고 하였다. 3주 치료 후, 재평가 결과, 모든 항목이 향상된 것으로 나왔다. 부모는 아이가 두 손으로 일을 하는 동안에는 마비된 상지를 지속적으로 사용하지만 한손으로 일을 하는 동안에는 주로 건측 상지를 더 사용한다고 보고했다.

표 12-1. 치료효과

목표	검사 전	검사 후
씨리얼을 숟가락으로 옮기기	34~86개	107~135개
씨리얼을 집어 그릇에 넣기	12~17개	28~45개
공 던지기	52~90번 목표지점에 던지지 못함	77.5~131번 3번 시도 중 2번 목표지점에 던짐
블럭 쌓기	28~31초 안에 8개	39~41초 안에 10개
동전을 저금통에 넣기	4~5개	8~9개
카드 뒤집기	8~10개	12~13개
쥐는 힘	3~4kg	6kg
집는 힘	1~2kg	2.5~3kg
운동 일지	마비측 상지를 사용 안함	양치질, 머리빗기, 숟가락과 포크사용, 그리고 장난감을 가지고 놀기에서 최소한의 보조를 받으며 자발적으로 마비측 상지를 사용함

References

1. Ostendorf CG, Wolf SL: Effect of forced use of the upper extremity of a hemiplegic patient on changes in function, *Phys Ther* 61:1022, 1981.
2. Taub E, Miller NE, Novack TA, et al: Technique to improve chronic motor deficit after stroke, *Arch Phys Med Rehabil* 74:347, 1993.
3. Russo SG: Hemiplegic upper extremity rehabilitation: a review of the force-used paradigm, *Neurol Rep* 19:17, 1995.
4. Taub E, Crago JE, Uswatte G: Constraint-induced movement therapy: a new approach to treatment in physical rehabilitation, *Rehabil Psychol* 43:152, 1998.
5. Miltner W, Bauder H, Sommer N, et al: Effects of constraint-induced movement therapy on patients with chronic motor deficits after stroke: a replication, *Stroke* 30:586, 1999.
6. Kunkel A, Kopp B, Muller G, et al: Constraint-induced movement therapy for motor recovery in chronic stroke patients, *Arch Phys Med Rehabil* 80:624, 1999.
7. Blanton S, Wolf S: An application of upper-extremity constraint-induced movement therapy in a patient with subacute stroke, *Phys Ther* 79:847, 1999.
8. Van der Lee JH, Wagenaar RC, Lankhorst GJ, et al: Forced use in the upper extremity in chronic stroke patients, *Stroke* 30:2369, 1999.
9. Taub E, Uswatte G, Pidikiti R: Constraint-induced movement therapy: a new family of techniques with broad application to physical rehabilitation. A clinical review, *J Rehabil Res Dev* 36:237, 1999.
10. Taub E: Constraint-induced movement therapy and massed practice, *Stroke* 31:986, 2000.
11. Liepert J, Miltner W, Bauder H, et al: Motor cortex plasticity during constraint-induced movement therapy in stroke patients, *Neurosci Lett* 250:5, 1998.
12. Kopp B, Kunkel A, Muhlnickel W, et al: Plasticity in the motor system related to therapy-induced improvement of movement after stroke, *Neuroreport* 10:807, 1999.
13. Liepert J, Bauder H, Miltner W, et al: Treatment-induced cortical reorganization after stroke in humans, *Stroke* 31:1210, 2000.
14. Yasukawa A: Upper extremity casting: adjunct treatment for a child with cerebral palsy hemiplegia, *Am J Occup Ther* 44:840, 1990.
15. Crocker MD, MacKay-Lions M, McDonnell E: Forced use of the upper extremity in cerebral palsy: a single-case design, *J Occup Ther* 51:824, 1997.
16. Charles J, Lavinder G, Gordon AM: Effects of constraint-induced therapy on hand function in children with hemiplegic cerebral palsy, *Pediatr Phys Ther* 13:68, 2001.
17. Haley SM, Faas RM, Coster WJ, et al: *Pediatric evaluation of disabilities inventory (PEDI)*, Boston: New England Medical Center, 1989.

학습목표

1. 물리치료 검사과정이 환자중심의 목표를 세우는데 얼마나 중요한지를 안다.
2. 차트 기록 미비가 어떻게 의사소통에 영향을 미치고 불충분한 치료를 초래할 수 있는지를 안다.

본 사례는 소도시에서 혼자 사는 73세 여자에 대한 내용이다. 그녀는 지역 비영리단체에 의해 후원되는 노인대상의 낙상 위험요소 예방을 위한 교육 프로그램과 건강박람회에 참가했다. 프로그램은 물리치료사에 의해 계획되고 수행되었다. 교육 프로그램 설명회가 끝난 후, 그녀는 그 프로그램에 참가하기 위해 신청을 했다.

검사

병력

대상자는 6개월 전에 한번 넘어졌으며 부상은 없었지만 쓰린 통증이 며칠 지속되었다고 하였다. 늦은 밤에 냉장고에서 과자를 꺼내기 위해서 가는 동안 부엌에서 넘어졌다고 하였다. 형광등 스위치가 냉장고와 떨어져 있어서 불을 켜지 않았으며 신발을 신지 않고 양말만 신고 걸었다고 하였다. 그녀는 활동적이어서 아이보기, 요리하기, 가사 노동하기, 그리고 한주에 3~4번 정도 버스여행을 한다고 하였다. 보장구 없이 보행하며 병력으로는 백내장이 있었고, 안경을 착용하고 있었다. 건강에 대한 자각도를 표시한 시각적 상사 척도(visual analog scale)에서 10점 만점 중 7.4점으로 표기 했으며, Micro-K, Antacand, Ocovite을 복용하고 있다고 하였다.

계통학적 검사

지역 노인들을 대상으로 낙상 위험성을 검사하기 위해 어떤 선별검사가 적절한가?

문헌에 따르면, 낙상과 부상에 대한 중대한 위험 인자로는 (1) 낙상의 과거력, (2) 인지 장애, (3) 보행과 균형장애, (4) 하지의 기능장애, (5) 항정신성(psychotropic) 약, (6) 시각장애 등을 포함한다. 낙상의 원인은 다양하기 때문에, 여러 영역을 선별검사하기 위한 과정이 시행되었다.

인지 수준

낙상 위험요소에 대한 지식 기본선을 파악하기 위하여 "낙상 상식 검사"를 시행하였다.[2] 낙상의 내·외재적 요인과 적절한 예방법에 대한 항목을 읽고 O-X로 선택하게 하였으며, 85%의 정답률을 보였다. 또한 균형을 잃거나 불안정함 없이 특정 활동 수행에 대한 자신감을 측정하기 위해 "특정 활동 균형 자신감 검사"를 시행하였다.

그 항목은 일반적인 일상생활 동작 16개를 포함하였다. 0%에서 100%까지 표기하는 것으로 검사 결과 평균 90.1%로 나왔다.[3]

근신경계

균형감각은 여러 방향 뻗기 검사(multi-directional reach test, MDRT)[4]와 일어나기-가기 검사(time-up-and-go test, TUG)[5]로 평가되었다. 여러 방향 뻗기 검사(MDRT)를 위해서는 기준자 옆에 발을 편하게 벌리고 서서 팔을 90° 거상하여 올린 뒤 발을 떼지 않고 가능한 멀리 손을 뻗어야 한다. 전방, 후방, 좌우 등 네방향을 검사하였다. 시작점에서 끝나는 지점까지의 거리는 각 방향에 있는 기준자의 손끝 위치로 측정되었다. 이 검사는 지지면 위에서 무게 중심점을 유지하고 넘어짐 없이 안정적으로 움직일 수 있는 범위를 측정하는 것이다. 검사 수치는 전방 18.5cm, 후방 22.8cm, 우측 20.3cm, 좌측 16cm로 나왔다. 일어나기-가기 검사(TUG test)를 하기 위해서는, 표준크기 팔걸이 의자에 앉은 다음 일어서서 3m를 걷고, 돌아서 제자리에 앉아야 한다. 이 검사는 대상자의 등이 의자를 떠나는 시간부터 다시 돌아와 앉아 등이 의자에 붙는 시간까지의 시간(초)을 측정하는 것이다. 검사 결과 10.4초로 나왔다.

근골격

하지 근력을 평가하기 위해서는 30초 의자 앉기-서기 검사(30-second chair-stand test)[6]를 시행하였다. 이 검사에서 벽에 붙인 의자에 앉아(미끄러지는 것을 방지하기 위해) 가슴부위에 팔짱끼고 발을 어깨넓이로 벌린 다음, 무릎을 약간 구부리게 한 뒤, 30초 동안 최대한 많이 앉았다-일어 섰다를 반복하게 하였다. 검사 결과 14회로 측정되었다.

진단

물리치료 사례 유형 5A : 균형상실과 낙상에 대한 위험요인 제거 및 예방

예후

목표

낙상 상식에 대한 인지를 향상시키고 지역사회 자원을 활용하고, 환경과 생활 스타일을 개선하고, 건강프로그램에 참여를 통해 10개 이상의 낙상위험 요인을 줄인다.

예상 결과

3개월 내 :

1. 낙상 상식 검사에서 내외적 위험요인에 대한 정답률을 55~10% 올린다.
2. 특정 활동 균형 자신감 검사에서 자신감 비율을 5~10% 올린다.

6개월 내 :

3. 내 · 외적 위험요인을 각각 5개 이상 줄여 안정성을 증가시킨다.
4. 태극권(tai chi) 운동을 매주 2~3회 시행하여 신체 건강과 균형감을 유지시킨다.

치료

어떤 종류의 중재가 지역 노인의 낙상 위험 감소와 예방을 위해 개발되어야 하는가?

문헌조사를 통해 치료사는 추락위험을 감소시키는 가장 효과적인 치료방법은 균형과 근력을 향상시키는 운동[7~11], 가정환경의 변형[10~11], 그리고 환자교육[10~11] 이라는 것을 알게 되었다. 그러나 대상자, 방법, 도구가 연구에 따라 다양해서 결과를 비교하고 최적의 접근법을 결정하기가 어려웠다. 그래도 종합해 보면, 가장 포괄적인 프로그램은 낙상요인이 다각적이기 때문에 내 · 외적 위험 요인[10~11]에 중점을 두는 것이었다. 치료사는 지역의 노인 복지에 대한 성공적인 연구 결과들을 종합하여 프로그램을 고안하기로 결정하였다.[7, 8, 10, 11]

교육

낙상 위험 감소 프로그램

교육 프로그램은 지역 노인들을 대상으로 낙상의 내외적 위험 요소와 이를 감소하거나 제거하기 위한 전략에 대한 교육으로 구성되었다.

강의와 단체 토론, 그리고 단체 활동으로 구성된 위험요인과 예방에 관한 서비스교육을 1시간씩 3회 참석하였고, 자가 평가[11]를 위해 내외적 위험요소 점검표를 제공받았다. 프로그램은 또한 낙상 시 바닥에서 일어나는 방법에 대해서도 교육하였다. 교육 마지막 날에는 "낙상의 공포"[12]에 대한 비디오를 상영하였으며, 내용은 낙상의 위험을 감소하고 공포를 극복해낸 사례에 대한 것이었다. 지역 노인 센터의 서비스 교육은 참가자들이 테이블마다 5~6명 씩 앉을 수 있도록 구성되었다. 프로그램은 노인들의 연령에 맞추어 제공되었다. 예를 들면, 제공된 자료는 읽기 쉽도록 흰 바탕에 크고(14포인트) 단순한 글자체로 작성되어 있었다. 또한 제공된 자료는 읽기 수준을 Gunning Fog index 7.0 이하로 하여 7학년 정도의 수준으로 쉽게 작성되어 있었다.[13]

가정 운동 프로그램을 시작하기 위한 의뢰

낙상 위험 감소 프로그램의 한 부분으로서, 체력과 균형감각을 유지하고 향상시키는 것의 중요성이 강조되었다. 대상자는 지역노인센터에서 제공되는 태극권(tai chi)운동에 참여 하였다. 이 운동은 체중이동과 회전, 몸통과 사지운동, 그리고 지지면의 변화를 포함하였다. 운동은 3개월간의 교육기간 동안 1시간씩 실시되었다. 또한 집에서 주 2~3회 운동을 지속적으로 시행할 것과 준비운동 및 정리운동, 10가지의 태극권 운동이 포함된 그림 자료를 제공받았다.

낙상 위험을 감소하거나 제거하기 위한 추후조치

교육 프로그램 과정 후에는 낙상 위험 요소를 줄이거나 제거하기 위한 시도에 대해 기록하도록 요구되었다(예를 들어 진료 예약, 양탄자 걷어 내기, 새 신발을 사기, 전구 교체하기). 또한 태극권 가정 운동 프로그램의 수행을 기록하기 위한 활동 달력을 제공받았다. 물리치료사는 교육 후 위험요인이 감소되었는지 평가하고 동기부여를 하기 위해 3개월간 노인 센터에 방문하였다.

재검사

선별검사는 교육 프로그램이 완료되어진 3개월 후에 재검사되었다. 결과는 표13-1에 나와있다.

위험 요소 감소에 대한 추적조사에서는 대상자가 개인적(즉, 내적인) 위험이나 환경적(즉, 외적인) 위험에 조심을 했는지, 또한 변화를 위해 어떠한 투자를 했는지에 대해 살펴보았다.

대상자는 위험 요소를 감소시키거나 제거하기 위해 총 16가지의 변화 목록으로 만들었다고 하였다(표 13-2). 가정운동에 대한 추적조사는 대상자의 활동 기록 달력에 기본을 두고 평가하였다. 그녀는 6개월간 주 1~2회나 3~4회 정도 집에서 운동을 하였다고 기록하였다. 프로그램 후반부에 시행한 시각적 상사 척도(visual analog scale)에서는 10점 만점 중 8.2로 표시되었다.

결과

초기 선별검사에서 대상자는 인지, 근신경계, 근골격계는 정상범주에 속하였으나, 낙상에 대한 병력이 보고 되었다. 교육 프로그램에 참여하도록 독려되었고 체력과 균형을 유지하기 위한 운동 프로그램을 시작하였다.[8~16] 낙상 위험 감소를 위한 16가지 변화 항목 만들기를 통해 교육 프로그램에 잘 따르도록 격려되었다. 대부분의 변화 항목은 환경적 위험요인 줄이기로, 산재되어 있는 것 정돈하기, 야간 등을 설치하기, 양탄자 걷어내기 등이 포함되었으며

표 13-1. 선별검사

선별검사	검사 전 점수	검사 후 점수	인증된 기준
인지 :			
낙상상식 검사	(% correct)	(% correct)	100% 만점
	85.4%	91.7%	
특정 활동 균형	(average confidence)	(average confidence)	100% 만점
자신감 검사(ABC scale)	91%	94%	
균형감각 :	(inches)	(inches)	(inches)[4]
Test			
전방	7.4	7.0	8.8±3.3
후방	9.1	9.2	4.6±3.0
우측	8.1	6.8	6.8±3.0
좌측	6.4	5.3	6.6±2.8
일어나기-가기검사(time-up-and-go test)	(seconds)	(seconds)	(seconds)[14]
	10.4	9.3	9-15
근력 :	(repetitions)	(repetitions)	(repetitions)[6]
30초 의자 앉기-서기 검사	14	13	13.1±3.4

적절하지 않는 신발을 신고 어두운 곳에서 걷는 것과 같은 위험을 일으키는 행동을 감소하는데 초점을 맞추었다. 또한 체력을 유지시키기 위한 취미활동으로 태극권 운동 프로그램을 시행하였다. 대상자는 프로그램 과정이 재미있었으며, 낙상을 예방하는 방법에 대해 명확히 알게 되었다고 하였다. 프로그램을 시작한 이후 6개월 동안 어떠한 낙상이나 낙상과 유사한 사고도 보고되지 않았다.

표 13-2. 모든 위험 요소를 감소시키거나 제거하기 위한 변화

위험 요소 분류	변화의 수
내적인 위험	
개인적 행동 변화/비용 지출없음	5
개인적 행동 변화/비용 지출	1
외적인 위험	
환경변화/비용 지출없음	7
환경변화/비용 지출	3

논의

예방 및 건강 프로그램을 계획할 때, 어떤 사항들이 고려되는가?

지역의료센터에서 낙상 위험 선별 검사 프로그램을 위해 검사하고 측정을 할 때 고려해야 할 중요한 사항으로는 시간, 비용, 그리고 공간을 들 수 있다. 더 중요한 것은 신뢰성과 타당도를 갖춘 검사를 사용해야 한다는 것이다. 문헌에 의하면, 추락 위험 요소로는 보행과 균형장애, 하지기능장애, 향정신성 약품사용, 그리고 시각장애를 포함한다. 낙상의 요인은 다각적이기 때문에 선별검사에서는 이것에 대한 내용들이 포함되어야 한다. 환경에 대한 안전성 조사는 검사표를 이용할 수 있다. 간결하고 효과적인 프로그램을 고안하는 것은 모든 기관의 목표일 것이다. 프로그램 진행방법은 대상자들의 요구와 맞아야 한다. 3개월 간의 이 프로그램에서는 검사, 계속적 관찰, 동기부여를 위한 지속적 만남 등으로 진

행되어 졌다. 또한 연령을 고려하여 진행되었으며, 노인들을 위한 사회적 지원을 통합하여 제공하였다.

프로그램은 관찰 학습(예를 들어, 바닥으로부터 일어나는 방법)과 자가 평가에 의한 자기효능감 향상, 위험요인 감소를 위한 변화 요인 추적하기 등을 포함하였다. 강화(reinforcement)는 상품 증정(예를 들어, 생활용품)과 물리치료사나 동료가 대상자에게 칭찬을 해주는 것으로 주어졌다.

물리치료 전문 분야 중에서 예방과 복지 분야에 좀더 관심을 돌리게 되면 치료사는 지역사회 요구에 충족시키는 프로그램을 고안하게 될 것이다.

References

1. Tideiksaar R: *Falling in old age* (ed 2), New York: Springer, 1997.
2. Hakim RM: *A fall risk reduction intervention for community-dwelling older adults*, November 2001, available at http://www.lib.umi.com/dissertations/.
3. Powell LE, Myers AM: The activities-specific balance confidence (ABC) scale, *J Gerontol A Biol Sci Med Sci* 50:28, 1995.
4. Newton RA: Multi-directional reach test: a practical measure for limits of stability in older adults, *J Gerontol A Biol Sci Med Sci* 56:1, 2001.
5. Podsiadlo D, Richardson S: The timed up & go: a test of basic functional mobility for frail elderly persons, *J Am Geriatr Soc* 39:142, 1991.
6. Jones JC, Rikli RE, Beam WC: A 30-s chair-stand test as a measure of lower body strength in community-residing older adults, *Res Q Ex Sport* 70:113, 1999.
7. Shumway-Cook A, Gruber W, Baldwin M, Shiquan L: The effect of multidimensional exercises on balance, mobility, and fall risk in community-dwelling older adults, *Phys Ther* 77:46, 1997.
8. Wolf SL, Barnhart HX, Kutner NG, et al: Reducing frailty and falls in older persons: an investigation of tai chi and computerized balance training, *J Am Geriatr Soc* 44:489, 1996.
9. Campbell AJ, Robertson MC, et al: Randomised controlled trial of a general practice program of home based exercise to prevent falls in elderly women, *BMJ* 315:1065, 1997.
10. Tinetti ME, Baker DI, McAvay G, et al: A multi-factorial intervention to reduce the risk of falling among elderly people living in the community, *N Engl J Med* 331:821, 1994.
11. Close J, Ellis M, Hooper R, et al: Prevention of falls in the elderly trial (PROFET): a randomized controlled trial, *Lancet* 353:93, 1999.
12. *Fear of falling*, Watertown, MA: New England Research Institutes (NERI) Media Development Center.
13. The Training Post: *The Gunning Fog index*, available at http://www.trainingpost.org/3-2-inst.html.
14. Newton RA: Balance screening of an inner city older adult population, *Arch Phys Med Rehabil* 78:587, 1997.
15. Ryan J, Spellbring AM: Implementing strategies to decrease risk of falls in older women, *J Gerontol Nurs* 22:25, 1996.
16. Wolfson L, Whipple R, Derby C, et al: Balance and strength training in older adults: intervention gains and tai chi maintenance, *J Am Geriatr Soc* 44:498, 1996.
17. Tideiksaar R: Preventing falls: home hazard checklists to help older patients protect themselves, *Geriatrics* 41:26, 1986.
18. Bandura A: *Social foundations of thought and action: a social cognitive theory*, Englewood Cliffs, NJ: Prentice-Hall, 1986.

학습목표

1. 변온증(poikilothermia)의 임상적 징후 및 증상에 대해 안다.
2. 척수손상환자와 변온증과의 병리학적 관계에 대해 안다.
3. 변온증을 예방하기 위한 적적한 물리치료 방법에 대해 논의한다.

본 환자는 1개월 전 오토바이 사고로 척수손상을 입은 32세의 기혼 남자이다. 방사선 촬영 검사 결과, C7~T1이 골절되어 C7이 T1의 전방으로 심하게(90%) 아탈구(subluxation)되어 있음이 발견되었다. 이 척추부분의 전, 후방에 안정시키고, 융합시키는 외과수술을 시행하였다. 1개월 후 재활을 위해 의뢰되었으며, 진단명은 C7 등급A(ASIA) 사지마비(quadri- paresis)였다(표 14-1).

물리치료 검사에서, 마약이나 알코올 과복용 등의 특이할만한 과거력은 없었으며, 사고 전에는 모든 신체기능이 정상이었다고 하였다. 침상 밖에서는 복대, Miami-J 보조기, 압박 스타킹, 압박을 완화시키는 발목-발 보조기(PRAFO)를 착용하였다.

초기 물리치료에서는 수동 휠체어 이동성, 미끄럼판(sliding board)을 이용한 이동하기, 앉기 균형을 위한 상지의 지지, 침상 이동성, 경사침대(tilt table)에서 직립유지, 환자교육을 중점적으로 시행하였다. 초기 2주간은 환자의 강한 동기부여에도 불구하고 모든 치료적 측면에서 경미한 향상만을 보였다. 게다가 계속적으로 미열이 있었기 때문에 진전이 더욱 제한되었다. 또한 얼굴과 목에 발한작용(perspiration)이 증가되어 있었다. 이러한 문제 때문에 많은 물리치료 과정이 아직은 이르다고 판단되어 중단되었다. 환자상태와 재활 진전의 부정적 영향에 대한 염려가 있었다.

이 상황에서의 적절한 대처는 무엇인가?

표 14-1. 미국척수손상협회 손상 척도(ASIA IMPAIRMENT SCALE)

□ A = 완전(complete) : S4~5를 포함하여 신경학적 수준 이하의 모든 운동과 감각 기능 상실
□ B = 불완전(incomplete) : S4~5를 포함하여 신경학적 수준 이하의 운동기능은 완전한 마비이며 감각기능만 유지된 상태
□ C = 불완전(incomplete) : 신경학적 수준 이하의 운동기능은 남아 있으나 주요근육의 근력이 3등급 미만(기능적이지 못함)
□ D = 불완전(incomplete) : 신경학적 수준 이하의 운동기능은 남아있으며, 주요 근육의 근력이 3등급 이상 (기능적임)
□ E = 정상(normal) : 운동과 감각 기능 정상
임상적 증후군
중심척수 증후군(Central cord syndrome)
브라운-씨쿼드 증후군(Brown-Sequard syndrome)
전방척수 증후군(Anterior cord syndrome)
척추원추 증후군(Conus medullaris syndrome)
마미총 증후군(Cauda equina syndrome)

From Americal Spinal Cord Injury Association : International Standards for Neurological and Functional Classification of Spinal Cord Injury Chicago, 1996 p26. Used with permission.

검사 및 평가

병력

환자는 문맹이었으며 매우 열악한 사회 경제적 상태였다. 매우 마른상태였으며, 영양실조 상태로 보였다. 심부정맥 혈전증(deep-vein thrombosis)을 예방하기 위한 Lovenox, 이소성 골화(heterotopic ossification)을 예방하기 위한 Didronel, 항생제

Zosyn, 수면 유도를 위한 Ambien, 거담제 Robitussin, 그리고 변비치료제 Colace가 처방되었다.

계통학적 검사

청진기상 수포음(rale)이나 씨근거리는 소리는 들리지 않았으나 양쪽 폐활량이 줄어들었으며, 제1심음(heart sound)과 제2심음은 청진되었으나 제3심음과 제4심음은 청진되지 않았다. 또한 곤봉화(clubbing), 청색증(cyanosis) 피부문제(dermatologic compromise), 부종(edema)은 없었으며 족배동맥 박동(dorsalis pedis pulsation)은 양측 2+였다. 앉은 자세에서의 생명징후(vital signs)는 혈압이 100/65mmHg, 호흡률은 23bpm, 심박률은 92bpm, 체온은 94.8°F였다.

검사 및 측정

잔존능력의 감각, 관절가동범위, 근력은 정상이었다. 마비된 체간과 하지의 수동 관절가동범위는 정상범주 내 있었으며, 경직(spasticity)의 증가는 없었다. 사지의 관절변형, 부종, 인대 이완(ligament laxity), 아탈구(subluxation) 양상은 없었다.

진단

물리치료 환자 유형 5H : 운동기능, 말초신경 통합, 감각 통합 손상을 동반한 비진행성 척수장애

이 시기에는 어떤 유형의 문제를 주의해야 하는가?

환자를 재평가한 결과 변온증(poikilothermia)과 관련된 합병증이 나타나고 있음을 발견하였다. 이는 척수손상의 신경학적 합병증의 하나로 체온조절 불능을 말한다. 척수가 손상되면, 시상하부(hypothalamus)는 피부 혈류나 발한(sweating)조절을 더 이상 조절하지 않게 된다. 그렇게 되면 추위에 혈관이 수축하거나, 더위에 혈관이 확장되는 반응이 미약하게 되고 떠는 증상을 잃게 될 수 있다. 또한 손상레벨 이하 부위의 온도 조절성 발한이 감소되어 더운 환경에서 발한으로 몸을 차게 하는 효과가 제한될 수 있다. 이를 보상하기 위하여 척수손상레벨의 상위 영역에서는 발한현상이 나타날 수 있다. 이러한 온도조절 변화로 인해 환자는 외부 환경 온도에 큰 영향을 받게 된다. 치료사는 환자가 항상 두껍고, 무거운 바지와 셔츠를 입고 휠체어에 앉을 때마다 울 모포를 덮고 있다는 것을 알아냈다. 게다가 어느 오후 병실치료를 시행한 후, 환자가 치료실에서 치료를 충분히 받고 있지 않는 것 같다는 말을 했을 때, 치료사는 병실의 온도조절 장치가 최대로 올라가게 설정되어 있음을 발견했다.

예후

치료사는 약 1주일 안에 치료를 다시 시작할 수 있을 거라 예상하였다.

목표

환자와 그 가족들은 체온을 조절하고, 치료로 하루 속히 복귀하기 위해 변온증에 대한 교육을 받아야 한다.

치료

척수손상 이후에, 환자와 그 가족들은 생활패턴의 큰 변화에 직면했다. 건강관리 팀이 가능한 신속히 중요한 정보를 제공하였고, 척수손상의 영향에 대한 교육이 치료 시 제공되었다. 환자와 그 가족들은 자동 기능장애와 체온조절 불능에 대한 교육을

받았다. 환자의 지속적인 미열 상태와 과도한 발한의 원인이 두꺼운 환자 복장과 병실 온도에 있음을 교육받았다. 또한 머리와 목 부분의 온도 감각정보가 적절한 주변 온도를 감지하는데 중요한 역할을 한다는 것을 교육받았다. 환자의 교육수준이 낮았기 때문에, 이해를 돕기 위해 구두 설명과 함께 그림 설명을 제공하였다.

결과

환자와 그 가족들이 변온증에 대한 교육을 받은 후, 병실 온도는 적절히 조절되었으며, 환자는 땀 흡수가 잘되는 바지와 긴 소매 셔츠를 입고 있었다. 열이 내려갔으며, 환자는 불편함없이 치료에 활동적으로 참여할 수 있게 되었다.

Recommended readings

Baxter K, Russo S: *Physical therapy management of spinal cord injury: accent on independence*, Woodrow Wilson Rehabilitation Center, 1994.

Ciccone C: *Pharmacology in rehabilitation* (ed 3), Philadelphia: FA Davis, 2001.

Ekman L: *Neuroscience: fundamentals for rehabilitation*, Philadelphia: WB Saunders, 1998.

Kingsley R: *Neuroscience*, Philadelphia: Lippincott Williams & Wilkins, 2000.

O'Sullivan S, Schmitz T: *Physical rehabilitation assessment and treatment* (ed 4), Philadelphia: FA Davis, 2001.

Watchie J: *Cardiopulmonary physical therapy*, Philadelphia: WB Saunders, 1995.

학습목표

1. 척추원추 증후군(Conus medullaris syndrome)으로 인한 방광 조절 영향에 대해 안다.
2. 척추원추 증후군으로 진단된 환자의 성공적인 치료를 위해 요구되는 다각적 접근법에 대해 안다.

본 사례는 30세의 남자로 차에서 자다가 떨어진 후 발생된 자동차 사고로 인해 척수가 손상된 경우이다. 요추 1번이 파열골절(burst fracture)되면서 80%정도 부서졌으며, 파편이 신경을 건드려 신경학적 문제를 초래하였다. 후방부 안정화를 위한 융합수술을 받았으며, 3주후 척추원추 증후군이라는 진단과 함께 재활치료에 의뢰되었다.

신체검사에서, 마약이나 알코올 과복용 등의 특이할만한 과거력은 없었으며, 사고 전에는 모든 신체기능이 정상이었다고 하였다. 침상 밖에서는 흉요천추보조기(TLSO)와 양측에 압박 스타킹을 착용하였다.

물리치료에서는 침상 이동성 증진, 이동하기, 보행의 질, 오르기, 균형, 그리고 환자교육에 중점을 두었다. 환자는 매우 적극적이었으며, 치료 첫 2주동안 상당한 향상을 보였다. 기능적 수준이 향상되었음에도 불구하고, 물리치료를 받는 동안 변실금(bowel incontinent) 현상을 계속적으로 보였다. 이 젊은 환자는 좌절하고 당황했을 뿐만 아니라 치료를 잠시 중단하게 되어 재활치료에 큰 걸림돌이 되었다. 게다가 보험회사에서는 환자가 기능적으로 잘 수행하는 것을 보고, 조기 퇴원할 것을 제의하였다. 퇴원 예정일이 빠르게 다가왔으며, 환자의 잠재적 재활을 극대화하기 위한 시간은 아주 조금 남아있었다.

이 상황에서의 적절한 대처는 무엇인가?

검사 및 평가

병력

환자는 어머니와 함께 손잡이 없는 13개 정도의 계단이 있는 이층집에 살고 있었다. 공장에서 무거운 짐을 옮기는 일을 했었는데, 이 장애로 인해 직업을 바꿔야 한다고 하였다. 감염을 막기위한 항생제인 Rocephin, 수면제 Ambien, 진통제 Percocet, 변비약 Colace와 Dulcolax이 처방되었다.

계통학적 검사

환자는 매우 활달한 성격이었으며, 정신이 명료하였고, 사람, 장소, 시간에 대해서도 잘 파악했으며, 인지수준도 양호하였다. 제1심음(heart sound)과 제2심음은 청진되었으나 제3심음과 제4심음은 청진되지 않았다. 양쪽 폐활량은 양호하였으며, 청진기상 수포음(rale)이나 씨근거리는 소리도 들리지 않았다. 응급상황 때 기흉(pneumothorax)으로 인해 장착한 흉부 관(chest tube) 부위와 2등급 정도의 미골 욕창 부분은 치유되었다.

검사 및 측정

도수근력검사 결과, 양쪽 족관절 배측 굴곡(dorsiflexor)과 저측 굴곡(plantar-flexion)은 Fair+, 고관절 외전근과 슬관절 굴곡근은 Good-로 나왔다. 그 외 다른 근력은 모두 정상이었다. 피부분절(dermatome) 검사에서는 L5-S1 분절 지배부에 경촉각을 감지하지 못하는 것으로 나왔다. 또한 항문주위와 생식기부분의 감각이 무뎠으며(numbness) 구해면체반사(bulbocavernosus reflex)가 저하되어 있었다. 접촉 보조로 휠체어-침상 이동하기, 경도의 도움으로 침상 가동성 수행하기, 하나의 손잡이를 잡고 접촉 보조로 5개 계단 오르내리기가 가능하였다. 보행평가에서는 보조기없이 평지에서 접촉 보조로 46m정도 보행 가능하였다. 발과 슬관절에서는 문제 소견 없었으나 양측 고관절은 입각기(stance phase) 때 이완되고 흔들리는 트렌델렌버그 보행(Trendelenburg gait) 양상을 보였다. 서있기, 활동적, 비지지 균형감각은 양호하였다.

진단

물리치료 환자 유형 5H : 운동기능, 말초신경 통합, 감각 통합 손상을 동반한 비진행성 척수장애

예후

검사와 평가 결과, 물리치료를 다시 시작하기 위해 2주간의 중재시간이 필요할 것으로 판단 내렸다.

환자가 이 같이 요실금 현상을 보일 때, 어떤 물리치료 접근방법이 효과적인가?

해부학적으로 제 1요추의 하부에 위치하는 척추 원추는 척수의 끝지점이다. 척추 원추가 손상되면, 자율적 신경성 장과 방광(bowel and bladder) 현상이 나타나며, 하부운동신경손상과 유사한 증상이 나타나게 된다. 이 영역의 손상은 S2-S4의 반사성 비움 순환을 깨뜨리며 근육은 이완, 마비되게 된다.

목표

1. (간호 목표)1~2주내 변실금(bowel incontinent)의 횟수를 줄인다.
2. 1~2주내 기능적 가동성을 증진시키기 위한 물리치료에 100% 참여할 수 있게 한다.

치료

배변 조절의 어려움은 재활치료의 큰 걸림돌이었으며, 환자를 좌절하게 만드는 요인이었다.

치료사는 환자의 배변 프로그램에 대해 물었고, 그는 저녁에 매일 다르게 시행된다고 하였다. 그러나 사고 전에 환자의 배변 습관은 주로 아침에 했다는 것을 알게 되었다. 치료사는 이 환자의 예전 배변 습관을 고려해 볼 때 배변 프로그램을 아침으로 옮겨야 된다고 판단하고 간호사들에게 이를 제의했다.

결과

간호사들은 치료사의 제의에 동의하고, 배변 프로그램을 지속적이고 규칙적으로 시행하였다. 규칙적인 프로그램으로 배변 활동이 훈련되었고, 물리치료 시간동안 변실금으로 인한 중단은 더 이상 없었으며, 기능적으로 독립되어 퇴원하게 되었다.

Recommended readings

Baxter K, Russo S: *Physical therapy management of spinal cord injury: accent on independence*, Woodrow Wilson Rehabilitation Center, 1994.

Ciccone C: *Pharmacology in rehabilitation* (ed 3), Philadelphia: FA Davis, 2001.

Ekman L: *Neuroscience: Fundamentals for rehabilitation*, Philadelphia: WB Saunders, 1998.

Kingsley R: *Neuroscience*, Philadelphia: Lippincott Williams & Wilkins, 2000.

O'Sullivan S, Schmitz T: *Physical rehabilitation assessment and treatment* (ed 4), Philadelphia: FA Davis, 2001.

학습목표

1. 물리치료 검사과정이 환자중심의 목표를 세우는데 얼마나 중요한지를 안다.
2. 차트 기록 미비가 어떻게 의사소통에 영향을 미치고 불충분한 치료를 초래할 수 있는지를 안다.

18세의 남자로 3주 전에 교통사고로 인해 척수가 손상되었다. 컴퓨터 단층 촬영 스캔(computed tomography scan) 결과, 경추6번과 7번이 골절전위(fracture dislocation)되고 아탈구(subluxation)된 것으로 나왔다. 고정, 융합, 장치 적용의 수술이 이루어 졌다. 또한 좌측 주두(olecranon) 골절과 두피(scalp)열상 부분에 개방적 내고정술(open reduction internal fixation-ORIF)이 시행되었다. 3주 뒤 재활을 위해 의뢰되었으며, 진단명은 C7-T1 B등급(ASIA) 사지마비(quadri-paresis)였다(표 16-1).

고혈압(hypertension), 당뇨(diabetes), 또는 다른 만성 질환에 대한 병력은 없었다. 또한 예전에 2번의 교통사고로 골반이 골절되었으며, 지금은 완치되었다고 하였다. 마약이나 알코올 과복용 등의 특이할만한 과거력은 없었으며, 사고 전에는 모든 신체 기능이 정상이었다고 하였다. 침상 밖에서는 복대(abdominal binder)와 마이애미 제이 칼라 경추보조기(Miami-J collar)를 착용했으며, 좌측 팔 부목(splint)과 양측 압축-경감 발목-발 보조기(PRAFOs), 그리고 압박 스타킹을 착용했다.

초기 물리치료에서는 수동식 휠체어 이동성, 미끄럼 판(sliding board)을 이용하는 이동하기, 앉는 균형, 침상 이동성, 경사 테이블을 이용하여 수직 자세에 대한 인내력 증가, 그리고 환자교육에 중점을 두었다. 대부분의 측면에서 향상을 보였으나, 침상 이동성, 특히 바로 누운 자세에서 옆으로 눕기를 하기위한 구르기(rolling)에 어려움을 보이고 있었다.

표 16-1. 미국척수손상협회 손상 척도(ASIA IMPAIRMENT SCALE)

☐ A = 완전(complete) : S4~5를 포함하여 신경학적 수준 이하의 모든 운동과 감각 기능 상실

☐ B = 불완전(incomplete) : S4~5를 포함하여 신경학적 수준 이하의 운동기능은 완전한 마비이며 감각기능만 유지된 상태

☐ C = 불완전(incomplete) : 신경학적 수준 이하의 운동기능은 남아 있으나 주요근육의 근력이 3등급 미만(기능적이지 못함)

☐ D = 불완전(incomplete) : 신경학적 수준 이하의 운동기능은 남아있으며, 주요근육의 근력이 3등급 이상 (기능적임)

☐ E = 정상(normal) : 운동과 감각 기능 정상

임상적 증후군

- 중심척수 증후군(Central cord syndrome)
- 브라운-씨쿼드 증후군(Brown-Sequard syndrome)
- 전방척수 증후군(Anterior cord syndrome)
- 척추원추 증후군(Conus medullaris syndrome)
- 마미총 증후군(Cauda equina syndrome)

미국 척수 손상 협회 : 척수손상의 신경학적 그리고 기능적인 분류를 위한 국제기준, 시카고(Chicago), 1996, p26. 허가로 사용됨.

이러한 특정 제한이 있을 경우 어떠한 중재가 적절한가?

검사와 평가

병력

환자는 넓은 이동식 주택에 부모님과 어린 여동생과 함께 산다. 그는 좌측 상지에 체중지지가 가능

하였고, 어떤 급성 통증도 없었다. 심부 정맥 혈전증(deep vein thrombosis) 예방을 위한 Lovenox, 이소성 골화증(heterotopic ossification) 예방을 위한 Didronel, 완화제 Senekot, 변비약 Dulcolax, 그리고 통증경감을 위한 ibuprofen이 처방되었다.

계통학적 검사

정신이 명료하였고, 사람, 장소, 시간에 대해서도 잘 파악했으며, 인지수준도 양호하였다. 곤봉화(clubbing), 청색증(cyanosis), 또는 부종은 기록되지 않았고 족배 동맥 박동(dorsalis pedis pulsation)은 양측 모두 2+였다. 관절변형, 증가된 열감, 인대의 이완, 또는 몸통이나 사지의 아탈구의 어떠한 징후도 보이지 않았다. 폐활량은 양측 다 양호하였으며, 양측 발뒤꿈치에 1단계의 욕창과 두피에 열상(scalp laceration)이 관찰되었다. 앉은 자세에서의 생명징후(vital signs)는 혈압이 132/70mmHg, 호흡률은 20bpm, 심박률은 80bpm, 체온은 36.7° 였다.

검사와 측정

근력은 양측 상지는 Normal, 체간 근육은 Poor, 양측 고관절은 Trace로 측정되었다. 수동 관절가동범위는 정상범주에 있었지만 양측 슬관절과 족관절은 어떠한 능동적 움직임도 없었다.

천추 지배력(sacral sparing)은 모호했으며, 발의 고유수용성 감각은 손상되지 않았다.

진단

물리치료 환자 유형 5H : 운동기능, 말초신경 통합, 감각 통합 손상을 동반한 비진행성 척수장애

바로 누운 자세(supine)에서 옆으로 눕는 구르기 동작은 어떻게 촉진될 수 있는가?

구르기(rolling)는 전체적인 침상 이동성을 향상시키고, 옷 입는 것을 돕고, 압력 경감과 피부감염을 돕기 위해 필요한 위치 변화를 하게 하는 기능적으로 중요한 기술이다. 이 기술은 척수손상환자로 하여금 하지를 움직이게 하기 위해 상지와 체간을 사용하게 요구함으로 움직임의 기능적 패턴을 증진시키게 도와준다.

예후

치료사는 환자가 2~3주 안에 독립적인 침상 운동을 할 것이라고 판단하였다.

목표

1. 1주일 안에 양측 손목에 450g의 무게와, 양측 다리에 고리를 착용하고 최소의 도움으로 PNF 상지 패턴을 이용하면서 바로 누운 자세에서 좌우로 100% 구를 수 있다.
2. 2주안에 PNF 상지 패턴만을 이용하면서 앙와위에서 좌우로 100% 구를 수 있다.

치료

환자의 기능적 수준에 따른 다양한 기술이 바로 누운 자세에서 옆으로 돌아눕는 것을 도울 수 있다. 이 환자의 경우, 초기에 구르는 방향으로 회전을 시작하기 위해서 골반(pelvis)과 견갑골(scapula)의 한쪽아래에 베개를 받쳤다. 구르기를 시작할 때가 중력이 최대이기 때문에 이때 보조를 제공하고 환자가 좀더 쉽게 움직이기 시작하면 보조를 줄이는 것도 좋은 방법이다. 환자의 경추 보조기가 목 운동을 제한했기 때문에 상지와 몸통을 이용하여 훈련을 했

다. 환자는 구르기에 충분한 운동량(momentum)을 만들기 위해 한쪽에서 다른 한쪽으로 팔과 머리를 대칭적으로 그리고 리듬감있게 흔드는 동안 양 팔의 신전을 유지하도록 지시받았다. 또한, D1F, reverse-chop, 그리고 들어올리기 패턴 등과 같은 다양한 상지 PNF 패턴들이 사용되었다. 구르기를 돕기 위한 추가적인 전략은 추진력을 증가시키기 위해 손목에 무게(weight)를 착용했고 하지에 고리(loop)를 사용하였다. 상지가 구르는 방향으로 향하기 위해 고리로 발목을 잡아 당겨 교차시켰다. 이 자세는 상지가 구르기 동작을 이끄는 동안 고관절과 하지의 회전을 용이하게 하였다. 또한 구르기 동작 시 깊은 흡기(inspiration)를 동반하게 하였는데, 이는 횡격막(diaphragm) 수축이 구르는 것을 돕기 때문이다.

결과

바로 누운 자세에서 옆으로 돌아눕는 능동 보조(active-assisted) 운동 기술이 점차적으로 증진되었다. 이 기술이 숙달됨에 따라, 긴 손잡이가 달린 거울을 사용해서 천골의 피부감염을 살펴보는 교육이 제공되었다. 침상에서의 압력이 경감되었고, 작업치료사는 옷입는 동작을 도와주었다. 물리치료사는 환자가 가능한 기능적으로 독립된 움직임을 할 수 있도록 더욱 진전된 매트 운동을 적용하였다.

Recommended reading

Baxter K, Russo S: *Physical therapy management of spinal cord injury: accent on independence*, Woodrow Wilson Rehabilitation Center, 1994.

Ciccone C: *Pharmacology in rehabilitation* (ed 3), Philadelphia: FA Davis, 2001.

O'Sullivan S, Schmitz T: *Physical rehabilitation assessment and treatment* (ed 4), Philadelphia: FA Davis, 2001.

O'Sullivan S, Schmitz T: *Physical rehabilitation laboratory manual*, Philadelphia: FA Davis, 1999.

학습목표

1. 신경근, 근골격, 발달, 인지, 그리고 감정의 영역에서 장애를 가진 정신 지체 성인의 관리과정에서의 고려점에 대해 안다.
2. 정신 장애와 동반되어 나타나는 여러 장애에 대한 기능적 관리 책략에 대해 안다.
3. 정신 지체인과 일할 때 주어진 환경에서 최고의 기능을 촉진하도록 재활 치료계획을 개발하고, 수정하고, 의견 수렴하는 것의 중요성에 대해 안다.
4. 환자 관리 과정에서 재활 치료 계획이 환자가 수용할 수 있는 것인지에 대해 안다.

검사

병력

환자는 정신지체(mental retardation)가 있는 50세 남자로 장애인 보호소에서 생활하고 있었다. 소뇌 위축(cerebellar atrophy), 고관절과 슬관절의 퇴행성 관절 질환, 간질(seizure), 정신지체로 진단되었다. 그의 의학적 병력으로는 이전의 6개월에 걸쳐서 빈번하게 머리에 열상(laceration)을 입는 수 많은 낙상이 보고되었다. 보고에 의하면 매주 한번 꼴로 넘어진다고 하였다. 낙상이 대부분 보호소 안에서 일어났기 때문에 관리자가 일대일로 밀착하여 감시하였다. 간질(seizure disorder)은 약으로 완전히 조절되지 않았다. 전신성 발작(generalized type seizure)이 대략 30초 동안 격월로 발생했다. 간질 약은 phenobarbital, dilantin, 그리고 neurontin이 처방되었다. 면담할 때 환자의 체중은 83kg이었으나 많이 나갈 때는 92kg까지 나갔다고 하였다. 신장에 따른 이상적 체중은 56kg이었다. 환자는 다른 기관에서 낮 동안 프로그램에 참가하며, 가동성을 위해 휠체어를 사용하고 있다. 그러나 보호소에서는 휠체어를 사용하지 않는다. 연간 시행되는 신체검사 결과, "제한된 동작"과 "보행 시 감독 필요"로 판단되었다. 주치의에 의해서 물리치료 평가 및 치료가 의뢰되었다. 보호소 직원이 바라는 물리치료 목표는 환자가 바닥에서 안전하게 일어날 수 있고, 넘어지는 횟수를 감소시키며 이동을 유지하는 것이었다.

계통학적 검사

인지수준

환자는 보속적 행동(perseverative behavior)을 보였다. 그는 옆으로 앉거나 뒷꿈치를 바닥에 대고 앉는 것을 선호하며 종이를 갈기갈기 찢거나 작은 물건을 분류하는 것에 몰두한다. 그는 개인적으로 편하게 느끼지 않을 때 눈을 마주치는 것을 피한다. 화났을 때는 바닥을 손으로 반복적으로 치며, 서서 물건을 뒤로 던져, 사람들을 다치게 한다. 사람들과 얽매이기를 원하지 않고 혼자 행동하는 것을 더 선호한다. 보고에 의하면, 보호소 안에서는 자신이 원하고 원하지 않는 것을 효과적으로 의사소통한다고 하였다. 예를 들면 머리를 흔드는 것으로 거부를 나타내고, 단순 지시에 몇몇 단어로 반응한다고 하였다.

신경학적 상태

환자는 혼자 서 있을 수 있고 손을 중앙에서 교차시킬 수는 있지만 동작이 확실하지는 않았다. 또한 한 손을 사용하거나 지지없이도 바닥에 닿거나 바닥에 있는 물건에 닿을 수 있었다. 균형을 조절하기 위해 발목 동작을 사용하나 무릎과 고관절의 사용하고자 하는 동작은 나타나지 않았다. 그는 보호소내 단거리를 걸을 때 보호자가 지지해주는 것을 좋아한다.

근력

환자는 반 무릎 꿇음 자세(half-kneeling)에서 일어나 설 수 있으나 균형을 위해 바닥을 짚어야 한다. 환자가 전 관절가동범위로 움직이려 하지 않았기 때문에 정확한 근력평가는 수행할 수 없었다.

관절가동범위

특정 관절 구축은 보여지지 않았으며, 상지 전체 관절가동범위는 정상범주에 있는 것으로 측정되었다. 또한 고관절과 슬관절에 퇴행성 관절과 관계되는 어떤 통증도 나타나지 않았다. 능동적 배측 굴곡(dorsiflexion)이 양측 모두 대략 10° 로 정도 발꿈치가 약간 단축된 것으로 나왔다.

자세와 이동 기술

서있는 지지면을 넓었으며, 머리가 전방으로 향해 있고, 어깨가 전방으로 둥글게 구부러졌으며, 체간도 전방으로 구부러져 흔들리는 복부 자세를 취하고 있었다. 다양한 보폭으로 걸었으며, 보고에 의하면 이동 기술이 점점 퇴행하고 있다고 하였다.

진단

물리치료 환자 유형 5A : 균형감각결여에 따른 위험 감소 및 낙상 예방

예후

목표

운동치료, 균형 훈련, 그리고 생활방식의 변경을 통해 낙상의 위험을 감소시킬 것이다. 예상 치료 방문 수는 3~4회이다.

예상되는 결과

3개월 안에 환자는 다음과 같이 수행할 것이다.

1. 외부의존없이 아래로 손을 뻗을 수 있고 균형의 상실없이 2분 안에 바닥에 있는 물건을 3회 집어 올릴 수 있다.
2. 지지면(탁자, 주방용 조리대)의 사용없이 보호소 안을 보행할 수 있다.
3. 매주 보고 되는 낙상의 횟수를 100% 줄일 것이다.
4. 치료계획의 75%가 획득될 것이다.

종결 계획

보호자의 접촉이나 감시없이 보조도구를 이용하여 보호소 내에서 안전하게 거닐 수 있다고 판단되었을 때 종결할 예정이다.

치료

지팡이가 있거나 없는 상태에서의 보행과 균형 기술을 측정하기위해 Tinetti 균형과 보행평가를 수행하였다. 지팡이 없이 낙상의 위험이 있고, 지팡이를 사용하면 그 위험이 감소되는지 평가하였다. 식이 상담(dietetic consult)은 적절한 체중 조절을 위해서 시행되었다. 체중 감소는 고관절과 슬관절 위에 압력을 줄이고 환자의 무게중심점(COG)을 좀더 기저면(BOS) 내로 이동시켜줄 것이다. 특별한 훈련 프로그램을 통하여 환자가 권총잡이 모양의 지팡이에

체중을 싣도록 하였다. 지팡이 밑에 부분은 계단에 올려놓기에 편리하게 되어있었다. 또한 지팡이로 지지해야 하기 때문에 보행하는 동안 돌발적 무기로 덜 사용하게 될 것이다.

발로부터 체성감각 되먹임(somatosensory feedback)이 잘 이루어지고, 균형감각이 향상되는지 평가하기 위해 보호소내 맨발로 보행하는 것을 관찰하였다. 보호 헬멧이나 머리덮개를 사용하는 것이 고려되었으며, 신발 적합성 평가 후, 정적이고 역동적 균형을 강화시키는데 도움이 되는 신발이 추천되었다.

결과

보행, 균형기술, 그리고 낙상 위험을 평가하기 위해 지팡이를 사용하지 않고 Tinetti 균형과 보행평가를 시행하였다. 점수는 보행부분이 12점 만점의 5점였고, 균형부분이 16점 만점의 2점으로 총 7점이었다. 19점 이하의 점수는 낙상의 고위험을 나타낸다. 총점이 7점이었기 때문에 이 환자는 낙상의 중대한 위험이 있는 것으로 판단되었다. Tinetti 평가에서는 환자가 지팡이를 적절하게 사용하는 것이 불가능했기 때문에 지팡이 사용은 시도하지 않았다.

넓은 지지면을 제공하기 위해 권총 손잡이 모양의 지팡이를 제공하였고, 환자는 지팡이를 잡고는 걸었으나 아무리 지시를 하여도 지팡이를 바닥에 지지 하지는 않았다. 지팡이 보행 훈련을 3번 시행 후, 환자는 치료사와 함께 방까지 걸어갔다. 그리고 문을 열더니 지팡이를 멀리 던져버리고, 문을 닫고 가버렸다. 바퀴달린 보행 보조기(rolling walker) 또한 시도되었으나, 독립보행에 방해된다고 싫어하였으며, 그것을 옆으로 밀고만 다녔다.

서 있거나 걷는 동안 신고 있는 신발이 균형에 도움을 주는지를 알아보기 위해 평가하였다.

자세는 전방으로 구부려져 굴곡되어 있었으며, 신발(각진 밑창)은 몸을 전방으로 기울게 하여 기저면(BOS)의 전방에 무게중심점(COG)이 오게 하였다. 뒤꿈치가 올라가지 않고 기저면에 무게 중심점이 오도록 하는 편평한 밑창의 신발이 균형을 위해 가장 적절하다고 판단되었다. 보호소 담당자는 실내에서는 신발을 신지 않고 걷게 했다고 하였다. 맨발로 걷게 하는 것이 환자의 고유수용성 감각 입력을 증진시켜 줄 거라는 생각에서 그렇게 하였다고 하였으며, 그 결과 균형 감각이 증진되었고 낙상의 위험도 막을 수 있었다.

기능적인 면에서 유익한 보조기를 환자가 그 어느 것도 원하지 않았기 때문에 적용할 수 없었다. 대체 방안으로 보호자의 보조로 걷게 하였으며, 보호자는 지지로 팔을 제공하였다.

또한 보호헬멧의 사용이 환자를 위해 합리적이고 타당한지 보호소 담당자와 논의하였다. 환자는 그 어떤 모자, 심지어 야구 모자나 민 모자조차 매우 싫어하여 쓰려고 하지 않았다. 따라서 어떤 보호 모자도 적용할 수 없다고 판단 내렸다. 보호소 담당자는 선택된 신발과 식이 상담 결과에 대해 살펴보았다. 맨발로 실내를 돌아다니는 것에 대한 물리치료사와 보호소 담당자 간 의견은 달랐다. 보호소 담당자와 의사는 예상된 목표와 결과가 도출되지 않은 점을 고려하여 물리치료를 종결할 것에 합의했다.

논의

치료 종결 사유는 다음과 같다.

1. 이 치료의 계획은 환자에게 적용시킬 수 없었다. 균형의 어려움과 낙상의 위험은 환자가 일할 때 외에는 큰 문제가 되지 않았다. 또한 환자는 저조한 균형감각과 낙상 위험을 개선하고자 적극적으로 치료 운동 프로그램에 참여

할 필요성을 느끼지 못하였다. 그러므로 보조기를 사용한 보행훈련은 중단되었다.

2. 이 사례는 정신지체 환자가 물리치료를 거부하는 상황이었다. 이는 치료사의 개선하려는 좋은 의도와 환자의 자율성 간의 대립이었다. 이 프로그램을 적용하면 환자에게 매우 유용하지만(치료의 좋은 의도), 환자는 명백히 자신의 방법대로 행하였기 때문에 이를 적용할 수 없었다(환자의 자율성). 환자에게 유익하고 환자 또한 그것을 잘 알 것으로 판단하여 어떤 활동을 선택하는 것은 적절하지 않다. 이것은 온정주의(paternalism)일 수 있다. 자신의 삶을 선택하고 이 선택을 표현하는 환자의 권리는 존중되어야 한다. 환자의 선택으로 그의 저조한 균형감각과 낙상 위험에 대한 논쟁은 종결되었다. 그의 자유 의지에 따르는 것 외에 다른 적절한 방법은 없었다.

Recommended reading

Bertoli DB: Mental retardation: focus on Down syndrome. In Tecklin JS (ed): *Pediatric physical therapy* (ed 3), Philadelphia: Lippincott Williams & Wilkins, 1999.

Long T, Toscano KH: Older persons with developmental disabilities. In Guccione AA (ed): *Geriatric physical therapy* (ed 2), St Louis: Mosby, 2000.

Davis CM: Identifying and resolving moral dilemmas. In *Patient practitioner: an experimental model for developing the art of healthcare* (ed 3), Thorofare, NJ: Slack, 1998.

Davis CM: Influences of values on patient care: foundation for decision making. In O'Sullivan SB, Schmitz TJ (eds): *Physical rehabilitation: assessment and treatment* (ed 4), Philadelphia: FA Davis, 2001.

학습목표

1. 특히, 여자들에게 있어서 요실금(urinary incontinence)과 관련 될 수 있는 요추골반 불안정과 요통의 다른 원인들을 감별 진단할 수 있다.
2. 골반, 골반기저(pelvic floor), 요통, 그리고 요실금 사이의 관계에 대해 안다.
3. 여성의 건강과 관련하여 물리치료에서 근거에 따른 치료(evidence-based practice-EBP)의 중요성에 대해 안다.
4. 병력, 계통학적 검사, 적절한 검사와 측정, 그리고 진단을 통한 근거에 따른 치료(EBP)에 기초하여 올바른 임상 판단을 내릴 수 있다.
5. 요통, 골반통증, 그리고 요실금을 보이는 환자를 위해 적절한 치료 계획을 세우고 예후를 증진시킬 수 있다.

검사

병력

신변사항

환자는 42세의 여성으로 왼손잡이이다. 산과의사(obstetrician)에 의해 요실금과 요통을 진단받고, 물리치료 의뢰되었다. 영어를 모국어로 사용하고 있으며, 경영 관리 학사 학위를 가지고 있었다. 휴대전화 제조 회사의 사장 비서로 근무하고 있었다.

사회력

기혼자이며 3살 짜리 딸과 6개월 된 아들이 있었다. 남편은 매주 3~4일 정도 여행을 다니며 주말에는 보통 집에 있었다.

기능 수준와 활동 수준

환자의 취미는 독서와 노래 부르기, 그리고 마라톤이었다. 과거 6년 동안 마라톤 코스를 5번 완주했고 주당 96.5km를 뛰기 위해 임신기간에도 한 주에 5일은 달렸다. 두 번째 유산을 원하지 않았기 때문에 그녀가 임신했다는 것을 알자마자 달리는 것을 중단하였다. 그리고 늘어난 체중을 줄이기 위해 출산 3개월 후 다시 달리기를 시작했다.

그녀의 직업은 지속적으로 앉아있는 일상과 컴퓨터 앞에서 하루에 적어도 6시간을 보낸다. 심한 요통과 다리통증 때문에 지난 주 동안 일을 할 수 없었다. 이러한 증상이 있기 전에는 모든 일상생활동작(ADL)을 독립적으로 하였고 어머니, 아내, 그리고 비서로서의 역할을 수행하는데 문제가 없었다. 처음 방문했을 때 그녀는 통증 때문에 아이를 들어올릴 수 없었고 집안 허드렛일 뿐만 아니고 그녀의 가족을 돌보는 일을 다른 사람(즉, 어머니, 친구들)에 상당히 의지해야만 했다.

일반적인 건강상태

환자는 몇 주 전까지는 매우 건강했다고 하였다. 첫 방문에서 보고하기를, 탈진으로 인해 저녁에 잠자기 힘들다고 하였다. 그녀는 무엇이 진행되고 있는지 그리고 다시 반복되는 것인지에 대해 근심하고 있었다.

사회적/건강 습관

비흡연자였고 음주는 와인이나 맥주 2잔 정도로 일주일에 5회 이상은 먹지 않았다.

가족력

환자의 아버지는 목, 고관절, 그리고 허리의 관절염이 있었다. 그녀의 어머니는 심근경색(myocardial infarction)으로 61세 때 돌아가셨다. 그 외 특이할만한 가족력은 없었다.

약

환자는 최근에 Advil과 Aleve를 복용하고 있었다. 요통이 있을 때에는 Advil이 효과가 있었기 때문에 이것만 복용하였다. 그 외 다른 어떤 약도 복용하지 않았다.

의학적/외과수술적인 병력

심혈관계(Cardiovascular) : 2년 전 까지 대략 1년 동안 경계고혈압의 병력이 있었으며, 명상요법(transcendental meditation)을 시작한 이래로 약 복용을 멈췄고 더 이상 고혈압 증상이 나타나지 않았다.

내분비계(Endocrine) : 6년 전에 드퀘르벵 갑상선염(De Quervain's thyroiditis)의 병력이 있었으며, 현재 완치되었다.

위장관계(Gastrointestinal) : 8년 전에 결장 천공(perforated colon)으로 회장조루술(ileostomy)을 시행하였으며, 천공의 원인은 알려지지 않았다.

비뇨생식계(genitourinary) : 빈번한 요로 문제(urinary accidents)는 3년 전쯤 시작되었고 최근의 임신이래로 더 악화되었다. 주된 문제는 가끔 화장실에 시간 내에 도착할 수 없다라는 것이다. 또한 하루 밤에 3~4번의 야간뇨(nocturia)와 과거 10년 전에 4번의 방광 감염(bladder infection)의 병력을 가지고 있었다. 그러나 최근 2년 안에는 아무런 증세가 없었다. 요로 건강을 위해 매일 Cranactin 처방없이 먹는 약초로 만든 대체품)을 복용하고 있다. 그녀는 배뇨의 작열감이나 통증이 없고 장운동의 문제도 없다고 말했다.

부인과/산과계(Gynecologic/obstetric) : 3회 임신하여 2회 분만하였고 2년 전에 유산한 경험이 있었다. 첫 번째 임신은 합병증이 없었다. 임신 39주 만에 경막외 마취(epidural anesthesia)없이 반 기댄 자세(semireclining position)에서 질 분만(vaginal delivery)으로 출산하였다. 두 번째 임신은 10주 만에 유산으로 끝났다. 마지막 임신기간에서는 체중이 23kg 늘었다. 분만 시 약 10시간이 소요되었으며, 반 기댄 자세로 질 분만으로 출산하였다. 회음체(perineal body) 열상으로 봉합외음 절개술(episiotomy)이 시행되었으며, 열상은 봉합되었으나 여전히 민감하였다. 출산이후로, 성교(sexual intercourse) 시에 통증을 느꼈고 삽입(insertion) 시 통증때문에 탐폰을 사용할 수 없었다.

피부계(Integumentary) : 특이한 사항 없었다.

심리적(Psychological) : 통증과 그것이 어떻게 일상생활에 영향을 미치는가에 대한 걱정을 제외하고는 주목할 만한 사항은 없었다.

폐(Pulmonary) : 특이한 사항 없었다.

수술력 : 회장조루술(ileostomy)로 1996년에 응급 복부수술, 그리고 4개월 후의 역전, 6세 때 맹장수술이 있었고, 그 외 특이한 사항 없었다.

근골격계(Musculoskeletal) : 18세 때 허리에 과신전(hyperextension) 손상. 지속적으로 앉아있거나 서있을 때 그리고 쇼핑 다닐 때 허리에서 신경쓰이게 느껴지는 요통의 병력이 있었다. 그 통증은 복근운동(sit-up)을 포함하는 규칙적인 운동을 할 때 항상 현저히 줄어들었다. 또한 10년 전 2번의 우측 족관절 염좌 병력이 있었다.

근신경계(Neuromuscular) : 특이한 사항 없었다.

그 외 임상 검사

방사선 촬영 또는 자기공명 영상법(magnetic resonance imaging)은 시행되지 않았다. 어떠한 특정 요로 검사도 수행되지 않았다. 산부인과 의사는 실금의 증상이 그녀의 임신과 관계가 있고, 시간이 지나면서 개선될 것이라고 하였다. 환자가 요통으로 산부인과 의사에게 문의했을 때, 의사는 검사없이 물리치료를 의뢰하였다.

현재상태/주된 호소

환자는 그녀의 요통이 그녀의 집, 일과 사회생활을 어떻게 방해하는 지에 대한 염려를 표현했다. Aleve와 Advil 이외에 현재 어떠한 치료도 받고 있지 않았다. 이렇게 심한 요통을 경험한 것은 이번이 처음이라고 하였다. 현재의 증상은 우측 허리의 일부에 심한 통증이 있고, 이 통증은 우측 고관절과 둔부로 방사되었고 우측 다리 아래까지 내려갔다. 가끔, 우측 다리에 체중을 실었을 때 동시에 날카롭고 찌르는 듯한 통증이 우측 다리로 발사되듯이 방사되었다. 통증은 또한 앉은 자세에서 일어서면서 나타나고 그 반대도 마찬가지다. 지난 3개월 동안 장시간 일하면서 앉아 있었기 때문에 허리도 약간의 불편함이 있었다. 그녀가 처음 물리치료실에 방문하기 7일 전에 그녀는 8km를 달려서 집으로 왔고 그녀가 6개월 된 아들을 들어올리기 위해 구부렸을 때 무엇인가 "딸깍"하는 소리가 났고, 순간적인 통증으로 무릎으로 구부려 숙이니까 통증은 그때보다 좀더 나아졌다고 하였다. 침상에서 편안한 자세를 찾지 못하기 때문에 수면에 어려움을 겪고 있다고 하였다.

목표와 기대 : 환자는 일상생활 활동에 참여 할 수 있도록 골반 통증과 실금의 경감을 원하였다.

계통학적 조사

심폐기관계

앉은 자세에서 우측 팔에 측정 한 혈압은 128/78mmHg, 우측 팔의 요골 맥박에서 측정한 심박률은 82bpm, 호흡률은 13bpm이 었다. 사지의 명백한 부종은 나타나지 않았다.

외피계

체간과 사지의 뚜렷한 피부의 손상이나 변색은 나타나지 않았다.

근골격계

전체적인 대칭 : 앉았을 때 체중의 무게중심이 좌측으로 더 크게 옮겨졌다 ; 머리의 전방 경사와 둥근 어깨가 나타났다. 그 외의 다른 결손은 명확히 나타나지 않았다.

전체적인 관절가동범위(ROM) : 환자가 앉을 때 목과 상지와 하지의 관절가동범위는 연령에 적절한 수준이었다. 요추의 전방굴곡의 관절가동범위(ROM)는 통증이 있고 전관절운동의 50%까지 제한되었다. 고관절은 우측 내회전(대략25%)과 양측 내전(대략 25%)의 제한이 존재했다 ; 통증보다는 경직에 의한 것이었다.

전체적인 근력 : 근절(myotome) 검사의 결과는 우측 요추 5번 분절(우측 엄지발가락 신전)을 제외하고는 대칭적으로 정상이었다.

근신경계

전체적인 앉는 자세 균형은 정상으로 보인다. 치료실에 걸어 들어오는 환자의 보행은 우측으로의 체중부하가 감소되어 있고 느리고 조심스런 동작 그리고 팔 흔들기와 몸통 회전의 결여, 진통보행(antalgic gait)으로 보호자 팔에 지지함이 관찰되었다. 서 있다가 앉는 동작으로의 이행은 심한 통증으로 아주 천천히 그리고 조심스럽게 했으며, 허리운동(몸통 회전과 굴곡을 가능한 한 많이 피하기 위한 명백한 시도)을 피하고 우측에 체중부하를 감소하여 앉았다.

의사소통/인지

심한 통증으로 사회에서 정상적인 역할을 하지 못하는 것 이외에 어떠한 명백한 결손도 나타나지 않았다. 모든 질문에 적절하게 대답했고 복합적인 명령을 이해하고 따를 수 있었다.

병력과 계통적 검사를 통해 얻은 정보에 바탕을 두고 어떤 검사와 측정이 적절한가? 그리고 왜 그러는가?

환자의 주된 호소는 나타나는 통증에 대한 명백한 평가진단 요구였다. 요추5번의 약화와 방사통의 호소 때문에 피부분절의 감각 검사가 잠재적인 척추의 발병을 제외하기 위해 행해졌다. 자세의 명백한 비대칭은 근육의 불균형, 척추 또는 천장골관절(sacroiliac joint-SIJ)의 부정렬(misalignment) 또는 요추골반의 불안정성에 의한 것일 수 있었다. 그러므로 근육 길이와 근력 검사와 척추, 천장관절과 치골 결합의 관절의 이동성의 평가가 제시되었다. 좀 더 가능성 있는 요통의 원인을 정확하게 찾고, 이것이 허리에 기인한 것인지와 방사통과 관련된 구조를 확인하는데 도울 수 있지를 살펴보았다. 환자의 진통보행 때문에 완전한 보행 분석과 균형 평가가 가능한 기여 인자를 확인하기 위해서 수행되었다.

미국 물리치료협회의 산과편람(gynecological manual)에 의하면 긴장, 통증, 압통, 감각, 기능의 위치/존재와 골반저 근육의 길이와 다른 지지 구조들에 관한 특별한 정보를 얻기 위해서 골반기저(pelvic floor)의 질 평가(vaginal evaluation)를 수행하는 것이 매우 중요하고 하였으며, 이에 이 평가를 시행하였다. 또 다른 중요한 평가 단계는 액체 섭취량(양과 형태)과 방출량에 관한 좀 더 특별한 정보를 제공하기 위해서 방광일기(bladder diary)를 환자에게 쓰도록 하였다. 방광일기는 2주간 작성하는 것이 이상적이다.

환자의 불편함의 호소는 어떤 원인에 의해서인가?

일시적인 요통이 있는 환자의 병력 때문에 줄어들었던 운동과 과신전 손상, 최근의 임신과 그것과 관련된 호르몬 변화 등으로 인한 요추골반의 불안정성은 호소의 매우 적당한 원인이라고 간주되었다. 요실금이 주요 문제였으며, 임신과 분만 외상이 증상을 악화시킬 수 있었지만 학습된 행동에 좀더 기인된 것으로 판단되었다. 골반기저의 통증은 아마도 외음절개술과 이후에 열상을 입고 회음체(perineal body)의 봉합을 한 것 과 관련이 있다. 심각한 열상이 외음절개술(episiotomy) 이후 발생했을 가능성이 크며, 흉터의 봉합으로 인해 더 크고 지속된 불편함이 초래되었다.[3, 4]

검사와 측정

요추골반 불안정성의 평가에 대한 연구(evidence-based practice-EBP)[1~3]와 미국 물리치료협회의 산과편람과 임상안내서(the American Physical Therapy Association's Gynecologic Manual and Guide to Practice)[5]의 고찰에 바탕을 두고 다음의 검사와 측정이 수행되었다.[1~3]

- 치료 계획을 포함하기 위해서 1주일 동안의 방광일기(bladder diary)
- 계통학적인 조사에 기술된 바와 같은 보행, 이동, 균형. 이중과제(7까지 세고 물이 가득 찬 컵을 옮김)를 수행하는 동안 보행은 3미터 길이와 평평한 면 위에서 50%까지 보행의 속도가 줄어들었다. 보행 속도는 초당 1미터(1.0meters/second)였다. 환자의 불편하다는 호소와 통증때문에 뒤로 보행하는 것은 검사하지 않았다. 서 있을 때 정적인 균형은 정상이었다. 서 있을 때 환자의 통증과 움직임의 보호때문에 불안한 상태(perturbation)는 검사하지 않았다.
- 회음의 외피(integument of the perineum). 바로 누워 무릎을 구부린 자세(hook lying)에서 골반기저를 검사하였다. 길이 1inch의 흉터가

12시 방향에 있었다. 질에 근접한 첫째 1/2inch위치의 흉터는 편평하였다. 이에 반하여 좀더 뒤쪽 1/2inch는 헐거워져 있었다. 전체 흉터는 빨갛고 부풀어 있었고 5/10에 위치한 부위는 예민하였다. 전체 흉터의 길이에서 75%정도 간헐적으로 유착(adhesion)이 존재하였다. 다른 결함은 표시되지 않았다.

- 관절 통합성과 가동성(joint integrity and mobility), 천장관절의 가동성을 위한 특수 검사와 천장관절의 관절 가동성을 포함하는 관절 통합성과 가동성. 요추의 어떠한 가동성의 감소도 명백히 나타나지 않았다. 저가동성(hypomobility)은 우측 천장관절에서 나타났다.
- 골반기저의 운동기능(motor function of the pelvic floor). 골반기저의 수축에서 어떠한 협응(coordination)의 어려움도 관찰되지 않았다. 내전근 뿐만 아니고 복부와 둔부의 근육의 동시수축(cocontraction)은 골반기저의 수축으로 나타났다. 골반기저의 수축으로 인한 최소한의 들림이 있었다.
- 근육의 능력(performance of muscles). 복부, 등, 그리고 골반기저 관찰, 촉진, 근력, 그리고 생체되먹임을 포함하는 복부, 등, 그리고 골반기저의 근육의 능력. 상부 복부근의 근력은 Good으로 측정되었다 ; 하부복직근의 근력은 Poor+였다. 바로 누운 자세로 있는 동안 하지의 어느 한쪽이라도 활동하게 하였을 때 허리를 안정화시키는 것은 불가능하였다. 근경련(spasm)은 요추 주위 근육과 양측 요방형근(quadratus lumborum)의 촉진을 통해 나타났다. 그러나 좌측 보다 우측에서 더 크게 나타났다. 우측 천장관절의 촉진 시 외측면에서 예민하였고 요통이 다소 재현되었다. 통증 유발점(trigger point)은 우측 이상근(piriformis)에 위치해 있었다. 골반기저에 있는 열상은 외음절개술(episiotomy) 흉터에 의해 협착되었고 촉진시 예민하게 반응하였다. 정상 휴식 자세에서 하부 골반기저에 불안정이 있으면서 긴장의 증가가 나타났다. 표면 근전도(electromyelography) 상의 기준선 판독은 3.5mV였다 ; 수축의 최대 판독은 6mV였다. 시계방향의 촉진은 외부적으로 12시 방향, 우측 3시 방향 흉터위에서 압통점을 유발했다. 질의 압통점은 12시 방향에 나타났다. 그리고 통증 유발점은 우측 폐쇄근 내부에서 발견되었다. 골반기저근육의 근력은 Poor+로 평가되었다. 환자는 6초 동안 유지할 수 있고 3회 반복 후에는 힘들어하였다. 그리고 피로해지기 전에 빠른 1초 수축은 5회 실시 할 수 있다. 우측 족무지 신전의 근력은 Fair였다.
- 통증. 체중지지 시 10/10의 치는 듯한 통증이 하지까지 방사되며, 휴식 시에는 6/10, 장기간 앉고, 서고, 보행할 경우에는 8/10로 측정되었다. 우측 요부에 쥐어뜯는 듯한 통증과 둔부로의 방사통, 경우에 따라서는 등과 외측 대퇴부까지 방사되었다.
- 걷고, 서고, 앉기에서의 자세. 보행자세는 머리가 전방으로 되고, 어깨가 굽었으며, 요추전만증이 증가되었다. 입각기(stance) 말기에서 우측 고관절 신전이 감소되었다. 서 있는 자세에서는 역시 머리가 전방으로 치우쳐 있고, 어깨가 굽었으며, 좌측 체중지지가 증가되었고, 전반슬(genu recurvatum)과 회내된 발(좌측이 더 심함), 골반위의 척추의 좌측으로 약간 외측 이동, 좌측보다 우측 장골능선(iliac crest)이 낮고, 우측 장골의 전방 회전(우측 PSIS가 높고, 우측 ASIS가 낮다)과 우측 발의 외회전이 증가되어 있었다. 앉는 자세는 전방으로 향한 머리자세, 굽은 어깨, 그리고

대부분의 좌측으로의 체중부하의 특징이 있었다.

- 고관절의 관절가동범위(ROM of hip). 신전 : 우측, 5도 ; 좌측, 8도. 굴곡 : 양측 모두 130도. 내회전 : 좌측, 45도 ; 우측 30도. 외회전 : 양측 모두 45도. 외전 : 양측 모두 20도. 토마스 검사(thomas test) : 우측에서 양성.
- 반사작용 통합성(reflex integrity ; 요로와 요통의 신경학적인 원인을 배제). 슬개골 반사 : 2+/4(정상). 아킬레스 건 : 2+/4. 항문괄약근 반사(anal sphincter reflex) : 양성, 대칭성. 기침 반사 : 골반 기저에 나타나는 반사의 수축. 기침으로 소변의 누출 표시는 없었다.
- 감각 통합(sensory integrity). 환자는 우측 발의 외측면을 제외하고(2/5) 양측 하지에 있어서 통증 감각과 경촉각(light touch)이 5/5로 확인했다. 회음(perineum)의 가벼운 촉각은 5/5였다. 환자는 회음의 통증 평가를 거부했다.

문제 목록

- 요통의 방사
- 요추의 감소된 가동력
- 요부 근조직에서의 근 방호(muscle-guarding)
- 골반기저 흉터 유착과 통증
- 골반기저의 증가된 긴장, 완전한 이완의 불가능
- 골반기저의 약화
- 빈번한 배뇨와 한주에 최소한 7번의 소변 누출
- 우측 폐쇄내근과 우측 이상근에서의 발통점
- 복근의 약화
- 이상근과 고관절 굴곡근의 긴장
- 자세 편향(deviation), 적절한 자세와 신체역학을 알지 못하는 환자
- 진통 보행(antalgic gait)
- 감소된 우측 천장관절 가동성 ; 우측 장골의 전방회전
- 아내, 엄마, 그리고 직원으로서의 기능 수행을 못함
- 운전 불능 ; 이동의 기능부전 ; 수면장애

진단

물리치료 환자 유형 4D : 결합조직 기능이상을 동반한 관절 가동성, 운동 기능, 근육 수행, 관절가동범위의 손상

예후

치료의 3개월 과정 동안, 처음에는 1주 동안 매주 3번 방문을 했고, 2주 동안은 매주 2번으로 줄었고 더 줄어서 격주에 한번 또는 더 적게 방문한다. 환자는 일상의 일, 가정, 지역사회, 그리고 최소한의 통증도 없는 여가활동의 선행 손상수준으로 되돌아올 것이다. 관절가동범위, 근 수행, 근긴장, 관절 운동, 그리고 자세는 모두 정상 나이 범위로 되돌아 올 것이다.

목표

6주내에, 환자는 다음과 같을 것이다.

1. 요통이 2/10까지 감소 할 것이다.
2. 4/10보다 더 큰 통증이 없이 일과 생활, 그리고 사회활동으로 되돌아 올 것이다.
3. 정상 신체 역학과 4/10보다 더 큰 통증없이 가

정 일상생활활동(ADLs)과 독립적 일상생활활동(IADLs)을 할 수 있을 것이다.
4. 3/10까지 골반기저 통증의 감소를 보고 할 것이다.
5. 3mV까지 골반기저의 휴식 활동의 감소가 나타날 것이다.
6. 외음절개술(episiotomy) 흉터에서 유착이 75%에서 50%까지 감소 할 것이다.
7. 이상근과 폐쇄근조직(obturator musculature)에서의 발통점 압통이 4/10까지 줄어드는 것이 나타날 것이다.
8. 골반기저의 근력이 Poor+에서 Fair까지 증가되는 것이 보여 질 것이다.
9. 하부 복근의 근력이 Fair까지 증가하고 요추골반 안정성 증가가 나타날 것이다.
10. 자세, 방광 훈련, 그리고 방광자극물에 관한 모든 질문에 정확한 대답을 할 것이다.
11. 고관절 동작을 위한 정상 가동 범위를 보여주면서 이상근, 내전근, 그리고 고관절 굴곡근의 정상 근력을 가질 것이다.
12. 요실금의 횟수가 매주 7회에서 매주 3회까지 감소될 수 있다.
13. 배뇨간격을 1시간 까지 늘릴 수 있다.

다음 목표는 이전보다 더 적은 방문 회수로 2개월에서 3개월 안에 도달하게 될 것이다.

1. 요통이 2/10보다 크지 않고 모든 일, 생활, 그리고 사회활동에서의 독립적으로 기능할 것이다.
2. 배뇨 간격을 3시간까지 늘릴 수 있다.
3. 모든 운동을 독립적으로 할 수 있는 것을 보여줄 수 있다.
4. 0-1/10까지 감소된 골반 통증을 보고 할 수 있다.
5. 성교나 탐폰 삽입 시에 통증이 없음을 보고 할 수 있다.
6. 흉터 유착의 사라짐을 보여줄 수 있다.
7. 골반기저의 휴식기 긴장이 1.5에서 2mV까지 나타날 수 있다.
8. 골반기저의 근력이 Fair+이상으로 증가될 수 있다.
9. 요실금의 횟수를 한주에 한번 보다 더 적게 감소시킬 수 있다.
10. 가정 운동 프로그램과 운동의 진행상 의사결정을 독립적으로 보여줄 수 있다.

종결 계획

모든 사회적, 가정, 그리고 일의 일상생활 활동과 요실금의 횟수가 매주 1회 이하로 감소되었을 때 그리고 운동의 강도와 횟수의 향상을 포함하면서 가정운동 프로그램을 독립적으로 수행할 수 있으며, 주관적인 통증 수준이 2/10이하이고 독립적인 기능을 할 수 있는 능력을 보여줄 때 치료는 마치게 될 것이다.

추가적인 권고는 방광근(detrusor muscle)의 불안정과 소변 흐름의 장애를 포함한 다른 병리학적인 것을 배제하고, 방광과 신장기능을 평가하기 위한 요로검사를 위해 산과전문의(obstetrician)나 비뇨기과의사(urologist)에게 의뢰하는 것을 포함한다.

치료

초음파(ultrasound)는 창상 치유를 촉진하고 흉터조직을 부드럽게 하기 위해 자주 사용된다. EBP 연구에 근거한 산후 회음부(postpartum perineal)의 통증과 성교불쾌증(dyspareunia)을 위한 초음파의 이점은 불명확하였다. 그러나 위약(placebo)효과로 사용된 초음파(US)는 회음부(perineal) 통증의 약간의 향상이 있는 것처럼 보였기 때문에 첫 3회기 치료

까지 5분 동안 물로 채워진 콘돔을 사용하면서 회음부(perineum)에 사용되었다.

필라델피아 패널(Philadelphia panel)에 연구에서는 요통을 현저히 향상시키고 급성 요통환자의 기능이 정상 활동으로 돌아오는 그 유일한 치료를 보여줬다.[7] 요통을 위한 치료는 우측 천장관절에 2단계 관절 가동(joint mobilization)을 포함하고 우측 장골 탈회전(derotate)에 근 에너지 기술(muscle energy techniques)의 사용이 결정되었다. 이상근 발통점(trigger point) 마사지가 골반과 복부부분의 근막이완술처럼 또한 수행되었다. 필라델피아 패널 연구에 근거하여, 서있고, 앉고 그리고 걷고 집과 일터에서 적절한 신체 역학을 위한 적절한 자세의 환자교육이 시행되었다. 환자는 또한 일에서의 최적의 일터 설치와 일, 가정과 지역사회와 관련된 활동을 수행하는 동안 에너지 보존 기술에 관한 교육을 받았다.

다른 특별한 치료들이 다음과 같이 수행되었다 :

- 연부조직 : 흉터 마사지, 골반대(pelvic girdle), 요추, 그리고 골반저의 뿐만 아니라 흉터 유착에 대한 근막이완술이 수행되었다. 또한 발통점 마사지가 질을 통해 내폐쇄근(obturator internus)에 수행되었다.
- 근력 : 바로 누운 자세 동안 하루에 두 번의 골반기저 근력운동(5초동안 수축 유지하고 사이에 5초 쉬고 이어서 10번(1초)의 빠른 수축을 2세트로 시작) ; 하부 복부근 근력운동[8]과 요추 안정화 운동.
- 생체되먹임 : 골반기저의 긴장을 제거하기 위해 그리고 골반기저의 수축의 독립성을 교육하기 위함.
- 환자교육 : 액체섭취, 액체의 형태, 정상적인 배뇨 양상 행동 수정, 회음체의 자가 마사지, 아이를 들어올리기 위한 역학, 일할 때 앉는 자세, 책상정리, 그리고 자세 훈련을 포함하는 주제
- 긴장된 고관절 굴곡근, 이상근 외전근의 신장

결과

환자가 소변일기를 작성하는데 2주가 걸렸다. 2주의 마지막 날, 소변의 흘림(leakage)과 배뇨 간격이 최대 45분에서 75분까지 증가 했다고 보고했다. 최대의 배뇨량은 3 oz에서 4 oz까지 증가했다. 그녀는 배뇨를 위해 아직 밤마다 3번 일어나야만 한다.

3번째 방문 후에(첫 주에는 한 주에 3회 치료했다) 유착은 흉터의 약 50%까지 감소했고 초음파(US) 치료를 중단하였다. 그러나 흉터 마사지와 근막이완술은 계속했다. 회음부 통증은 감소되었고 성교중 아직 통증이 남아있었지만 탐폰 삽입은 더 이상 통증이 나타나지 않았다. 하지의 방사통은 남아있었다. PSIS와 ASIS는 대칭이 되었고 통증이 사라졌다. 환자는 초당 2미터의 비율로 걸을 수 있고 기능적인 활동 중의 허리와 다리의 통증은 5/10까지 감소되었다. 골반기저 긴장은 아직 높게 남아있고 근육 수축의 근력에 있어서 측정 가능한 증가는 보여지지 않았다.

치료는 한 주에 2번으로 줄어들었고 다음 3주 동안은 한 주에 1번으로 줄었다. 2주의 치료 후에 하루 종일 통증 수준이 4/10을 넘지 않고 환자는 일터로 복귀할 수 있었다. 통증은 단지 요부아래만 존재했고 더 이상 오래 지속되지 않았다. 회음부 흉터는 유착이 없어졌고 이상근과 폐쇄근 발통점은 더 이상 존재하지 않았다. 흉터 마사지와 발통점 마사지는 중단되었다. 신장과 근력강화운동은 지속되었고 하복부의 근력은 요추골반 불안정성의 감소를 돕기 위해 3/5까지 증가했다. 고관절 가동범위 또한 향상되었다.

계속해서 치료의 횟수는 2주 동안 격주에 한번으로 더 감소되었고 그 다음에는 환자가 모든 운동을 독립적으로 수행할 수 있는 능력과 흉터 마사지를 정확하게 수행하고 적절하게 운동을 진행하는 것을 보여줌으로서 한달에 한번까지 방문 횟수를 줄였다. 치료는 대부분 골반기저근 훈련의 생체되먹임으로 구성되었다. 휴지기 긴장 판독은 현재 지속적으로 2mV이고 최고 수축은 8mV이었다. 소변 흘림이 일어나는 것은 매주 1번과 2번 사이로 감소되었고 배뇨 간격은 정상적인 액체섭취에서 2$\frac{1}{2}$시간까지 증가 하였다. 성교 시에 더 이상 통증은 없었다.

총 12회의 치료 후에 환자는 모든 목적을 이루고 치료를 중단했다.

논의

달리기를 다시 시작하려는 동기와 사회, 일, 가정에서의 꾸준하고 적극적인 운동 프로그램 활동은 복잡한 증례임에도 불구하고 놀라운 결과를 가져왔다. 어머니와 친구들의 도움으로 환자가 운동에 집중하는 것을 가능하게 만들었다. 요실금의 치료를 위해 골반기저 근육 훈련의 사용에 관한 증거기반실행(EBP) 연구에 근거하여 자극 실금의 행동수정 훈련에 추가되었다. EBP는 골반기저 근육 훈련을 행동의 훈련에 추가하는 것은 자극 실금의 치료에 있어서 골반 기저 근육운동이나 행동 훈련의 어느 하나의 단독으로 하는 것보다 더 효과적이다는 일부(결정적이 아니거나 명확하지 않지만) 증거를 보여주었다.

골반기저는 골반에 붙어 있기 때문에 어떤 유착과 긴장의 변화도 골반의 뒤틀림을 만들어 낼 수 있다. 따라서 골반기저를 치료하는 것 뿐만 아니라 골반뒤틀림의 재발을 막기 위해서 요추골반 안정화 근육을 강화하는 것은 중요하다. 골반, 요부, 그리고 고관절의 근육 균형을 복원하는 것 또한 적절한 정렬을 유지하기 위해서 중요하다.

References

1. http://www.coca.com.au/newsletter/2001/sep0101a.htm.
2. Wilder E (ed): *The gynecological manual*, Alexandria, VA: American Physical Therapy Association, Section on Women's Health, 2000.
3. http://www.changesurfer.com/Hlth/episiotomy.html.
4. http://www.gentlebirth.org/format/woolley.html.
5. American Physical Therapy Association: Guide to physical therapist practice, second edition, *Phys Ther* 81:1, 2001.
6. Hay-Smith EJ: Therapeutic ultrasound for postpartum perineal pain and dyspareunia, *Cochrane Database Syst Rev* 2002:CD000495.
7. Philadelphia Panel: Evidence-based clinical practice guidelines on selected rehabilitation interventions for low back pain, *Phys Ther* 81:1641, 2001.
8. Hodges PW: Is there a role for transversus abdominis in lumbopelvic stability? *Man Ther* 4:74, 1999.
9. Hay-Smith EJ, Berghmans LC, Hendriks HJ, et al: Pelvic floor muscle training for urinary incontinence in women, *Cochrane Database Syst Rev* 2001:CD001407.

학습목표

1. 고관절 주변에 영향을 줄 수 있는 근골격계 질환의 감별진단에 도움이 되는 특정 징후에 대해 안다.
2. 환자의 질환과 생활양식에 적절하고 잘 따를 수 있는 치료 전략에 대해 안다.
3. Thomas test, Faber test 등의 고관절 특수검사에 대해 안다.

검사

병력

38세의 남자로 야구경기시즌 동안 준비운동으로 조깅을 계속한 후 3주전부터 우측 서혜부(groin) 내측과 허벅지에 간헐적 통증이 시작된 것을 주호소로 내원하였다. 증상의 심한 정도(severity), 빈도(frequency), 지속시간(duration)은 점점 증가되었다. 환자는 지난 주 동안 야구경기를 쉰 것을 제외하고 어떠한 치료를 받지 않았다고 하였다. 또한 규칙적으로 근육강화운동과, 고정식 자전거타기, 수영하기를 했다고 하였다. 현재는 어떠한 방법으로든 신장(stretching)이 불가능하다고 하였다. 그의 본업은 주로 앉아서 근무하는 업무였다. 계단을 올라갈 경우 통증은 10점 만점의 3점에서 7점으로 즉각 상승되며 3분 내에 통증은 안정된다고 하였다. 또한 조깅을 하면 바로 8점까지 증가하며 5~10분 내에 완화된다고 하였다. 베개를 허벅지 아래 받쳐 고관절을 약간 구부리게 한 20분 간의 바로 누운 자세는 통증이 완전 사라지게 하였다. 걷는 동안 고관절 부위가 뻣뻣했으며 증상은 하루에도 활동에 따라 다양하게 나타났다. 또한 자다가 몸을 뒤집을 때, 대부분의 밤에 통증으로 잠을 깨게 된다는 것을 알았다.

환자는 치료실에 약간의 진통보행(antalgic gait) 양상으로 들어왔으며, 오른쪽 활보장(stride length)이 감소되어 있었다. 우측 고관절에서 '딸깍' 거리는 소리가 난다고 하였다. 전반적 신체 건강은 양호했으며 최근에 이유없는 체중감량은 없었다고 하였다. 약은 ibuprofen 비스테로이드성 진통제만 복용하고 있으며, 운동기인성 천식(asthma) 때문에 경구용 흡입기(oral inhaler)를 사용하고 있다고 하였다.

계통학적 검사

피부계

우측 서혜부 뿐만 아니라 상부 대퇴부까지 현저한 멍이 관찰되었다. 평가 시 멍은 연두색이었으며 환자 표현에 의하면 많이 사라진 상태라고 했다.

전반적 대칭성

신체에 유의할 만한 비대칭성은 없었으며 다리 길이와 체중지지도 동일하였다.

촉진

내전근 기시부와 치골근(pectineus muscle) 촉진 시 현저한 압통(tenderness)이 있었다. 촉진 시 환자가 고통스러워하였다. 또한 우측 L2~L5의 심부 부척추근(deep paravertebral muscle)에 경축(spasm)이 있었다.

관절가동범위

능동 고관절 굴곡은 120° 로 통증이 동반되었고 경직된 관절느낌이 있었다. 신전은 -10° 였으며 역시 경직되고 통증이 있었다. 능동 고관절 외전은 15° 로 통증이 동반되었으나 관절느낌은 부드러웠으며, 외회전은 35° 로 경직된 관절느낌이 있었다. 다른 모든 관절은 정상범주에 속하였으며 통증도 없었다.

근력

내전근(adductor)과 굴곡근(flexor)이 통증으로 인해 제한된 것(Good~Normal)을 제외하고는 모든 근육의 근력은 정상범주에 속하였다.

특수 검사

하지직거상 검사(straight leg raise test)에서 양하지 모두 80° 로 제한되었다. 고관절이 10° 굴곡 구축 되었기 때문에 우측 고관절 굴곡근의 Thomas test 결과는 양성으로 나왔으며, Faber test 역시 우측의 통증유발로 인해 양성으로 나왔다.

다른 관절

요추는 전방굴곡과 우측 굴곡 시 20%정도 제한 되었으며 끝 지점에서 통증이 증가되었다. L3~L4에서의 관절가동범위는 요통과 대퇴부 통증 증가로 인해 25%정도 제한되었다. 슬관절은 통증없이 전관절 움직임이 가능했다.

환자는 단순 고관절 병리를 보이거나 고관절과 서혜부에서 통증이 방사되어 요추 장애를 보일 수 있다. 어떤 징후가 고관절 병리 상태에 나타나는가?

다음과 같은 징후가 고관절 병리상태로 제시되었다.

- 감소된 관절가동범위
- 감소된 고관절 부위 근력
- 동작과 근력을 억제시키는 통증
- 특수검사의 양성반응

우측 내전근의 2등급의 염좌(strain)로 진단되었다.

진단

물리치료 환자 유형 4E : 국소 염증을 동반한 관절 가동성, 운동기능, 근육 수행력의 손상

예후

환자는 적절한 치료를 받은 후에 3~4주내 운동으로 복귀할 수 있을 거라 예상하였다. 예상 치료실 방문 회수는 4주간 4~6회였다.

단기목표

1. 2주내 통증없이 보행하고 계단오르기
2. 치료 2회 후 집에서 자가 신장운동(stretching) 수행하기
3. 치료 2회 동안 가정 프로그램으로 냉 · 온열 적용법 배우기
4. 2주내 통증으로 인해 깨지 않고 잠자기

장기목표

1. 4주말 까지 통증없이 전관절 가동범위 가동하기
2. 6주 말 까지 통증없이 조깅하기
3. 6주 말 까지 가정 신장(stretching)프로그림과 야구를 위한 특수 훈련을 독립적으로 수행하기

치료

초기치료는 손상된 근 기시부에 심부 횡마찰 마사지(deep transverse friction massage)를 하는 것이었다. 손상으로 인해 발생된 반흔조직(scar tissue)을 제거하기 위해 맥동 초음파(pulsed ultrasound)를 손

상된 근 기시부에 적용하였다. 또한 마찰마사지로 유발될 수 있는 염증성 반응을 제거하고 치료로 인한 아픔을 경감시키기 위해 냉 마사지를 제공하였다. 하루에 2~3번 신장운동과 냉 마사지로 구성된 가정 운동 프로그램이 제공되었다. 관절가동범위가 좋아짐에 따라 신장운동은 직선동작으로 하게 하였다. 시간이 경과함에 따라 통증이 감소되고, 관절가동역범위와 근력은 증가되었으며, 더 기능적인 활동과 특수운동 훈련을 받게 되었다.

결과

마찰 마사지는 초기에 60초간 적용하였으며, 반응을 기록하였다. 진전이 없었기 때문에 다음에는 마찰 마사지를 10분 동안 적용하였다. 맥동 초음파 치료를 초기 통증완화를 위해 적용하였다. 역시 진전이 지연되었기 때문에 맥동 초음파는 치료 첫날에 적용하고 다음날부터는 지속 초음파를 적용하였다. 맥동 초음파는 뭉쳐있는 반흔조직을 제거하기 위해 사용되었다. 냉 마사지는 신장이나 심부 횡마찰 마사지(deep transverse friction massage)로 인한 통증을 경감시켜 주었다. 이것 역시 가정 운동 프로그램에 포함시켰다. 손상된 근육조직의 수동 신장(stretching)은 회복하는 동안 축적된 반흔조직을 제거시키는데 도움이 되었다. 환자가 일상으로 복귀되기 전에 근육 조직의 신장이 증가되어야 했다. 신장운동(stretching exercise)은 감소된 관절가동범위를 회복시키고, 통증을 완화시키기 위해 1주일 간 시행되었다. 관절가동범위 증진은 새롭게 얻게 된 관절범주 내에서 적절한 신장에 의해 유도되어야 한다. 종결하기 전에, 예전 활동 수준으로 복귀하기 위해 필요한 특수훈련과 운동에 대해 교육받아야 했다.

재평가

2주 후 재평가에서, 예전엔 계단만 오르면 통증이 바로 증가되어 한동안 지속되었는데, 현재는 1분 후면 완화되고 통증 정도도 10점 만점에서 4점으로 감소되었다. 조깅은 여전히 즉각적으로 통증이 증가되나 3분후에 완화 되었으며, 통증정도도 4점으로 감소되었다. 고관절은 보행 시에는 약간 경직되어 있으나 더 이상 수면 시 몸을 뒤집을 때마다 깨는 일은 없었다.

진통보행(antalgic gait)양상이 없어졌으며, 관절가동범위도 거의 정상수준에 도달하였다. 요추징후는 상당히 감소되었고 운동범위 끝 지점에서 증상이 약간 증가하였다. 내전근과 치골근(pectineus muscles)에 몇몇 압통(tenderness)이 여전히 지속되었으나, 우측 L2~L5의 심부 부척추근(deep paravertebral muscle)에 경축(spasm)은 더 이상 나타나지 않았다. 우측 고관절 굴곡근의 Thomas test와 Faber test를 재평가한 결과, 통증유발과 고관절 10° 굴곡 구축으로 인해 여전히 양성으로 나왔다.

초기 치료와 장기목표설정을 고려하면서, 긍정적 진전을 지속시키기 위한 앞으로의 적절한 치료과정은 무엇인가?

적절한 치료로는 국부손상을 치료하기 위해 심부 횡마찰 마사지(deep transverse friction massage)를 지속하고, 가정 운동 프로그램을 복습하며, 환부를 과사용하지 않게 주의하는 것이다. 환자가 가정 운동 프로그램을 빠르게 진행시키는 것을 알게 되었고, 이러한 행동은 환부를 악화시킬 수 있음을 충고하였다. 새로운 가정 운동 프로그램은 비록 다른 방식이긴 했지만 운동에 복귀된 듯 한 감정을 느끼게 하는 많은 안전한 특수 운동 활동을 포함하고 있었다.

종결

모든 방향에서 통증 없는 능동 전 관절가동범위가 가능하게 되어 물리치료를 종결하였으며, 통증과 경직됨 없이 특수운동검사를 수행할 수 있었다.

Recommended readigns

Starkey C, Ryan J: *Evaluation of orthopedic and athletic injuries*, Philadelphia: FA Davis, 1996.

Norris CM: *Sports injuries: diagnosis and management* (ed 2), Oxford, UK: Butterworth-Heinnemann, 1998.

Zuluaga M, Briggs C, Carlisle J, et al (eds): *Sports physiotherapy: applied science and practice*, Melbourne, Australia: Churchill Livingstone, 1995.

American Physical Therapy Association: Guide to physical therapist practice, second edition, *Phys Ther* 81:1, 2001.

학습 목표

1. pylon 골절과 관련된 병리역학(pathomechanics)을 논의 할 수 있다.
2. 구획 증후군(compartment syndrome)과 관련되는 임상 징후와 증상을 확인하고 구별할 수 있다.
3. 합병증을 초래할지도 모르는 pylon 골절 환자를 관리할 때의 잠재적인 과실의 원천을 확인하고 논의 할 수 있다.
4. 환자에게 적절한 참조사항에 대해 안다.
5. 도수 기법, 자세법, 상처를 치유하기위한 치료법에 대해 안다.

진단의 배경

Pylon골절은 보통 종골(calcaneus)과 거골(talus)이 경골(tibia)과 비골(fibula)을 통과해 골간막을 찢고 경골과 비골을 골절시키면서 쐐기처럼 박히는 고충격 손상과 관련이 있다(그림20-1).

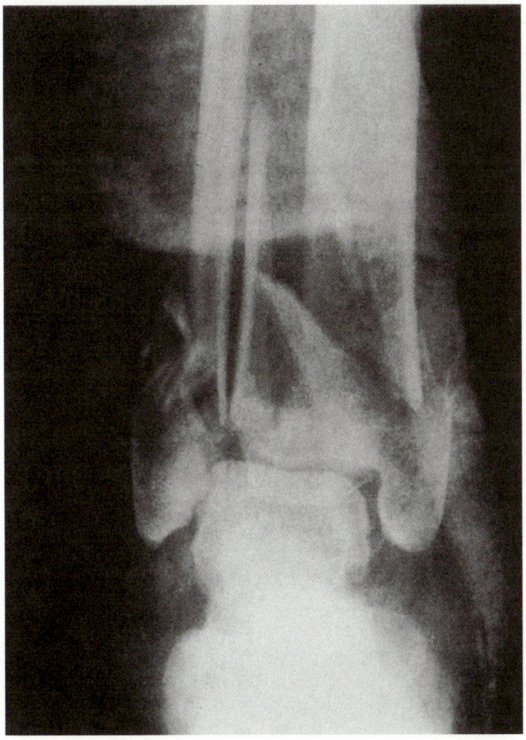

그림20-1. pylon 골절(from Daffner RH : Clinical radiology : the essentials, ed2, Lippincott Williams and Wilkins, Baltimore, 1993)

일반적인 합병증은 하지길이의 손실, 거퇴(talocrural)와 거골하(subtalar) 관절의 비정상적인 기능, 구획 증후군(compartment syndrome), 그리고 신경혈관성(neurovascular) 변화를 포함하는 손상의 형태와 관련이 있다. 이 골절의 형태를 가진 환자의 약 50%에서 관절증(arthrosis)이나 다른 합병증이 나타난다 ; 손상된 환자의 대략 26%는 족관절 융합술(fusion)이 요구된다.[1, 2]

본 환자는 39세의 남자로 우체국에서 근무하고 있으며 2.5m의 높이에서 우측다리에 체중이 실리게 떨어져 pylon 골절이 되었다. 파편을 제거하기 위해서 개방 정복술(open reduction)을 받았다. 외부 고정 장치는 치유 되는 동안 다리길이를 유지하기 위해 견인작용으로 적용되었다. 처음에 Kelfex(감염 때문에), Demerol(통증 때문에), 그리고 coumadin(혈액의 응고를 방지하기 위하여)을 처방 받았다.

외과의사(surgeon)는 수술 후 제한 사항의 준수(compliance)를 확실히 하기 위해서 병원 재활 시설에 3주의 짧은 기간 동안 머물기를 권고했다. 보험회사가 후속 치료로 가정 방문 간호(home care nursing), 1~2회의 물리치료사 가정방문, 3주 간의 입원을 승인을 했다. 정형외과 의사는 골절의 안정성을 위하여 처음 3주 동안 어떠한 능동 근육 수축(active muscle contraction)이나 관절가동범위의 운동을 수행하지 말고 최소한 5주 동안 비체중부하(non-weight-bearing)상태를 유지할 것을 환자에게 권고했다. 환자는 수술 후 3주에 감염(infection)이 진행되었고 정맥내 항생제 투여와 외과적 감염된 괴사조직제거(debridement)를 위해 3일 과정 동안 지역 병원에 재입원했다. 방사선 검사에서는 몇몇 부정유합(malunion)이 있지만 골절의 초기 치유상태를 밝혀냈다. 족관절 간격은 유지되어 있는 것으로 판단되었다. 의사는 추가적인 4주동안 어떠한 관절가동범위와 체중부하도 하지 말라는 제한을 연장했다.

외부 고정 장치는 12주 때 제거되었고 환자는 제거된 그 자리에 석고 보조기로 대체하고 보행하였다. 그러나 체중지지는 금물이었다. 첫 수술 후 14주 때 외래환자 담당 물리치료사에게 의뢰되었다. 처방은 족관절의 수동 관절가동범위(PROM) 운동 시작, 손상된 하지를 통해 몸무게의 10%로 보행 훈련, 첫 3주 동안 만 배측굴곡(DF)과 저측굴곡(PF)을 위해 능동보조 관절가동범위(AAROM)운동 시행, 전반적인 전신 근력과 조절 프로그램, 손상된 하지를 통해 과도한 견인이나 압박은 피함 등이었다.

어떤 임상 징후와 증상이 구획 증후군이 진행되고 있음을 말해주는가?

검사

병력

환자는 결혼해서 3세, 6세 그리고 10세의 세 아이가 있는 39세의 남자이다. 그는 우편배달부로서 종일 근무를 하고 매일의 배달 구역은 8-13km 까지의 언덕길을 걷는 것이다. 우편배달 구역은 500곳 이상이었다. 그는 우편배달원 조합원(Postal Workers Union)이며, 조합은 그에게 편한 일을 제공하지 않았다. 그래서 일주일에 1회에서 3회정도 고등학교 축구 트랙에서 직무를 보는 것으로 수입을 보충하고 있었다. 그의 아내는 고졸의 학력으로 가정주부였다. 처음 집에 방문한 이후로 환자는 몸무게가 15파운드 늘었다. 그는 손상된 다리에 비체중부하로 이동했고 액와목발(axillary crutch)을 사용했다. 그러나 손상당한 이후 60m 이상 걷는 것은 불가능하였고 대부분의 계단 지역을 피했다.

그는 10분 이상 의존된 자세에서 손상된 하지의 통증을 6/10에 표시했다(0,무통증 ; 10, 최고의 통증). 통증은 일반적인 쑤심(ache)이나 압력(pressure)으로 표현했다. 손상측 다리에서 느껴진 이상한 감각에 대해 걱정하였고 이 감각에 대해 가렵고(itching), 타는 듯하고(burning), 차갑(cold)거나, 또는 뜨겁다고 표현하였다. 그러나 어떤 특별한 활동이나 자세에서 어떻게 느끼는 느낌을 연관시킬 수 없었다. 손상측 다리를 통해서 특징적인 위축(atrophy)이 있었다. 모든 절개(incision)는 배액(drainage)이 없이 잘 치료되고 있는 것처럼 보였다.

의존된 자세에서 손상 측 하지에 붉고 푸른 반점 형성이 나타났다. 지지하고 있는 자세로 이동했을 때 하지는 몇 분 안에 정상적인 핑크 색으로 되돌아왔다. 통증 때문에 Advil 또는 Alleve를 복용하고 있었으며 환자는 체중부하가 지연되어 직장으로 되돌아가지 못할 수 있는 것을 걱정하고 있었다. 그의 고용주는 우편 배달원로서의 현재 자리를 단지 2달 까지만 유예시켰다. 환자와 가족들은 환자의 심각한 손상과 주의사항에 대해 이해하고 있었다.

계통학적 검사

계통학적 검사의 결과는 특이사항이 없었다.

검사와 측정

건측 사지의 관절가동범위(ROM)와 근력은 정상 범주내에 있었다.[2~5] 손상측 하지의 슬관절굴곡은 110/115도, 그리고 신전은 -5/0도로 제한되었다. 족관절의 능동/수동 가동범위는 중립상태에서 족저굴곡(plantarflextion)이 5도로 제한되었다. 어떠한 족배굴곡과 내번과 외번을 측정할 수 없었다. 생명징후(vital signs)는 안정되었다. 순환은 의존된 자세에서 10분 이내에 하지의 부종과 반점형성이 나타났다. 또한 부종과 변색의 발병으로 이상감각을 호소했다. 감각은 건측 사지에서 손상되지 않았으나 손상측에서는 의존된 자세에서 가벼운 촉각이 지속적이지 못하였다. 목발보행은 감각이상으로 평평한 표면에서 200피트 미만의 짧은 거리를 혼자서 걸었다. 초기 검사의 시점에서 협응운동의 어려움 때문에 계단 위를 목발로 걸을 때 접촉 지지대를 필요로 하였다.[3~5] 환자는 독립적으로 일상생활동작과 수단적 일상생활동작(ADLs)을 수행하였다.[3~4]

평가

문제점(기능적 제한과 장애)

1. 환자는 그의 가족을 위한 유일한 가족 부양자였다. 완전히 회복될 때 까지 직장에 복귀 할 수 없었다. 상해의 형태와 심각함으로 4~8개월간 실업상태일 것이다.[3~4]
2. 감소된 활동 수준. 초기 환자는 초기 손상 후 움직이지 않았으며 이로 인해 심혈관 지구력이 감소되고, 체중 증가와 근육 위축이 되었다.[3, 4]
3. 손상된 사지에서의 관절가동범위와 근력의 제한된 회복을 위한 잠재력.[1, 2]
4. 동기. 환자는 일터로 돌아오기 위해 운동 프로그램에 따를 것을 원했다. 그러나 그는 적절한 치유를 위한 방법에 대해 잘 알지 못하였다.[3]
5. 신경혈관 징후와 증상. 환자는 pylon 골절과 일반적으로 관련되는 합병증의 발현을 피하기 위해 면밀한 관찰이 요구되었다.[1~3, 5, 6]

진단

물리치료 환자유형 4I : 골성조직이나 연부조직 수술과 관계된 관절가동범위, 운동 기능, 근육 수행력, 관절가동범위의 손상. 구획증후군은 자세변화의 증상 감소 때문에 배제되었다.[3, 4]

예후(치료계획 포함)

1~8개월의 치료 후 환자는 최적의 관절 움직임, 운동 기능, 근육 수행, 그리고 관절가동범위와 가정, 일(직업/학교/놀이), 지역사회, 그리고 여가환경에서의 기능의 높은 수준을 보여 줄 것이다. 기대되는 방문 횟수는 6~70회 이다.

물리치료 치료 계획

물리치료의 장기 목표(2개월)는 합병증을 예방하고 손상된 다리에 최적의 기능 복원이다. 단기 목표(1~2주)는 환자와 가족 교육과 증상 관리를 통해 치료를 촉진하고 조절된 힘을 사용하면서 초기 치료를 하는 것을 포함한다.

초기 검사 결과에 바탕을 두고, 어떤 형태의 활동과 자세가 운동을 위해 가장 적절한가? 어떠한 적절한 중재 서비스를 제공할 것인가?

치료

수치료(aquatic therapy)는 초기에 환자에게 직업적인 보행 훈련, 신장과 능동 보조 관절가동범위(AAROM) 운동을 허락하기 위해 사용되었다.[3, 4, 7, 8] 부력의 원리는 제한된 체중부하와 물에서 다리의 위치를 바꿈으로서 고관절, 무릎, 그리고 족관절의 관절가동범위를 촉진시키기 위해 사용되었다.

환자와 가족들을 대상으로 치유와 체중부하 제한을 고수하는 것의 필요성과 적절한 운동에 대한 교육을 실시하였다.[3, 4] Kisner와 Colby[9] 와 O'sullivan과 Schmitz[3]의 도수기법은 능동·수동·능동보조를 포함한 관절가동범위를 촉진시키고 손상된 다리의 신장을 위해 사용되었다. 운동은 정맥 순환을 돕기 위해 다리를 올리는 것으로 시작되었다. 치료의 4주 때에 환자는 손상된 다리 근육의 조절을 하였다. 손상된 다리에 이상감각, 부종 그리고 변색이 줄어들었으며 더 손상측에 의존적인 자세로 운동자세를 진행시킬 수 있었다.

초기에 심혈관 활동은 상지-몸통 측력계(ergometer)의 사용을 포함하였다. 환자는 처음에는 단지 팔만을 사용해서 수영을 할 수 있었지만 똑바로 다리를 차는 것을 진행시키면서 마침내 발차기까지 가능하였다. 고정식 자전거에서 4주 동안 관절가동범위를 향상시키고 체중부하는 줄이는 것을 진행시켰다. 8주 치료 후에 트레드밀(treadmill)에서 보행이 처방되었다.[3, 4, 7, 8]

환자는 다른 보건관리 전문가, 사회복지사, 심리상담사와 직업상담가에게 의뢰되었다.

결과

현재 손상 후 7개월 째이고 아직 물리치료를 받고 있다. 2.5km의 거리를 지팡이를 가지고 보행을 하였다. 아직 족관절 가동범위에 있어서 현저한 제한이 있고 하지와 발에 불규칙한 부종이 있다. 그는 일터로 돌아가지 못하고 있지만 직업 재교육 프로그램에 들어갔다.

References

1. Netter FH: *The Ciba collection of medical illustrations, vol 8, musculoskeletal system. Part III: trauma, evaluation, and management*, Summit, NJ: Ciba-Geigy, 1993.
2. Placzek JD, Boyce DA: *Orthopedic physical therapy secrets*, Philadelphia: Hanley & Belfus, 2001.
3. O'Sullivan SB, Schmitz TJ: *Physical rehabilitation assessment and treatment* (ed 4), Philadelphia: FA Davis, 2001.
4. American Physical Therapy Association: Guide to physical therapist practice, second edition, *Phys Ther* 81:9, 2001.
5. Evans RC: *Instant access to orthopedic physical assessment*, St Louis: Mosby, 2002.
6. Goodman CC, Snyder TE: *Differential diagnosis in physical therapy* (ed 3), Philadelphia: WB Saunders, 2000.
7. Bates A, Hanson N: *Aquatic exercise therapy*, Philadelphia: WB Saunders, 1996.
8. Ruoti RG, Morris DM, Cole AJ: *Aquatic rehabilitation*, Philadelphia: Lippincott, 1997.
9. Kisner C, Colby LA: *Therapeutic exercise foundations and techniques* (ed 3), Philadelphia: FA Davis, 1996.

학습목표

1. 상지의 감각이상(paresthesias)을 가진 환자의 면담을 통한 정보를 평가하고 가장 적절한 정보를 확인할 수 있다.
2. 자세 검사의 측면과 상지 사분면 선별검사가 신체검사를 수행할 때 가장 적절한 정보를 제공할 수 있음을 확인할 수 있다.
3. 어떤 특수검사가 정확한 진단을 하는데 가장 도움을 주는지 결정 할 수 있다.
4. 어떤 치료가 이 환자를 위해 가장 적절한지 결정 할 수 있다.

검사와 평가

병력

환자는 오른쪽 수근관 증후군(carpal tunnel syndrome)의 진단을 받은 37세 여성이다. 3달 전부터 진행되어온 오른손의 통증과 간헐적인 감각이상(paresthesias)을 보고했다. 또한 오른손을 사용하여 집안 허드렛일을 하는 것 뿐만 아니라 공장에서 일을 하는데 어려움을 보고했다. 손이 쉽게 피로해지고 자주 물건을 떨어뜨린다고 얘기했다. 통증과 감각이상은 주로 엄지손가락과 두 번째 손가락 그리고 세 번째 손가락에 있다고 하였다. 통증과 감각이상은 직장에서 손잡이를 돌리는 작업을 하기 시작하면서 시작되었고 돌리는 동작이 힘들다고 하였다. 환자는 일을 계속해왔으며, 설비의 다른 작업장으로 전임되길 요구했으나 거절되었다고 하였다.

2년 전 교통사고로 경부손상의 병력이 있었으며 2달간 매주 3번씩 물리치료를 받았다고 하였다. 그러나 여전히 아침에 목에 약간의 뻣뻣한 경직감이 있다고 말했다. 게다가, 최근 4년 전 임신기 동안 양손에 유사한 증상이 있었다고 언급했다. 그 증상은 임신 후의 몇 개월 동안 계속되었다가, 그 다음 천천히 없어졌다(수근관 증후군은 임신동안 일반적으로 나타난다[1]). 그 외에 다른 중요한 과거력은 없었다고 말했다.

환자는 의사의 지시대로 지난 2주 동안 중립위치(neutral)로 손목 부목(splint)을 착용했었다. 부목의 목적은 수근관(carpal tunnel)[2]에 압력(stress)을 감소하는 것이다(수근관은 중립위치에서 가장 제한이 적다. 안정이나 콕업부목(cock-up splint)에서 일반적으로 보이는 것처럼 대략 20도의 손목의 신전은 수근관에서 정중신경(median nerve)에 긴장을 일으킬 수 있다). 최근 2주 동안 부목을 착용했는데 증상이 변화가 없었다고 얘기했다. 환자는 하루에 세 번(t.i.d.) 250mg의 Naproxen을 처방받았다. 그러나 위의 자극때문에 6일 후에 약 복용을 중단했다. 하루에 담배 반 갑 정도 피운다고 했으며 술이나 기분전환하는 약들의 사용은 하지 않는다고 말했다. 7살과 15살의 두 아이를 혼자서 부양했으며, 배관설치물을 생산하는 공장에서 일한다고 하였다.

면담의 어떤 부분이 신체검사의 과정을 결정하는데 가장 중요했는가?

이상감각의 양상은 정중신경의 분지(distribution) 지점과 연관되어 나타났다. 다른 가능성있는 이상감각의 원인으로는 신경근 또는 다른 말초신경의 손상이나 당뇨성 신경병증과 같은 것이 의심이 되었다.[3,4] 감각이상의 원인의 결정은 감각 검사로 판별되어야 한다. 교통사고와 관련된 환자의 과거의 병력때문에 경추에서의 연관성이 의심되었다. 만약 정중신경이 관련되었다면 그곳에 침범이 일어났다고 결정지을 수 있다.

환자가 수행했던 일의 형태와 관련해서 어떤 영역을 검사되어야 하는가?

추가적 질문을 통해 거의 하루의 대부분을 설비 조작에 관련된 일을 한다는 것이 밝혀졌다. 그 작업은 오른손을 사용하여서 저항을 대항하여 시계반대 방향으로 설비의 손잡이를 자주 돌려야 했다. 하루 일이 끝나면 손의 이상감각과 상완과 손에 통증과 피로감을 호소했다.

신체검사

환자의 신장은 172.7cm(5feet 8inch), 체중은 63.5kg(140pounds)이었다. 서있을 때 다소 앞으로 향한 머리자세와 약간의 흉추 후만(kyphosis)을 나타냈다. 상지의 사분면 선별검사[5]로 경추의 관절가동범위가 양쪽모두 신전과 회전에 약간의 제한이 있는 것으로 드러났다. 동작이나 압박 어느 것에서도 증상의 호소가 없었다. 모든 상지 동작은 정상 범위내(within normal limit-WNL)에 있고 동작이나 과압박 모두에서 증상의 호소가 없었다. 상지의 등척성 저항 운동에서도 강하고 통증이 없는 것으로 밝혀졌다. 모든 상지의 부분에 있어서 오른손의 엄지손가락, 두 번째, 그리고 세 번째 손가락 바닥면에서의 감각감소를 제외하고 피부분절 검사는 정상이었다. 심부건 반사(deep tendon reflexes)는 정상으로 밝혀졌고 이두근(biceps-C5), 상완요골근(brachioradialis-C6), 그리고 삼두근(triceps musclse-C7)은 대칭적이었다.

상지의 사분면 선별검사의 결과로 무엇이 결정되었는가?

상지의 사분면 선별검사의 결과는 증상의 원인으로 경추에서의 기인을 배제할 수 있었다. 어떤 증상도 경부의 동작이나 압력으로 재현되지 않았다. 또한 상지의 감각의 손실이 없었기 때문에 C6이나 C7과 같은 특별한 신경근 이상도 아니었다. 감각유형은 정중신경의 이상 양상으로 나타났다.

정중신경 이상임을 명확히 하기 위해, 다른 어떤 검사가 필요한가?

피부분절(dermatome) 검사는 정중신경에 의해 지배되는 근육의 이상인지 다른 신경에 의해 지배되는 근육의 이상인지를 감별하는데 충분하지 않다. 정밀한 감각 검사와 도수근력검사가 좀더 요구된다. 정밀한 감각 검사 결과, 정중신경의 이상으로 진단되었다. 1, 2, 3번째 손가락의 지면과 4번째 손가락의 요측의 반, 그리고 같은 손가락 끝의 손등면에 이상감각이 있는 것으로 밝혀졌다. 나머지 손가락과 상완에 있어서 감각은 정상이었다. 당뇨성이나 알코올성의 신경병증으로부터 기인된 감각 손실은 좀더 손의 모든 손가락을 침범하는, 그리고 전반적으로 특별한 신경 양상이 아닌 "장갑" 형태의 경향을 보일 것이다[3].

광범위한 감각 손실은 정적인 두점 식별 검사(static two-point crimination test), 움직이는 두점 식별 검사(moving two-point crimination test), Semmes-Weinstein 단일 필라멘트 검사(Semmes-Weinstein mono-filament test), 또는 진동 감각 검사(vibratory sen-sation testing)를 사용함으로써 임상적으로 측정을 할 수 있다.[4] Semmes-Weinstein 단일 필라멘트 검사가 이 환자에게 사용되었다. 검사결과 환자의 감각상실은 중등도이며(그녀는 2.83 단일 필라멘트에서 감각이 탐지될 수 있었다) 정중신경에 의해 지배되는 영역에서 나타났다.

감각 검사 결과, 정중신경 문제로 확인되었다.

그러나 환자는 정중신경 분지에서 약간의 감각을 가지고 있었기 때문에 정중신경(median nerve)은 손상되지 않은 것으로 확인되었다.

정중신경이 어디에서 침범되었는지를 어떻게 아는가?

정중신경의 운동기능은 정중신경 침범의 위치를 결정하기 위해서 측정되었다. 도수 근력 검사 결과, 척골신경과 요골신경이 지배하는 근육의 근력은 Normal로 측정되었다. 정중신경에 의해 지배되는 근육의 도수 근력 검사(MMT) 결과는 다음과 같다.

- 원회내근(pronator teres), Normal
- 요측수근굴근(flexor carpi radialis), Normal
- 천지굴근(flexor digitorum superficialis), Normal
- 심지굴근(flexor digitorum profundus)(두번째와 세 번째 손가락까지), Fair-
- 장무지굴근(flexor pollicis longus), Fair-
- 단무지외전근(abductor pollicis brevis), Fair-
- 단무지굴근(flexor pollicis brevis), Fair-

도수근력검사(manual muscle test)상 정중신경이 이상이 있는 것으로 나왔지만 정중신경이 지배하는 모든 근육이 침범을 받은 것은 아니었다. 손목 터널 원위부 정중신경에 의해 지배되는 근육과 손목 근위부 정중신경에 의해 지배되는 몇몇 근육이 침범되었다. 검사 결과, 증상의 원인으로 손목 터널의 이상은 배제시킬 수 있었다. 외측 3개의 손가락의 감각 손실과 근육 약화는 왜 환자가 물건을 떨어뜨리고 집과 일터에서 일을 수행하는데 어려움을 겪었는지를 설명해준다.

환자의 문제점의 근원을 좀더 명확히 증명하기 위해 어떤 특수검사가 수행되어야 하는가?

상지 긴장 검사(upper limb tension test)가 시행되었다. 검사는 정중신경에 긴장을 가해 환자의 증상을 재현하는 것이다.[6] 손목과 상완의 상부 지면의 틴넬징후(Tinel' s sign)[7]은 양성이었다. (틴넬 징후를 이끌어내기 위해서, 검사자는 신경체(nerve trunk)만을 자극한다 ; 양성 틴넬 징후는 신경의 감각 분포 문제에서 감각이상의 재현을 의미한다. 틴넬 징후는 손상된 신경의 원위부에서 측정해도 양성이 될 수 있다).

환자의 문제점의 원인을 밝히는 등척성 검사의 잠재적 가치는 무엇인가?

상완의 저항을 주는 등척성 검사는 반복적인 회내(pronation) 저항으로 증상을 유발시켰다.

정중신경은 상완의 원회내근(pronator teres)의 두 개의 근두 사이를 지난다.[8] 반복적으로 저항을 주는 회내는 원회내근의 비대(hypertrophy)의 결과를 낳을 것이고 그 근육의 두 근두 사이에 있는 정중신경이 압박을 받을 것이다. 원회내근, 요측 수근 굴근(flexor carpi radialis), 천지굴근(flexor digitorum superficialis)은 모두 회내근의 두 근두 사이를 지나는 신경에 근위부 정중신경에 의해 지배된다. 두 번째와 세 번째 손가락까지의 심지굴근(flexor digitorum profundus)과 장무지굴근(flexor pollicis longus)은 회내근의 두 근두 사이를 지나는 원위부 정중신경에 의해 지배되며, 이 정중신경에 의해 지배되는 손의 근육들은 단무지외전근(abductor pollicis brevis), 단무지굴근(flexor pollicis brevis), 무지대립근(opponens pollicis), 그리고 첫 번째와 두 번째 충양근(first and second lumbricales)이 있다. 감각 양상은 신경이 회내근의 두 근두 사이에서 압박되거나 수근만(carpal tunnel)에서의 압박과 같을 것이다. 또한 정중신경에 의해 지배되는 손 근력 약화 역시 신경이 회내근의 두 근두 사이에서 압박되거나 수근관에 압박되어도 같을 것이다. 정중신경의 압박부위가 수근관에서인지 회내근의 두 근두 사이에서인지를 결정하는데 고려점은 두 번째와 세 번째 손가락의 장모지굴근과 심지굴근에서 발견된 약화였다.[9] 상지 긴장 검사(upper limb tension test)는 정중신경이 침범되었다는 것을 확인 시켜주었다. 그러나 팔렌(Phalen)과 역 팔렌(reverse Phalen) 검사에서는 정중신경 손상부위가 손목이 아님을 알 수 있었다.

물리치료 진단은 근전도(electromyogram-EMG)와 신경전도속도(nerve conduction velocity- NCV) 검사로 확인하여 보았다. EMG에서 정중신경에 의해 지배되는 손의 모든 근육이 손상되었고 반면에 척골신경(ulnar nerve)에 의해 지배되는 근육들은 손상되지 않았음을 확인하였다. 두 번째와 세 번째 손가락까지의 심지굴근과 장모지굴근은 손상되었고 상완의 다른 모든 근육은 정상이었다. 신경전도속도(NCV) 검사는 원위부 시작점에서 팔꿈치까지 정중신경 전달이 느려져 있음을 보였다.

이 환자를 위한 치료의 논리적인 과정은 무엇인가?

진단

물리치료 환자 유형 5F : 말초신경 손상을 동반한 말초신경 통합과 근수행 능력의 손상

예후

목표

1. 환자는 오른손으로 작은 물건을 떨어뜨리지 않고 다루게 될 것이다. 3주안에 옷을 입고 집안일을 수행할 수 있을 것이다.
2. 환자는 정중신경에 의해 지배되는 모든 근육의 근력이 Normal로 될 것이며 4주안에 모든 일을 수행할 수 있을 것이다.

치료

성공적인 치료를 위한 중요한 방침은 회내 저항에 노출되지 않도록 우측 상지를 쉬게 하는 것이다. 빈번한 회내 저항은 원회내근(pronator teres)의 비대의 원인이 되고 그 결과 근육육의 두 근두 사이를 지나는 정중신경을 압박하게 된다. 원회내근 부위에 냉찜질과 파동 초음파 적용은 염증을 감소시키는데 이용된다. 또한 원회내근의 부드러운 신장과 정중신경의 가동운동(mobilization)이 유익하다[10]. 정중신경의 부드러운 활주(gliding)는 정중신경 동작을 자연스럽게 하며, 회내근의 두 근두 사이에서의 활주를 원활하게 한다. 치료는 신경을 너무 과도하게 신장시켜서는 안된다. 치료하는 동안 증상이 악화되어서도 안된다. 과도한 긴장은 신경에 더 손상을 줄 수 있고 그 결과로 더 심한 장애를 초래할 수 있다.

퇴근 후 상완 전방부에 냉찜질을 하고 정중신경의 활주를 위해 주관절 신전 및 회내와 손목 굴곡의 부드러운 신장운동(stretching)이 처방되었다. 운동 시에는 너무 과도하게 신장하여 신경자극으로 인한 감각이상이 초래되지 않도록 해야 한다.

결과

마침내 회내 저항이 요구되지 않는 다른 근무 환경으로 전환되었다. 계속적으로 일을 할 수 있었으며, 쉬는 동안에는 하루에 3회씩 주관절 바로 아래의 상완에 냉찜질을 적용하였다. 또한 3주 동안 매주 3회씩 물리치료를 받았다. 우측 상지의 감각과 근력이 정상으로 회복되었다.

References

1. Jacobs JL: Hand and wrist. In Richardson JK, Iglarsh ZA (eds): *Clinical orthopedic physical therapy*, Philadelphia: WB Saunders, 1994.
2. Coppard BM, Lohman H: *Introduction to splinting: a clinical-reasoning and problem-solving approach* (ed 2), Philadelphia: Mosby, 2001.
3. Emanuele NV, Emanuele MA: Diabetic neuropathy: therapies for peripheral and autonomic symptoms, *Geriatrics* 52:40, 1997.
4. Tan AM: Sensibility testing. In Stanley BG, Tribuzi SM: *Concepts in hand rehabilitation*, Philadelphia: FA Davis, 1992.
5. Hertling D, Kessler RM: The cervical-upper limb scan examination. In Hertling D, Kessler RM (eds): *Management of common musculoskeletal disorders* (ed 3), Philadelphia: Lippincott, 1996.
6. Kleinrensink GJ, Syoeckart R, Mulder PG, et al: Upper limb tension tests as tools in the diagnosis of nerve and plexus lesions: anatomical and biomechanical aspects, *Clin Biomech* 15:9, 2000.
7. Magee DJ: *Orthopedic physical assessment* (ed 3), Philadelphia: WB Saunders, 1997.
8. Rosse C, Gaddum-Rosse P: *Hollenshead's textbook of anatomy*, Philadelphia: Lippincott-Raven, 1997.
9. Gerstner DL, Omer GE: Peripheral entrapment neuropathies in the upper extremity. Part 1: Key differential findings, median nerve neuropathies, *J Musculoskel Med* 3:14, 1988.
10. Elvy RL: Treatment of arm pain associated with abnormal brachial plexus tension, *Aust J Physiother* 32:225, 1986.

학습목표

1. 상담을 통해 전방 대퇴부와 내측 슬관절 통증에 대한 정보를 얻고, 그 중 최적의 정보가 무엇인지 안다.
2. 신체검사 중 자세검사와 하부 선별 검사(lower quarter screen)의 어떤 측면이 최적의 정보를 주는지 안다.
3. 정확한 진단을 하기 위해 어떤 특수 검사가 도움이 될 수 있는지를 안다.
4. 어떤 치료가 환자에게 가장 적절한지 판단할 수 있다.

검사

병력

59세의 남자로 우측 전방 대퇴부와 내측 슬관절에 통증을 주된 호소로 방문하였다. 지난 3달간 점진적으로 통증이 증가되었고 2주 전부터 매우 악화되었다고 하였다. 통증은 아침에 가장 심하며, 시간이 지나면서 점차적으로 수그러진다고 하였다. 통증으로 수면에 들기 힘들며, 경우에 따라 요통으로 잠을 깨기도 한다고 하였다. 현재 건설업의 중장비 기사로 일하고 있었다.

과거에 몇 번 작업 중 허리를 부상당한 경험이 있었으며 가장 최근 부상은 5년 전의 일로, 부상이후 즉각적으로 물리치료를 받았고 그 치료로는 습열, 초음파, 마사지, 운동치료 등이었다. 현재 다시 물리치료를 의뢰받았으며 대퇴사두근(quadriceps) 염좌(strain)로 진단받고 naproxen을 처방받았다. 평소 주 2회 볼링경기를 즐겨했으며 경기 이후 통증이 악화되었다고 하였다. 키가 183cm였고 체중은 124kg였다.

상담내용의 핵심은 무엇인가?

아침에 악화되고 활동을 하면 완화되는 통증은 골관절염(osteoarthritis)의 한 증상일 수 있다. 밤에 통증으로 깨게 되고 수면이 어렵다는 것은 비-근골격계(nonmusculoskeletal) 기원[1]의 통증을 의미할 수 있다. 야간통(night pain)은 증상이 신체검사 결과로 설명될 수 있는 한 중요한 의미는 아니다. 요통의 과거력은 현재 증상의 가능성 있는 중요한 원인일 수 있다. 전방 대퇴부의 통증은 전방 대퇴부, 요추, 슬관절의 병리나 고관절에서 방사되어 유발될 수 있다. 신체검사는 각각의 이 가능성에 역점을 고려하여 진행되어야 한다.

증상의 원인으로 위의 모든 가능성을 살펴볼 때, 어떤 검사부터 시행하는 것이 가장 적절한가?

검사는 자세평가와 하지 촬영 검사로 시작하였다. 이 검사들은 증상의 가능성있는 원인을 배제(rule out)시키는데 도움이 되었다.[2]

신체 검사

하부 선별 검사(lower screen examination)[2] 결과, 요추 가동성의 모든 방향에 제한이 있었다(굴곡, 신전, 좌우측 측방 굴곡, 좌 · 우측 회전). 각각의 동작을 취할 때마다 뻣뻣하다고 호소하였으나 오른쪽 하지 통증을 유발시키는 동작은 없었다고 하였다. 관절 끝 지점에서 압력을 세게 가하여 동작을 반복해 보았으며, 압력을 세게 가하는 것이 대퇴부나 슬관절 내 증상을 일으키지는 않았다. 각 동작의 다양한 반복이 시행되었지만 역시 증상이 유발되지는 않았다. 피부분절 검사(dermatome scan)는 음성이었다.

저항 등척성 검사(resistive isometric examination)에서는 대퇴사두근(quadriceps)을 포함해서 모든 근육이 통증없이 강한 것으로 측정되었다. 대퇴사두근의 도수근력검사(MMT)에서는 근력이 정상인 것으로 나왔다. 대퇴사두근과 건(tendon) 촉진(palpation) 시 유발되는 통증은 없었다.

환자는 통증으로 쭈그려 앉지 못했으며, 왼쪽으로 기우는 경향을 보였다. 우측 고관절 외전근의 근력은 good, 고관절 내전근, 신전근, 굴곡근 근력은 normal 이었다. 사지의 관절가동범위 검사 결과, 우측 고관절 굴곡, 외전, 내회전, 신전의 능동, 수동 가동성이 제한된 것으로 드러났다. 우측 슬관절을 포함한 다른 모든 사지의 동작은 통증없이 정상범주에 속하는 것으로 나타났다. 우측 고관절은 관절낭 끝느낌(capsular end feel)[4]으로 관절낭 양상(capsular pattern ; 굴곡, 외전, 내회전, 신전)[3]에서 제한되었다. 이들 두 소견은 긴장성 고관절낭으로 나타났다.

무엇이 검사에서 판명되었는가?

요추 선별검사결과, 요추는 환자 증상[2]의 원인에서 배제되었다. 대퇴사두근(quadriceps)의 저항 등척성 검사(resistive isometric examination) 결과, 통증없이 강한 것으로 드러났다는 것은 근육, 건, 건의 골 부착부에 병리적 양상[2]이 없다는 것이다. 쭈그려 앉기가 어렵다는 것은 감소된 가동성, 통증, 약화, 하지의 균형성 결손을 의미할 수 있다.[2]

위와 같은 결과가 판명되었을 때, 그 다음으로 어떤 특수검사가 적절한가?

환자의 증상에 기초하여, Faber's 검사가 시행되었다. 이 검사는 바르게 누워서 무릎을 굽혀 반대쪽 경골(tibia)쪽에 발을 놓게 한 뒤, 수동으로 고관절을 굴곡, 외전, 외회전시키는 것이다. 검사하는 하지가 반대쪽 하지 쪽으로 떨어지는 것은 음성반응이다.[5] 이 검사에서 우측 하지가 좌측 하지보다 10~12.5cm 정도 높은 것으로 나왔다. 환자는 이 동작에 힘을 가할 때 통증을 호소하였다. Faber's 검사에서 나타난 제한된 동작은 고관절 내전근, 굴곡근, 고관절낭의 긴장성(tightness)을 의미할 수 있다.

Scouring 검사가 시행되었는데 이 검사는 압박(compression)하는 힘으로 고관절 내전, 외전과 굴곡, 신전을 검사하는 것이다.[5] 환자는 통증을 호소하였고 치료사는 관절 표면의 퇴행성 변화를 의미할 수 있는 고관절에서의 불규칙적인 움직임을 감지했다.

또한 보행 분석 결과, 환자는 우측으로 기울면서 걸었다. 또한 우측 고관절을 약간 굴곡하여 걸었다. 외측으로 기운다는 것은 고관절 외전근이 약하거나 고관절 통증의 반응일 수 있다[3]. 고관절 외전근의 도수 근력 검사 결과는 정상으로 나왔다.

슬관절 검사에서는 촉진 시 압통이 없었고 관절 가동범위도 정상범주에 속하였다. 모든 인대 안정성 검사 결과에서 통증없이 정상이었으며 반월판검사(meniscal test)도 정상이었다. 이 결과는 환자 증상의 원인으로 슬관절이 배제됨을 뜻한다.

임상 검사의 결과는 무엇인가?

결과에서 환자 증상의 원인이 고관절에 있음이 밝혀졌다. 고관절 이상은 전방 대퇴부와 내측 슬관절로 통증이 방사될 수 있다고 알려져 있다.[5] 환자의 체구와 과거 병력, 그리고 중장비를 다루는 직업은 고관절 골관절염(osteoarthritis)을 야기시키는 요인이 되었을 것이다.[6]

적절한 치료과정은 무엇인가?

진단

물리치료 환자 유형 4D : 결합조직 기능이상을 동반한 관절 가동성, 운동기능, 근육 수행력, 관절가동범위의 장애

예후

목표

1. 2주내 통증없이 신발을 신을 수 있다.
2. 4주내 통증과 보행의 치우침 없이 300m를 걸을 수 있다.
3. 6주내 통증없이 볼링을 할 수 있다.

치료

물리치료 프로그램은 고관절 관절낭과 주변 근육을 따뜻하게 하기 위해 고정식 자전거 타기로 시작되었다[7]. 자전거를 탄 후에는 치료사에 의해서 고관절 주변의 단축된 근육을 이완시키기 위해 고관절 굴곡, 신전, 외전, 내전근이 수동 신장을 하였다[7]. 그 다음에 고관절의 관절낭을 신장시키기 위해 관절낭 신연 기술(joint capsule distraction techniques)을 적용하였다.[7] 또한 우측 고관절에 압박되는 힘을 줄이기 위해 왼손에 지팡이(cane)를 짚게 했다.[3] 증가된 관절가동범위와 근력을 유지시키기 위한 운동치료 프로그램이 교육되었다.[8] 치료는 초기에는 4주 동안 주 3회로 하다가 2주간은 주 2회, 그리고 후반 2주간은 주 1회로 진행되었다. 치료를 종결하면서, 집에서도 계속적으로 운동프로그램을 할 수 있도록 교육해 주었다. 지팡이 없이도 걸을 수 있게 되었고, 치료 4주 후 일터로 복귀할 수 있었다.

경도의 저항으로 근력운동을 서서히 시작하였으며, 저항은 시간이 갈수록 점진적으로 증가시켰다. 지구력 훈련은 일터에서의 하루를 더 잘 버티게 해주었다. 지구력 훈련에는 고정식 자전거 타기, 웨이트 트레이닝, 수영 프로그램이 포함되었다.

결과

통증이 점차적으로 감소되었으며 보행에서는 더 이상 기울어짐이 없었다. 그래서 지팡이 없이 걸을 수 있었다. 또한 개선된 고관절의 근력과 유연성을 유지시키는 것의 중요성에 대해 교육을 받았으며, 고관절전치환술(total hip replacement surgery)을 예방하는 방법과 관절염의 진행을 늦추기 위한 적절한 근력 및 가동성 유지하기에 대한 교육도 받았다.[9]

References

1. Goodman CC, Snyder TEK: *Differential diagnosis in physical therapy* (ed 3), Philadelphia: WB Saunders, 2000.
2. Hertling D, Kessler RM: The lumbosacral-lower limb scan examination. In Hertling D, Kessler RM (eds): *Management of common musculoskeletal disorders* (ed 3), Philadelphia: Lippincott, 1996.
3. Barr AE, Backus SI: Biomechanics of gait. In Nordin M, Frankel VH (eds): *Basic biomechanics of the musculoskeletal system*, Philadelphia: Lippincott Williams & Wilkins, 2001.
4. Cyriax J: *Textbook of orthopaedic medicine. Volume I: Diagnosis of soft tissue lesions* (ed 7), London: Bailliere Tindall, 1979.
5. Magee DJ: *Orthopedic physical assessment* (ed 3), Philadelphia: WB Saunders, 1997.

6. McKinnis LN: Fundamentals of radiology for physical therapists. In Richardson KJ, Iglarsh ZA: *Clinical orthopedic physical therapy*, Philadelphia: WB Saunders, 1994.
7. Kisner C, Colby LA: *Therapeutic exercise: foundations and techniques*, Philadelphia: FA Davis, 2002.
8. Van Baar ME, Assendelft WJ, Dekker J: Effectiveness of exercise therapy in patients with osteoarthritis of the hip and knee, *Arthritis Rheum* 42:1361, 1999.
9. Salter RB: *Textbook of disorders of the musculoskeletal system* (ed 3), Baltimore: Williams & Wilkins, 1999.

학습목표

1. 요통과 하지의 이상감각(paresthesias)을 가진 환자와의 면담으로부터 정보를 평가하고 가장 타당한 정보를 확인할 수 있다.
2. 방사선 검사(radiological examination)가 정확한 진단을 하는데 물리치료사에게 가장 유용할 수 있다는 관점을 확인할 수 있다.
3. 신체검사를 수행할 때 가장 적절한 정보를 줄 것 같은 자세검사와 하지 사분면 검사를 확인할 수 있다.
4. 어떤 검사가 정확한 진단을 하는데 가장 도움을 주는지 결정 할 수 있다.
5. 이 환자를 위해 가장 적절한 치료를 결정 할 수 있다.

검사

병력

환자는 요부 염좌(lumbar strain)의 진단을 받은 62세의 남자이다. 그는 2주전 몬타나(Montana)에서 일주일간 플라이 낚시(fly-fishing)를 한 후에 요통이 시작하여 간헐적인 통증과 우측 하지에서 발까지 이상감각(paresthesias)을 보고 하였다. 통증이 장기간 서있을 때와 장기간 걸을 때 더 심했지만 앉아있고 태아상태의 자세로 누워있을 때는 경감되었다고 보고 했다. 하지의 약화나 장(bowel) 또는 방광의 변화에 대한 어떤 느낌도 받지 않았다고 했다.

30~40대에 요통의 병력이 있었지만 적어도 15년 동안은 특별한 발병기간이 없었다고 보고했다. 아침에 허리에 경직감을 자주 느끼나 낮이 되면 경감된다고 하였다. 세무회계사로 일하고 있으며 바쁜 기간이 다가오기 때문에 걱정을 하고 있었다.

주치의는 방사선 검사를 처방하였다. 전후(anteroposterior)와 측면 상으로 경도의 퇴행성 관절병과 요추의 퇴행성 디스크로 드러났다. 의사는 Naprosyn를 처방하였다. 그러나 환자는 약을 단지 5일 복용했고 위의 자극 때문에 중단했다.

과도한 흡연이나 음주는 하지 않았으며, 플라이 낚시와 카드놀이를 좋아한다고 하였다. 약으로 조절되고 있는 약간 높은 고혈압이 있는 것 외에 전반적으로 건강한 체질이었다. 환자는 그의 요통 점수를 0에서 10까지 범위 중 2를 매겼다. 그 당시에는 하지 증상이 없었다.

면담으로부터 얻은 중요한 결과는 무엇이고 이는 무엇을 의미하는가?

환자의 하지 증상은 간헐적이고 요추를 신전하는 것을 포함하여 동작할 때 지속적이다. 손상기전은 반복적인 요추 신전(플라이 낚시)이다. 요추 굴곡 운동에서 통증의 경감이 있다(앉는 자세, 태아 자세). 환자의 연령(62)과 방사선검사 상 퇴행성 관절과 퇴행성 디스크의 소견은 그가 아침에 허리가 경직되고 활동하면서 풀리는 느낌을 받는 결과와 일치한다. 유해반응(adverse reaction)이 있기 때문에 비스테로이드성항염제(nonsteroidal anti-inflammatory ; Naprosyn)을 복용하는 것을 금하였다.

신체검사

신체검사의 중요한 점은 무엇인가?

검사는 자세검사와 하지 사분면 검사(lower quarter screen)로 시작하였다. 이러한 과정은 환자의 징후와 증상의 어떤 원천을 배제하는데 도움을 준다. 또한 다음 신체검사를 수행하기 위해 어떤 특수검사가 가장 적합한지를 결정하기 위해 도움이 된다[1].

환자는 요추의 전방굴곡 자세를 하고 있었다. 약간 흉추 후만(kyphosis)과 머리를 전방으로 향한 자세를 갖고 있었다. 몸통의 전방 굴곡은 그가 경골(tibia)의 중간쯤 닿을 수 있다는 것을 가리킨다. 전방 굴곡하는 동안 전방 골반 회전의 부족으로 판단되는 단축된 슬괵근(hamstiring)을 가진 것으로 보인다. 요추의 저가동성(hypomobility)이 관찰되었다. 하지의 증상의 재현없이 전방 굴곡 시 요통이 증가하고 경직이 있다고 보고하였다. 신전 시에는 약간 요통이 증가하지만 하지의 증상변화는 없는 약간의 제한이 있었다. 좌우의 측방굴곡은 양측 모두 경직을 호소하지만 하지의 증상은 없는 경도의 제한이 있었다.

각 동작에 과부하를 적용한 결과, 과부하가 말단부 증상을 초래하지 않았지만 요통 증가를 재현하였다. 반복된 동작을 각 동작마다 수행해 보았다. 신전과 우측 측방굴곡의 반복 동작에서 하지 증상이 유도되었다.[1] 피부분절(dermatome)검사 결과, 하지 외측과 L5 피부분절인 발등에서 엄지발가락까지의 감각이 감소되어 있었다.

저항 등척 운동(resisted isometrics)을 고관절 굴곡근, 슬관절 신전근, 슬관절 굴곡근, 족관절 배측굴곡근, 저측굴곡근, 엄지발가락 신전근에 각각 적용하였다. 족관절 배측굴곡과 엄지발가락 신전근이 통증없이 약한 것 외에는 모든 동작이 통증없이 강하였다. 배측굴곡과 엄지발가락 신전근의 도수 근력검사결과 근력이 Good이었으며, 그 외 다른 하지 근력은 Normal이었다. 슬개골의 심부건반사(deep tendon reflex, L4)와 종골건(calcaneal tendon, S1)은 정상이었다.

자세검사와 하지 사분면 검사(lower quarter screen) 결과 어떻게 나왔는가?

환자는 요추를 굴곡한 자세를 취하고 있었다. 요추는 모든 동작에서 제한이 되었으나 단일 동작시 말단부로의 증상은 나타나지 않았다. 반복된 요추 신전과 우측 측방 굴곡은 말단부의 증상을 초래하였다. 저항 등척성 검사, 도수근력검사, 감각검사 결과, L5 신경근이 관계되어 있음을 예측할 수 있었다.

어떤 부가적 특수검사로 증상과 징후를 명확히 살펴볼 것인가?

환자를 엎드리게 하고 베개를 받혀 약간 굴곡되게 한 뒤, 전후방에 압력을 가하면서 수동 가동성 검사를 시행하였다. 검사결과 요추가 전반적으로 제한되었으나 하지의 증상을 야기시키지는 않았다. 요추기립근(lumbar erector spinae muscle)에 근 경축이 촉진(palpation)되었다.

하지직거상검사(straight-leg raising test)에서 양측모두 슬괵근(hamstrings)은 단축으로 65° 정도로 제한되었다. 슬관절을 신전한 상태에서 고관절을 굴곡하여 좌골신경의 하지 긴장 검사를 시행하였다.[2] 이 검사에서는 하지의 증상이 나타나지 않았다. 또한 고관절을 내전, 내회전, 족관절을 배측굴곡(dorsiflexion)한 상태에서 좌골신경 긴장검사를 적용하였으며, 이 역시 음성반응으로 나왔다. 엎드린 자세에서 슬관절 굴곡과 고관절 신전에 의해 대퇴신경(femoral nerve) 긴장검사를 시행하였다[2](이 검사 시 요추가 중립위치로 있어야 한다. 요추를 신전하게 했을 때 말단부의 증상이 나타났다면, 이 대퇴신경의 긴장에 의해서가 아니라 척추추간공에 신경근이 낀 폐쇄 때문이다). 이 검사는 또한 음성이었다. 환자는 대퇴직근(rectus femoris)에 있는 긴장성(tightness)을 호소했다. 그러나 이상감각(paresthesias)은 없다고 말했다.

보행 분석으로 환자는 앞으로 숙인 상태의 요추 자세로 걷는 다는 것이 드러났다. 좀더 직립 자세로 걷기를 요구했을 때 그는 약 1.5km 정도 걷고 난후에 우측 하지에 이상감각을 호소했다.

특수 검사 수행으로부터 어떤 정보가 도출되는가?

하지 긴장 검사(lower limb tension testing)는 좌골신경(sciatic nerve)에 긴장을 적용하는 것을 결정했고 대퇴신경(femoral nerve)은 환자의 증상을 재현하지 못했다. 검사 시에 이 신경들 중 어느 것도 충돌(impingement) 현상이 나타나지 않았다. 슬괵근(hamstrings)과 대퇴직근(rectus femoris)의 긴장성(tightness)이 발견되었다. 환자는 앞으로 숙인 허리 자세로 보행했는데, 직립으로 보행 할 때 허리 신전 자세는 증상을 초래하였다. 요추 신전에서 요추 추간공(intervertebral foramen)은 좀더 닫히는 것처럼 보인다. 환자는 원위부 증상을 호소하였다.

무엇이 환자 문제의 잠재적 원인이 되겠는가?

플라이-낚시 후 발병한 증상의 병력은 반복적인 신전이 요통과 하지 마비의 원인일 가능성을 이끌었다. 신전 또한 서 있을 때 환자의 증상이 악화됨을 호소하고 앉고 누워서 태아자세에 있을 때 증상이 완화되었다. 방사선 검사는 퇴행성 관절 질환과 퇴행성 디스크 질환을 보여주었다. 이 소견은 흔히 외측 척추관 협착(stenosis)[3]과 관련이 있다. 요추 신전 측면의 방사선 검사는 요추가 완전히 신전했을 때 추간공의 크기가 현저하게 감소함을 보여주었다.

만약 환자의 하지마비가 신경근의 염증으로부터 온다면 그때 그곳은 그가 Naprosyn과 같은 비스테로이드성(nonsteroidal) 항염증(antiinflammatory) 약으로부터 다소 완화를 가졌을 것이라는 강한 가능성이 있다. 그러나 위장의 자극은 비스테로이드 항염증 약과 관련된 흔한 부작용이다.[4]

환자의 퇴행성 관절 질환과 퇴행성 디스크 질환의 병력 때문에 그가 수동 운동 검사에서 저운동성(hypomobility)을 가졌을 것이라고 기대했다. 신전 보행은 하지의 증상을 악화시키기 때문에 굴곡된 요추상태로 보행을 했다. 환자가 앞으로 굴곡된 보행을 한다는 사실은 요추 기립근(lumbar eretor spinae muscle)에 비정상적인 압력을 유발할 것이고 이것은 이 근육에 염좌와 경직을 초래할 수 있다.

신체검사에서는 굴곡 운동은 요통을 악화시키지만 이상감각은 완화시키고 반면에 신전 운동은 이상감각을 악화시킨다는 것을 확인했다. 이 발견은 요추의 퇴행성 디스크 질환과 퇴행성 관절 질환과 함께, 환자의 증상의 주요 요인으로서 외측 요추 협착증(stenosis)을 가리켰다[5](추간 디스크 높이의 경감이 나타나는 퇴행성 디스크 질환은 요추 추간공의 크기가 수직으로 작아지는 원인이다). 디스크 반경 돌출의 결과인 퇴행성 디스크 질환은 앞에서 뒤로 추간공의 크기를 감소시키는 원인이다. 관절낭의 과비대(hypertrophy)의 결과인 요추 척추추간 관절 돌기(zygapophyseal joint)의 퇴행성 관절 질환은 앞에서 뒤로 추간공의 크기의 감소를 일으킨다. 이러한 사실은 신전하는 동안 추간공의 크기가 감소하는 것과 더불어 요추신전과 함께 신경근의 충돌을 초래한다). 환자의 징후와 증상은 모두 우측 L5 신경근과 관련되는 것처럼 보였다.

진단

물리치료 환자 유형 4F : 척수 장애와 관계된 관절 가동성, 운동 기능, 근육 수행력, 관절가동범위,

척추이상과 관련된 반사 통합의 손상. 물리치료 환자 유형 5F : 말초신경손상과 관계된 말초신경통합과 근육 수행력의 손상.

예후

목표

1. 환자는 1주 내에 10에서 0까지 점수 중 0점까지 요통과 근경직의 감소를 보고할 것이다. 그래서 신발을 신고 통증없이 바닥에 있는 작은 물체를 집어 올릴 것이다.
2. 환자는 3주 내에 서 있거나 걷는 동안 더 이상 우측 하지에 통증이나 이상감각(parethesis)을 경험하지 않을 것이다.
3. 환자는 6주 내에 통증과 이상감각없이 플라이 낚시를 다시 할 수 있을 것이다.

치료

환자는 4주 동안 매주 4번씩 물리치료를 하였다. 치료는 요추 기립근의 근육 경직을 이완시키기 위한 습열과 마사지를 포함하였다. 부드러운 굴곡 운동이 요추 기립근을 신장하고 추간공을 벌리기 위해 주어졌다. 환자는 무릎을 가슴으로 가져오기, 몸통을 말아서 복근 강화하기, 그리고 후방 골반 경사운동과 같은 굴곡운동의 가정 운동 프로그램을 받았다. 무릎을 가슴으로 가져가는 신장 운동은 추간공을 열고 L5신경근의 압력을 낮추는 의미가 있다. 복근 강화 운동(abdominal strengtheming)과 후방 골반 경사(posterior pelvic tilt)는 환자가 후방 골반 경사와 추간공이 열린 상태를 유지하는 것을 의미한다. 환자는 또한 척추기립근에 압력을 감소시키기 위해 앞으로 구부린 자세를 피하고 요추 신경근의 충돌을 피하기 위해 신전 자세를 취하라는 지시를 받았다. 환자는 후방 골반 경사로 서 있고 걷기를 지시받았다. 그의 복근강화 프로그램은 지구력 프로그램까지 진행되었다.

일단 환자의 증상이 감소되면서, 환자는 요추 추간공이 열린상태를 유지하기 위한 모든 활동을 위해 후방 골반 경사에서의 기능을 위한 프로그램에서 지시를 받았다. 처음에는 후방 골반 경사 자세를 취하고 그가 자세변화를 하는 동안 유지하도록 지시되었으며 그러한 자세에서 서 있고 걷는 것과 같은 다른 활동을 지시받았다.

결과

환자의 하지 통증과 마비감은 점점 사라졌다. 그는 가정 운동과 오랜기간 동안 앉는 자세를 피하면서 조절할 수 있는 좌측에 약간의 잔여 요추 경직이 있다.

References

1. Hertling D, Kessler RM: The lumbosacral-lower limb scan examination. In Hertling D, Kessler RM (eds): *Management of common musculoskeletal disorders* (ed 3), Philadelphia: Lippincott, 1996.
2. McRea R: *Clinical orthopaedic examination* (ed 4), New York: Churchill Livingstone, 1997.
3. McKinnis LN: *Fundamentals of orthopedic radiology*, Philadelphia: FA Davis, 1997.
4. Ciccone CD: *Pharmacology in rehabilitation* (ed 2), Philadelphia: FA Davis, 2002.
5. Fritz JM, Delitto A, Welch WC, Erhard RE: Lumbar spinal stenosis: current concepts in evaluation, management and outcome measurements, *Arch Phys Med Rehabil* 79:700, 1998.

학습목표

1. 의심되는 골 밀도(bone density) 감소 소견에 대해 안다.
2. 고관절 골절이 의심되는 환자의 경우 진단 영상 검사의 필요성에 대해 안다.

본 환자는 63세의 하반신 마비의 여자로 가정의에 의해 가정물리치료 지원센터에 의뢰되었다. 딸의 보고에 의하면, 환자의 우측 다리가 외회전되어 짧아졌다고 하였고, 양측 하지의 관절가동범위가 줄어들은 것 같다고 하였다. 가정주치의는 기관에 연락하여 물리치료 검사 시행과 특히 양 하지의 관절가동범위와 스트레칭 위주의 치료를 의뢰하였다.

검사

병력

과거 병력과 처방력을 통해 환자에게 비만(152cm 125kg), 고혈압(HTN), 불규칙적인 심박률, 울혈성 심부전(congestive heart failure), 신경통, 골다공증, 요실금, 하반신 마비가 있음을 알 수 있었다. 12년 전 좌측으로 걷지 못하는 것에 대한 척추외과수술을 했으나 실패하였으며, 수술로 인해 양 하지에 운동, 감각장애가 왔다고 하였다. 또한 그것이 척추 동맥 폐색에 의한 것으로 들었다고 하였다. 척추 수술 후 15주간 재활치료를 받았으며, 경미한 호전을 보였다고 하였다. 모든 침상-의자 이동 시 Hoyer lift에 의해 이루어지고 있었다. 침상근처에 TV선반이나 작은 탁자를 두어 대부분의 약을 거기에다 두었다. 최근 폐렴으로 인해 입원해 있을 동안 많은 약들이 처방되었다. 고혈압, 불규칙적인 심박률, 울혈성심부전(CHF)과 관련된 약, 진통제 Neurontin과 Tylenol 3, Oxycodone, 고단백혈증(hyperlipidemia) 치료제 Lipicor, 갑상선 기능과 관련된 Synthroid, 골 탈염(demineralization)예방을 위한 OsCal, 기침을 제어하기 위한 Pertussin HC, 요실금을 조절하기 위한 Ditropan 등을 복용하고 있었다. 그의 딸이 생활을 보조하고 있었으며, 시간제 근무를 하기 때문에 환자는 주 3회 하루 4~6시간 정도 홀로 집에 있다고 하였다. 요로 카테터(urinary catheter)를 착용하였으며, 그녀의 도움이 필요할 때는 배변을 위해 변기를 사용할 때였다. 한주에 2~3회 Hoyer lift를 이용하여 침상에서 일으킨 후, 거실에서 수건을 깔고 스폰지 목욕을 한다고 하였다.

계통학적 검사

생명징후(vital sign)는 정상범주 내에 있는 것으로 검사되었다.

이 환자의 경우 어떤 특정 검사와 측정이 적합한가?

검사와 측정

근골격계 검사 결과, 상지의 관절가동범위는 감소되었지만 기능적인 것으로 나타났다. 양측 견관절의 통증으로 관절가동범위가 경미하게 제한되었으며, 이는 좌측 견관절 점액낭염(bursitis)과 우측 견관절의 충돌 증후군(impingement syndrome)에 기인된 결과였다. 양측 상지 근력은 Good에서 Good+로 측정되었다. 좌측 하지의 수동 관절가동범위는 기능적으로 제한되었다. 고관절 굴곡근과 슬괵근(hamstring)에 단축이 관찰되었다. 우측 하지는 굴곡되고 외측으로 회전되어 있었다.

좌측 고관절과 슬관절의 수동 관절가동범위는

기능적으로 제한되었다. 좌측 족관절의 배측굴곡(dorsiflexion) 수동 관절가동범위는 중립위치에서 15° 정도 부족한 것으로 측정되었다. 좌측 하지 근력은 Poor에서 Poor+였다(환자는 전반적으로 약한 근수축을 보였다). 하지직거상(straight leg raise)은 할 수 없었으나, 고관절 외전, 외회전 상태에서 내회전하기는 가능하였다. 완전한 슬관절 굴곡, 신전은 불가능 하였으며, 저측 굴곡과 배측굴곡의 능동 운동도 완전히 수행되지는 못하였다.

우측 고관절 굴곡은 20°, 고관절 외회전은 30°, 슬관절 굴곡은 50°로 측정되었다. 서혜부(groin), 고관절, 둔부의 촉진 시 통증으로 검진을 거부하였다. 좌측에 비해 우측 하지를 움직이기 매우 어렵다고 하였다. 또한 우측의 하지가 더 무겁고, 고관절이 더 단축되고 뻣뻣하게 느껴진다고 하였다. 감각검사에서는 좌측하지와 비교할 때, 우측의 피부분절(dermatome) 감각이 일관되지 못하였다. 그리고 경우에 따라 하지와 발에 신경통이 나타난다고 하였다.

치료사는 어떤 조치를 제공하는 것이 적절한가?

평가

환자의 고관절 자세는 문제가 있어 보였다. 고관절 골절 우려가 있어 보였기 때문에, 가정진료를 담당했던 간호사에게 문의를 했다. 간호사는 고관절 자세에 대해 주시하고는 있지만, 환자의 과거력에 비추어 볼 때 불평하는 것일 수 있다고 하였다. 치료사는 고관절 골절이 의심된다고 건의하였다.

진단

물리치료 검사 시 불충분한 정보는『Guide to Physical Therapist Practice』의 환자 유형을 참조하여 수집되었다.

치료

치료사는 외과의에게 우측 고관절에 방사선 촬영을 의뢰하였다. 외과의는 그 문제에 대해 지난 12~15개월 동안 수많은 방사선 촬영을 시행했다고 말하였지만 다시 한번 촬영해 보기로 하였다.

다음날 외과의에게 전화가 왔으며, 우측 고관절의 외과경(surgical neck)에 사선의 골절(oblique fracture)이 있음을 확인하였다고 하였다. 그리고 이를 조언해 준 것에 대해 고마워했다.

결과 및 논의

이 사례에서, 환자의 병력은 복잡했으며 물리치료사에 의해 신체검사가 전적으로 시행되었다. 우측 하지의 자세와 비가동성에 대한 병력을 통해 치료사는 고관절 병리를 의심하였다. 치료사는 진단 영상검사를 의뢰하였다.

명확한 진단이 내려진 후, 치료사는 두 명의 정형외과의와 환자에 대해 논의하였으며, 수술적 치료보다 보존적 치료로 접근하는데 동의하였다. 고관절의 근력과 안정성을 지키기 위해 적어도 4~6주간 또는 방사선 검사 상 충분한 가골(callus) 형성이 보여지기 전까지는 고관절 가동운동이나 신장을 금하기로 하였다.

Recommended readings

Kottke FJ, Lehmann JF: *Krusen's handbook of physical medicine and rehabilitation* (ed 4), Philadelphia: WB Saunders, 1990.

Hertling D, Kessler RM: *Management of common musculoskeletal disorders* (ed 3), Philadelphia: Lippincott, 1996.

Magee DJ: *Orthopedic physical assessment* (ed 3), Philadelphia: WB Saunders, 1997.

Fagerson TL: *The hip handbook*, Oxford, UK: Butterworth-Heinemann, 1998.

학습목표

1. 다른 건강관리 전문가에게 의뢰하는 것의 필요성을 안다.
2. 운동 부하 검사(exercise stress test)상의 비정상적인 소견을 인식할 수 있다.
3. 입원환자와 외래환자의 심장 재활에서 환자를 위한 치료의 계획을 세울 수 있다.
4. 심장 수술과 관련된 환자 교육 논점을 확인 할 수 있다.

환자는 요부 통증으로 진단되고 외래환자 물리치료실로 의뢰된 61세의 여자이다. 그녀는 오래 걸을 때와 집안일을 하는 동안 요통을 호소하였다. 통증은 "주로 어깨 견갑골 사이" 였다.

검사와 평가

평가

물리치료 검사는 특이사항이 없었다. 그리고 증상은 재발되지 않았다. 병력은 높은 콜레스테롤(cholesterol) 수준, 1993년에 시행된 담낭절제술(cholecystectomy), 7년 전 폐경기(postmenopausal), 그리고 심장병의 가족력(그녀의 어머니는 심근경색(myocardial infarction-MI)으로 61세에 사망)을 포함한다. 환자는 어떠한 여가활동에도 참여하지 않고 있었다.

임상소견의 부족에 바탕을 두고 치료사가 취할 수 있는 행동의 적절한 과정은 무엇인가?

환자는 물리치료 검사와 병력의 결과로 그녀의 주치의에게 재의뢰하였다. 치료사는 환자의 통증은 재발하지 않고 심장병은 가족력의 한 부분이기 때문에 심폐(cardiopulmonary) 평가가 수행되어야 한다는 것을 제의했다. 의사는 선도 V_5와 V_6에 3-mm ST 부분 저하를 산출하는 운동부하검사(exercise stress test-EST)를 지시했고 수축기 혈압(systolic blood)은 브루스 프로토콜 트레드밀 검사(Bruce protocol treadmill test)의 III단계 인 22mmHg로 떨어졌다.

이 운동부하검사(EST) 소견에서 무엇이 중요한가?

등 통증(back pain)은 관상동맥질환(coronary artery disease-CAD)의 징후이다. 보통 여성은 급성 심근경색(MI) 전조증상으로서의 등 통증의 표현되는 것이 남성보다 2배 많다. 운동 부하 검사(exercise stress test)는 허혈을 나타내는 V_5와 V_6에 이르는 3mm의 ST 부분 저하를 나타냈다. 이것이 선도 V_1과 V_2에서 발생했기 때문에, 왼쪽 앞 하행이고 회선 동맥은 협착증(stenosis)을 위해 평가되어야만 한다. 게다가, 환자는 운동하는 동안 수축기 혈압에서 저하를 경험했다. 이 "운동 유발성 저혈압(exercise-induced hypotension)" (작용률의 증가와 더불어 수축기 혈압의 저하)은 각각 관상동맥질환(CAD), 판막형 심장 질환(valvar heart disease), 심근증(cardiomyopathies), 그리고 부정맥(dysrhythmias)으로 보여진다. 그것은 심근 허혈(myocardial ischemia)과 왼쪽 심실 기능장애(ventricular dysfunction)와 관련된다.

환자는 심장 카테터 삽입법(cardiac catheterization)을 처방했던 심장전문의(cardio-logist)에게 의뢰되어졌다. 그 소견에 바탕을 두고, 심장전문의는 관상동맥 우회로 이식(coronary artery bypass graft-CABG)수술을 권유했다. 정중 흉골 절개술(sternotomy) 접근법으로 시술한 관상동맥 우회로 이식(CABG) 후 물리치료사는 중환자실에서 환자를 다시 보게 되었다. 그녀는 좌측에 흉강 튜브와 임시적인 심박 조율기(pacemaker), 우측 상지에 동맥성의 선과 우측 집게 손가락에 동맥 산소 포화 모니터를 하고 있었다. 게다가, 12도선 심전도(electrocardiogram-ECG) 모니터에 연결되었다. 휴식기 생명징후(vital sign)는 혈압, 132/82mmHg ; 심박율, 88(bpm) ; 그리고 호흡율, 16(bpm) ; 방 공기상의 산소포화도는 96%였다. 환자는 입원환자(또한 Phase I 로서 알려진) 심장 재활을 위해 의뢰되었다. 어떠한 합병증도 나타나지 않아서 환자는 수술 후 5일에 퇴원할 예정이었다.

진단

물리치료 환자 유형 6D : 심혈관 펌프 기능장애 또는 기능부전과 관계된 공기 용량(aerobic capacity)과 지구력 손상.

치료

심장 수술 후 관리계획은 "단계" 프로그램이나 "활동 분류"를 따른다. 수술 후 합병증을 제외하고 급성 관리 지속 시간은 아마도 4일에서 6일 정도가 될 것이다. 초기에 동작을 일으키는 것은 위험하다. 대부분의 혈류역학적(hemodynamic) 감시 선(예를 들어, Swan-Ganz 카테터)은 수술 후 1일에 중단되었다. 환자는 병원에 머무는 동안 옆에 심전도(ECG) 장비 뿐만 아니라 원격측정법(telemetry)에 의해 감시되었다. 환자가 혈류 역학적으로 안정되었을 때 수술 후 1일 활동은 침대에서 나와 의자까지 가고 의자에서 일어나 앉아서 15분에서 30분 동안 있는 것을 포함한다. 또한 심호흡 운동, 부목된 상태의 기침, 앉아 있는 동안 필수 능동 관절가동범위(AROM)를 수행했다. 수술 후 2, 3일 정도에 환자는 하루에 세 번 침대에서 나와 의자까지 가고 앉거나 서 있는 자세에서 치료적 운동을 지속하였다.

환자는 일반적으로 1.5~3km를 걸었고 환자교육은 흉골의 보호, 발살바(Valsalva) 동작을 피하는 것, 그리고 위험요소를 변형시키는 것에 중점을 두었다. 수술 후 4일에서 6일에 환자는 6km 보다 더 걸었고 계단을 오르내렸다. 이 경우에 운동 지구력 검사는 환자가 퇴원하기 전에 수행되었다. 환자교육은 안전하고 효과적인 가정운동 프로그램(HEP)과 외래환자 심장병 재활에 관한 논의을 위한 지침에 중점을 두었다.

몇몇 가정운동 프로그램(HEP)의 고려사항은 무엇인가?

급성운동 프로그램과 가정운동 프로그램에서 안전 활동을 위한 지침은 약과 운동 검사결과 같은 요소들에 다양하게 의존할 것이다. 일반적으로, 환자는 안정기 심박수에 더하여 30이하로 제한되는 심박수여야 하며 특정 증상이 없어야 한다. 임상가는 심박율을 더디게 하는 약(예를 들어 베타차단-beta blockers)을 복용하게 하기 위해 사용하는 적절한 강도를 판단하기 위해서 자가 운동 강도 측정 지수(RPE)를 종종 사용한다. 운동자각도 13이하로 권고되었다. 가정운동 프로그램은 지속적인 보행의 10분에서 15분을 달성하기 위한 목표의 활동을 증가하는 방향으로 바꿔 나갈 것이다. 치료적인 운동은 저항없이 필수 능동 관절가동범위(AROM)로 지속될 것이다. 환자 교육은 치유되고 있는 흉골에 압력을 증가시키는 동작인 머리 위로 뻗는 것을 지속하는 것을 피하는 것과 또한 심장에 추가적인 부하를 놓는 것에 중점을 둘 것이다.

환자는 병원에서 5일을 보냈고 집으로 퇴원했다. CABG수술 6주 후에 그녀는 외래환자로 심장재활(또한 단계II과III로 알려진)의뢰를 받았다.

물리치료사는 저항 운동을 처방해야 하는가? 만약 그렇다면, 어떤 처방된 운동-운동형태, 회수, 강도, 반복/설정, 그리고 몇 가지 주의사항이 필요하며, 어떻게 환자와 논의할 것인가?

저항 운동은 이 환자의 심장 재활 프로그램의 총체적인 부분이었다. 약한 테라밴드(Theraband)와 모래주머니(cuff weights)(500~1,500g)는 외래환자 프로그램 초기에 시작한다. 그러나 전통적인 근력 훈련은 흉골절개술(sternotomy) 후 3개월까지 늦추는 것이다. 그리고 흉골의 초기 무게 훈련을 하기 전에 안전을 위해 경험있는 건강관리 전문가에 의해 평가되었다. 일반적으로 환자는 처음 저항 운동을 하기 전에 6주 동안 유산소 기능 용량을 증가시키는 것에 중점을 두는 외래환자 심장 재활에 참여 한다. 6주 동안의 유산소 운동 전후에 환자는 발살바(Valsalva) 동작을 피하는 것을 교육받고 1회반복의 최대(1-RM) 프로그램인 근력 훈련 지침을 수행한다. 저항 운동은 주요 근육군(대퇴사두근, 슬괵근, 가슴/등, 그리고 팔)에 중점을 둔다. 저항은 대략 1-RM의 40%에 설정하고 환자는 매주 비연속적인 3일 동안 1~3세트를 8~15회 반복하여 수행한다. 모든 운동은 천천히, 숨을 멈추지 않고 조절을 하면서 수행하였다. 점진적 저항운동(RPE) 지침을 고수하기 위해서 1-RM은 매 2주마다 재평가되었고 무게 부하를 만들기 위해 재적응되었다.

결과

환자는 3달 동안 외래환자 치료의 36주 치료기간을 마쳤다. 퇴원 때, 독립적으로 심장 위험 요소를 인지하였고 40분 동안 지속적인 유산소 운동은 매주 4일 동안 할 수 있었다. 그녀는 또한 다양한 저항을 주는 등장성 기계와 덤벨을 이용하는 네 가지의 하지와 다섯 가지의 상지운동으로 구성된 순환(circuit traning) 훈련 프로그램을 수행했다. 그녀는 추가되는 저항의 중요성을 이해하였고 3개월 후반까지 3일 비연속적인 운동의 각각 동안 1-RM을 8~15회 반복하는 것의 2세트의 60%를 수행했다. 그녀는 심장 문제를 예방하고 건강을 향상시키기 위해서 지역 헬스클럽에 가입을 했다.

Recommended readings

ACSM: *Guidelines for exercise testing and prescription* (ed 6), Baltimore: Williams & Wilkins, 2000.

American Heart Association: Science advisory: resistance exercise in individuals with and without cardiovascular disease, *Circulation* 101:828, 2000.

Beniamini Y, Rubenstein JJ, Faigenbaum AD, et al: High intensity strength training of patients enrolled in an outpatient cardiac rehabilitation program, *J Cardiopulm Rehabil* 19:8, 1999.

Hillegass EA, Sadowsky HS: *Essentials of cardiopulmonary physical therapy* (ed 2), Philadelphia: WB Saunders, 2001.

Verrill DE, Ribisl PM: Resistive exercise training in cardiac rehabilitation: an update, *Sports Med* 21:347, 1996.

학습목표

1. 외상성 절단(traumatic amputation)을 가진 아이를 위한 적절한 재활 관리 전략(물리치료와 의족 평가, 치료, 그리고 후속조치)을 확인할 수 있다.
2. 외상성 뇌 손상 후의 인식과 행동의 회복이 의족의 재활에 영향을 미칠 지도 모르는 방법에 대해 기술 할 수 있다.
3. 물리치료의 치료계획에 삶을 바꾸는 외상 사고에 대한 아이의 이해와 가족들의 반응을 포함시킬 수 있다.
4. 다방면의 전문적인 팀에서, 이용 가능한 조건으로 구성된 적절한 의족을 선택하고 의족의 적합성과 정렬(정적 & 동적)을 결정 할 수 있다.
5. 외상성 절단 후 교육적인 설정을 위해 아이의 회복을 촉진하는 학교에 기반을 둔 물리치료와 외래환자의 협력적인 역할을 논의할 수 있다.

검사

병력

환자는 9월 말에 집 앞의 도로에서 자동차-자전거 사고로 다발성 외상성 손상을 5주 동안 유지해 온 7세의 소년이다. 그는 원위 하지의 심한 충돌 손상, 뇌손상, 파열된 비장, 그리고 다발성 찰과상으로 고통을 겪었다. 그는 집에서 45분 운전거리의 지역 소아 외상 센터까지 의료용 헬리콥터로 운송되었다. 응급실에서 그의 글래스고우의 혼수 척도(Glasgow coma score)는 9(눈뜨기, 3 말하기 ; 최고의 운동 반응, 4 물러나기 ; 음성 반응, 2 이해 할 수 없는 소리)였다. 응급실에서 그의 상태를 좀더 평가하면서 외상 팀은 절단과 비장 절제술이 필요하다는 결정을 했다. 수술 후 중환자실(ICU)에서 호흡은 안정을 유지하면서 24시간 동안 동시성 간헐적 강제 환기(synchronized intermittent mandatory ventilation, SIMV)에 의해 유지되었다. 수술 후, 정맥내의 광범성 항생제의 과정은 그의 나머지 사지 감염의 위험을 줄이기 위해 시작되었다.

ICU에서 5일 후 환자는 인지상태 평가, 기능적 운동 훈련, 그리고 의족 평가를 위한 소아 재활 부문에 의뢰되었다. 그는 병원에 머무른지 3주 후인 10월 중순에 휠체어와 적절한 적응성이 있는 도구가 제공되고 퇴원하였다. 퇴원 후 외래로 매주 3번의 재활훈련을 계속하였다. 잘 맞춰진 의족이 제공되었다. 초기 의족 훈련이 시작되었다. 11월 중순에 학교로 되돌아 갈 준비를 했다. 외래환자에 대한 기능적 의족 훈련을 지속하였고 학교와 관련된 활동에 재입학하는 것을 촉진하기 위해서 학교에 기반을 둔 물리치료사에 의해 평가를 받기위해 예약을 했다.

손상 전에, 환자는 건강했고 3형제 중 첫째로 활동적인 7세였다. 그의 어머니는 광고회사일로 집에서 일하는 그래픽 전문가였고 그의 아버지는 인접도시에 있는 그의 사무실로 기차로 통근했다. 환자는 교외의 초등학교에서 2학년이었고 지역 축구팀과 배구연맹에 활동적으로 참여했었다. 그는 또한 Cub Scouts에 활동적으로 참여했었고 특히, 목공예 활동을 즐겼다. 가족은 침실과 이층에 있는 전체길이의 목욕실이 있는 이층집에 살았다. 집은 차고나 전면 출입문에서 집으로 들어가기 위해서 난간이 없는 세 개의 계단을 가지고 있었다.

계통학적 검사

인지의 상태(cognitire status)

환자가 집으로 돌아왔을 때, 그는 Rancho Los Amigos 인지 7단계의 자동적인-적합한, 경증의 신연성(distracibilitic)을 보여주기, 도전이나 스트레스 많은 상황에 인내하는 것의 감소와 함께 경도의 감정 불안정성, 경도의 학습 기억 장애, 그리고 약간 문제 풀이, 계획하기, 그리고 기술을 조직하는 기능을 하고 있었다. 언어의 이해와 표현능력은 손상되지 않았다. 환자는 독립적인 생활을 다시 할 수 있고 의족을 이용해 걷는 것을 열망한다 할지라도 그의 부모와 치료사의 격려와 지지에 상당히 의지하고 있었다. 그는 종종 추락에 대한 불안을 나타냈었고 서 있는 것에 대한 균형을 유지하기 어려운 활동을 하는 것에서 돌보는 사람들로부터의 도움을 재빨리 요구했다. 욕구불만 단계는 변동했고 축구 또는 야구하는 것으로 돌아오고 싶은 욕망은 때때로 자극의 도구였다. 동급생들과 비교하여 학교에 다시 다니게 되면 도움을 받아야 한다는 걱정이 생겨났다. 학교에서 휠체어를 사용하는 생각을 거부했고 몇몇 논쟁에서 화를 냈다.

신경학적 상태(neurologic status)

환자의 초기 입원환자 재활을 하는 동안 경중도의 전정장애(vestibular impairment)가 존재했다. 대퇴사두근(quadriceps)에 심부 건 반사(deep tendon reflexes)가 활발하게 나타날 뿐 아니라 어떠한 다른 잔여 신경학적 손상도 기록되지 않았다. 환자의 고관절과 슬관절의 자세 자각은 손상이 없는 것으로 보였다. 우측 잔여 사지의 외측 대퇴부와 무릎의 분층 피부 이식(split-thickness skin graft)의 부위를 제외하고 체성감각(somato-sensation)(통증, 온도 그리고 접촉) 또한 손상되지 않았다. 그는 양쪽 수술선 근처에 약간의 과민증(hypersensitivity)을 가진 경미한 감각이상(paresthesias)이 있었다. 그는 상당히 지속적인 압박 의복을 다시 입었을 때 강도가 줄어드는 환상 감각(phantom sensation)(좌측 장딴지에서의 심부에 쥐 나는 것, 우측 발이 가려운 것)이 있다고 얘기했다.

피부상태(integumentary status)

환자의 비장절제술(splenectomy) 절개는 잘 치료되었고 얼굴, 팔, 그리고 몸통위의 찰과상도 잘 치료되었다. 우측 외측 대퇴부와 무릎위의 2×4인치의 분층 피부 이식(split-thickness skin graft)(가까운 깊은 찰과상을 이용한다)은 잘 치료되었고 좌측 전면 대퇴부의 공여부위도 잘 치료되었다.

환자는 우측상의 후면 피판(flap) 경골횡단 절단의 표준 길이(5인치)를 가졌다. 초기 의족 훈련에서 골간극의 2.5인치 부위(약간의 장액혈액성 배출)는 대부분의 의학적 봉합선에서 나타났다 ; 그것은 Steri-Strips로 닫아서 유지하였다. 수술적 흉터는 잘 치료되었고 어떠한 협착의 부위도 없이 가동성이 있었다. 잔존 하지는 모양이 잘 형성되었고 어떠한 과다한 조직도 없었다. 좌측에 짧은(3인치) "생선 입" 봉합 경골횡단 절단을 하였다. 절개의 외측 가장자리로부터 피부 겹침 1 1/2인치인 "파인 지점"이 있었다. 절개는 잘 아물었고 가동성이 있었고 어떠한 명확한 협착 부위도 없었다. 원위 전면 잔여 경골에 지속적인 발적(redness)부위가 있었다.

어떤 측정 자료 형태가 모아져야 하는가?

부피 조절과 양쪽 잔존 하지의 보호는 압축하는 수축 피부(대퇴부 중간까지)와 제거가능한 경화 붕대법(그는 착용하기위한 보조를 요구했다)으로 관리했다. 하지의 원주 측정(무릎신전과 함께 바로 누운 자세)은 다음과 같다 :

- 슬개골(patella)의 근위 가장자리 위 5cm : 좌측 하지(LLE)에서 37.4cm ; 우측 하지(RLE)

에서 36.8cm

- 슬개골 근위 가장자리 : LLE에서 33.6cm ; RLE에서 33cm
- 슬개골 원위 가장자리 : LLE에서 33.6cm ; RLE에서 33cm
- 결골조면(tibial tuvercle) 근위 : LLE에서 13.25인치 ; RLE에서 13.00인치
- 경골조면 아래 2인치 : LLE에서 34.3cm ; RLE에서 33.6cm
- 경골조면 아래 10.1cm : RLE에서 33.6cm

근력과 근육 수행력.

근력과 근육 수행력은 다음과 같다 :

- 상지 : Good에서 Good+에 걸쳐, 양측
- 몸통 : 전체 복부 근력 Good
- 고관절 굴곡, 내전, 그리고 회전 : Good 양측
- 고관절 신전과 외전 : Good- 양측
- 무릎 : LLE 신전 Good, 굴곡 Good- ; RLE 신전 Fair+, 굴곡 Fair+

관절 기능과 가동범위

검사상에서, 모든 LLE의 인대는 손상이 없었다. RLE의 내측 측부 인대의 경도의 불안정성이 나타났다. 단단한 끝느낌과 함께 굴곡 구축(LLE 5도, RLE 8도)이 있었다. 환자는 LLE에서 120도까지 능동적으로 굴곡할 수 있었고 RLE에서 105도 까지 가능했다. LLE에서 직하지 거상(straight leg raise)의 능동 관절 가동범위는 95도 이고 RLE에서는 85도 였다.

지구력

환자는 보행 활동 동안 7의 지각된 격심한 노력의 비율을 기술했고 계단을 오르는 활동 동안은 9를 기술했다. 경도의 탈조건화(deconditioning)는 보행하는 동안(휴식기 기준선 21bpm)매분 마다 24회의 호흡률도 증가되고 있었다.

자세 조절

정적인 자세 조절과 선행의 자세 변화는 모든 방향의 앉은 자세에서 문제가 없었다. 평형감각(equilibrium) 반응과 방어 반응은 장기간 앉아있거나 단기간 앉아있는 자세(의족없이)에서 적절하게 강한 혼란과 함께 일시적인 균형상실(뒤로)로 앉은 자세에서 문제가 없는 것처럼 보인다. 짧은 시간동안 앉아있는 전방 도달거리는 10인치보다 많고 짧은 시간동안 앉아있는 외측 도달 거리는 왼쪽으로 8인치이고 오른쪽으로 7인치였다.

환자는 30초까지 의족을 하고 지지없이 설 수 있었다 ; 그러나 추락에 대한 걱정을 없애기 위해 적어도 한쪽 상지를 보조하는 것을 선호하였다. 평형 막대에서 독립적으로 앞으로 나갈 수 있고 체중을 앞발과 뒷발사이로 이동시킬 수 있다. 평형 막대 밖으로 지지없이 내딛는 것을 주저했고 양측 Loftstrand 크러치나 곧은 지팡이를 선호했다.

이 아동은 어떻게 그의 가정의 환경에 접근할 것인가?

기능적 이동

환자는 집에서 이동하기 위해 임대한 Quickie 휠체어를 사용하였다. 의자는 절단으로부터 그의 무게중심 변화의 결과를 조절하기 위해서 긴 후면 지지대(anti-tipper)를 적용했다. 평평한 지면과 약간 경사진 곳에서 독립적으로 휠체어를 이동하였지만 고르지 못한 지면과 15도 이상의 큰 경사에서 추진력을 얻기 위해서 최소한의 적절한 도움을 요구했다. 또한 대부분의 수평 이동(침대, 화장실, 그리고 목욕의자)에서 독립적이었고 자동차 이동을 위해서 최소한의 도움으로 이동 판(board)을 사용하였다. 바닥에서 이곳저곳으로 들어 올리는 것을 선호했지만 음성 신호와 최소한의 도움으로 의자에서 바닥으로 이동하는 것을 수행할 수 있었다.

보행 훈련 후, 환자는 4.6km 이상의 평평한 카펫이 깔리지 않은 면 위에 있을 때 근접한 감독자와 함께 Lofstrand 크러치로 사점 상호 보행 패턴을 사용했다. 그는 왼쪽 발로 이끌면서 크러치와 손잡이를 사용하고 보호대의 도움을 받으면서 한발 한발 계단을 오를 수 있었다. 내려올 때는 무서워 하였으며 격려와 최소의 도움을 요구하면서 일시적인 균형의 정렬이 나타났다.

적절한 장비와 도움이 되는 장치

두 개의 의족은 단단한 폴리에틸렌(polyethylene) 구조에 유연한 폴리비닐(polyvinyl) 슬개골 인대 부하 소켓(sockets) 체내골격(endoskeleton)(기준단위) 구성요소와 함께 만들어졌다. 그것들은 Ortho Gel(롤러로 바르는 방식) 안감에 바탕을 두고 왕복운동을 하는 마개 현수장치(suspension) 역학구조를 가졌다(그림 26-1). 의족을 신기위해서 소켓(socket)안에 그의 다리를 위치시키고, 왕복-잠김 기전과 관련해서 아래로 내 딛는다. 현수장치는 의족의 내측-원거리 구조위에 위치한 외부 이완에 의해서 이완된다. 처음에 그는 시애틀(seattle) 역동적 반응 의족 발 한쌍이 제공되었다.

불규칙하게 움직이는 사지의 부피는 어떻게 적응할 것인가?

환자는 5겹의 면 양말(핀을 위한 구멍 절단과 더불어)을 우측 Ortho Gel 선 위에 신고 좌측에는 5겹의 양모 양말(핀을 위한 구멍 절단과 더불어)을 신었다. 그의 어머니는 그의 활동이 증가함에 따라 부피 변화에 적응시키기 위해서 한 개의 면 양말을 추가했다.

의자와 정적인 정렬

무릎의 굴곡 구축(con-tractures)을 조정하기 위하여, 소켓을 우측에서 10도로 조절(예비굴곡)했고 좌측에서는 12도로 조절했다. 양쪽 소켓의 외측 경사는 5도였다. 의족을 착용한 발은 소켓을 고려해서 3/4-인치로 맞췄다. 우측에서 의족을 착용한 발은

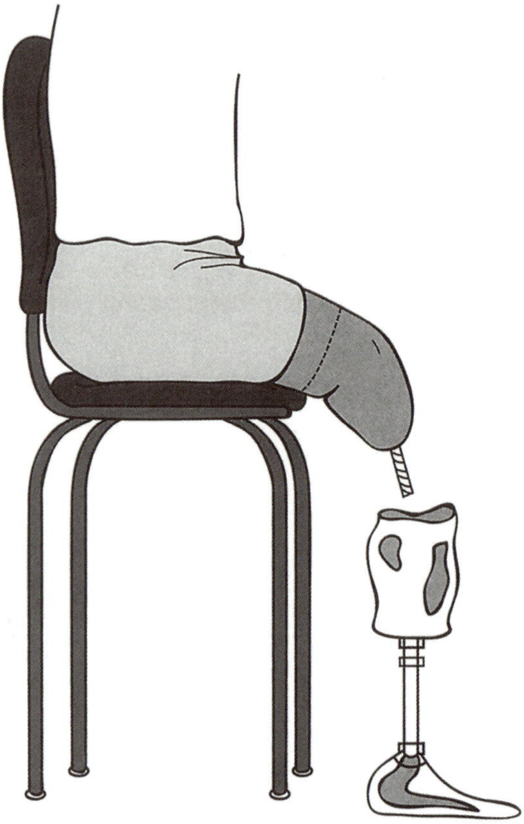

그림26-1. 의족을 신기위해서, 첫 번째 그의 잔존 다리의 피부위에 직접 깊숙히 잠긴 마개와 함께 Ortho Gel 선을 그린다. 그리고 의족 양말(마개를 위해 원거리에서 열려있는)을 선위에 신는다. 소켓(socket)안에 그의 다리를 위치시키고, 의자의 가장자리에 앉고 왕복-잠김 기전과 관련해서 아래로(아래로 누른다)내 딛는다(허락 하에 사용함). 의족을 착용하기 위해서 환자는 왕복-잠김 기전(shuttle-locking mechanism)과 관련하여 의족 안의 아래(아래로 누른다)로 내 딛는다. 현수장치는 의족의 내측-원거리 구조위에 위치한 외부 이완에 의해서 이완된다. 처음에 그는 시애틀(Seattle) 역동적 반응 의족 발 한쌍이 제공되었다.

중립위치에 놓였다. 반면에 좌측 의족을 착용한 발은 중심선의 안정성을 위한 무릎 신전 운동을 강화하기 위하여 약간 앞으로(1/4인치) 위치시켰다. 의족을 안전하게 서있는 기간 후에 벗을 때 비록 우측 원위 경골(tibia)에서 약간의 지속적인 발적(redness)이 있다 할지라도 압력을 버텨온 부분에 적절한 반응인 충혈(hyperemia)이 있었다.

동적인 정렬

보행 분석 관찰로 약간 넓은 보폭, 적절하게 짧은 걸음과 걸음 길이, 그리고 두배의 증가된 유지시간이 드러났다. 보행 속도는 다소 느렸고, 명백히 낙상에 대한 환자의 불안과 관련이 있어보였다. 결과적으로 유각기(swing phase)에서 늦은 자세/이행의 동적인 반응의 특징을 사용하면서 효과적이지 못했다. 격려와 더불어 보폭과 속도를 증가시킬 수 있었다. 왼쪽 무릎이 중심선으로 이동하면서 신전하기위해 밀어올릴 때 불편하다고 호소했다. 엄지발가락 상태는 비록 초기 유각기에서 무릎 굴곡의 제한이 있는 경향이 있어 그 결과로 약간 굳은 보행이 되었다 할지라도 초기 유각기에서 적절했다. 격려와 함께 3인치의 높이가 넘는 장애물을 넘을 수 있었다. 서있고 걸을 때 잔존 다리에서 느끼는 압력의 위치를 확인하기 위해 물었을 때 내측 경골 확대(flare)와 경골의 원위 외측면 뿐만 아니라 슬개골 인대의 정지(insertion)의 넓은 부위를 가리켰다. 그는 소켓이 "단단(tight)"하다고 느꼈지만 어떠한 압통(tenderness) 부위도 없었다고 지적했다.

진단

일차 진단

물리치료 환자 유형 4J : 절단과 관계된 관절 운동성, 운동 기능, 근육 수행력, 관절가동범위, 보행, 이동, 균형의 손상

이차 진단

물리치료 환자 유형 5C : 선천성 혹은 후천성으로 영유아기에 발생된 감각통합과 운동 기능 손상을 동반한 비진행성 중추신경계 장애

예후

목표

1. 환자는 2개월 내에 초등학교 환경으로 되돌아올 것이다. 그리고 학교생활과 관련된 가능한 모든 활동에 완전히 참석할 것이다.
2. 환자는 6개월 내에 중요한 여가 활동에 되돌아오거나 적절한 대체/적응 활동을 찾을 것이다 그리고 가능한 완전히 참여할 것이다.

기대된 결과

1. 환자와 부모는 잔존 하지의 성장에 따라 효과적이고 지속적인 피부 관리와 부피 조절 전략을 보여줄 것이다.
2. 환자와 부모는 적절한 의족의 탈/착을 보여줄 것이다 ; 하루의 대부분동안 기능적으로 의족을 착용할 것이다.
3. 근육 수행(근력), 관절가동범위(ROM), 그리고 자세조절과 균형은 향상될 것이다. 환자는 완전 관절가동범위(full ROM)와 하지의 근력은 normal을 보여줄 것이다. 우측과 좌측 하지에 의족을 착용하고 있는 동안 균형을 잃지 않고 30초 동안 한쪽다리 기립 검사를 수행할 것이다. 25초 동안 반 일자보행(semitandem)과 일자보행(tandem) Romberg 자세를 유지할 수 있을 것이다.
4. 인지 기능은 향상되고/또는 학교와 여가 활동

에 효과적으로 복귀하고 적절한 적응 전략의 필요를 향상시킬 것이다.

5. 의족 보행(prosthetic gait)과 기능적 이동기술은 동적 보행 지표와 보행 평가 척도(gait assessment rating scale-GARS)상의 점수가 향상되고 안전하고, 효과적이고 가정과 학교 그리고 여가 활동에서 기능적일 것이다.
6. 환자는 이전 또는 적응된 여가 활동에 완전한 참여를 재개할 것이다.

종결계획

외래환자와 학교에 바탕을 둔 보호 사이에 의사소통의 기전은 확립되었다. 환자는 외래환자 물리치료사, 의족제작자, 부모 그리고 효과적인 지역사회 재참여(절단/의족과 외상적 뇌손상 재활 모두를 고려하면서)를 위한 기능적 목표를 성취한 환자사이에 만장일치가 있었을 때 외래완자 물리치료가 종결되었다. 그는 학교내에 있는 물리치료실에 한 학기 동안 다녔다. 그리고 이 치료가 지속적으로 필요한지를 결정하기 위해 다음 학기인 9월에 재평가를 예약하였다. 성장하는 기간을 예상하는 것에 바탕을 두고 아이의 병원에 있는 여러 분야에 걸친 의족 치료실에서 환자는 장기간 예후관찰을 기록하였다(후종결).

치료

다음과 같은 치료가 시행되었다 :

1. 근골격 기능의 향상, 보행의 양, 기능적 이동기술, 그리고 기능적 지구력의 목표를 가진 외래환자로서 지속적인 보행 훈련과 진전된 이동 훈련을 시행한다.
2. 적절하게 학교에 재입학을 확실하게 하기 위한 학교에 기반을 둔 물리치료와 특별한 교육을 추구한다.
3. 기능적 목표와 효과적인 지역사회 참여를 향한 진행(그리고/또는 장벽)을 확인하기 위한 정기적인 재평가를 위한 전략을 확인한다.
4. 외래환자에 기반을 둔 그리고 학교에 기반을 둔 물리치료 사이의 의사소통/협력을 위한 기전을 확립한다.
5. 가정, 학교, 그리고 여가활동에서의 적응(또는 보조 도구)을 위한 미래에 필요한 경향과 계획을 확인한다.
6. 의족 처방의 효율성을 관찰하라 ; 적절할 때(예상되는 성장을 고려하면서) "영구적" 의족을 위해 대체 구성과 이행을 고려한다.

결과(학교로 되돌아 온 3개월 후)

환자가 처음에 학교로 되돌아 왔을 때, 그의 행동은 유달리 복잡한 기능, 자극, 행동, 또는 예측할 수 없는 환경에서 다소 위태로운 것을 나타냈다. 그러나 학교로 되돌아 온 후 3개월에 그의 머리손상과 관련된 대부분의 인지장애는 거의 완전하게 회복되었다. 그는 활동적이고 효과적으로 학급과 운동장 활동에 참여했다. 대체적인 체육 교육 활동이 가능함에도 불구하고 그는 정상적인 "체육" 과목에 친구들과 참여하기를 열망했다.

3달 동안 환자는 현저히 기능적 이동과 보행이 향상되었다. 최근에 그는 어떠한 보조 도구 없이도 학교와 집의 평지에서 걸었고 친구들과 보행에서 포함된 거리와 에너지 비용 둘 다 유지했다. 그는 흐린 날씨로 바닥이 미끄러울 경우 한 개의 지팡이를 오른쪽에 사용하는 것을 선호한다 ; 어떤 날은 그의 지팡이는 상상놀이를 하는 동안 "제다이의 광선 검(Jedi light saber)" 이 된다. 한쪽 난간을 사용하면서 한걸음 한걸음 상태로 계단을 이동한다. 운동장과 체육관 활동을 하는 동안 몇몇 비손상 낙상을 경험했다. 혼자 일어설 수 있었고 더 이상 낙상에 대해서 걱정하지 않는다. 그는 아침에 혼자서 의족을 착용한다. 그리고 하루 종일 착용하고 가끔 늦은 오후에 누나와 바닥에서 활동적으로 놀기 위해서 벗기도 한다.

그는 비록 여가 부서가 그의 참여의 적절성에 대하여 약간 망설임을 표시하고 있음에도 불구하고 올해 봄에 "T-ball" 게임에 참여하기를 원하고 있다; 그는 그 프로그램에 참여하기를 원하는 첫 번째 절단장애를 가진 소년이었다.

현재는 잔존 다리에 15겹의 양모 양말을 현수 소매에 걸치고 있다; 최근 의족 치료실에 방문 했을 때 그 팀은 새로운 의족 소켓을 제작할 시기인지를 논의하기 시작했다. 활동과 지속적인 신장이 증가한 결과 그는 의족 구성성분의 정렬에 필요한 몇몇 적합성을 가지고 양쪽 무릎에서 완전한 관절가동범위를 얻었다. 최근에는 외래 환자 재활 부서에 일주일에 한번 방문한다; 활동은 진보된 이동 기술과 여가 활동에 중점을 두고 있다.

Recommended readings

Stanger M: Limb deficiencies and amputations. In Campbell SK, Vander Linden DW, Palisano RJ (eds): *Physical therapy for children* (ed 2), Philadelphia: WB Saunders, 2000.

Stanger M: Orthopedic management. In Tecklin JS (ed): *Pediatric physical therapy* (ed 3), New York: Lippincott Williams & Wilkins, 2000.

Winkler PA: Traumatic brain injuries. In Umphred DA (ed): *Neurological rehabilitation* (ed 4), St Louis: Mosby, 2001.

Winnick JP (ed): *Adapted physical education and sport* (ed 3), Champaign, Ill, Human Kinetics, 2000.

학습목표

1. 의학적 영상(medical imaging)의 결과가 물리치료의 치료계획에 어떠한 영향을 미치는지 기술 할 수 있다.
2. 우울증(depression)과 같은 정신사회적(psychosocial) 논쟁이 물리치료의 치료계획과 환자의 장기적인 결과 양쪽에 어떠한 영향을 미칠 수 있는지 기술 할 수 있다.
3. 다발성(multiple) 만성 상태인 환자를 위한 치료를 계획 할 때 고려해야만 하는 인자를 논의 할 수 있다.
4. 환자가 제약에 의해 유발되는 운동치료의 사용으로부터 개선된 보행을 촉진하기 위해 치료 계획의 일부로서 이익을 얻을 수 있는지 논의 할 수 있다.

검사

병력

환자는 재활 병원에서 사회복지사로서 종일 근무하는 40세의 여자이다. 그녀는 좌측 전 대뇌동맥 동맥류(anterior cerebral artery aneurysm)에 의해 유발된 우측 편마비(hemiparesis)를 20년 전부터 가지고 있다. 그녀의 우측 다리는 우측 팔보다 좀 더 침범을 받았다. 그녀는 양쪽 사지에 경련(spasticity)이 있고 손을 사용하는데 제한이 있는 우측 손가락 굴곡근 구축(contractures)이 있다. 그녀는 이전에 오른손 잡이였다, 그러나 지금은 대부분의 기능적 활동(예를들어, 쓰기, 몸차림하기, 위생)을 위해 좌측 손을 사용한다. 그녀는 우측 손을 기능적으로 보조수로 사용한다. 그녀의 키는 172.3cm이고 몸무게 86.1kg이다.

환자는 요통과 목 통증의 이후의 병력과 함께 중요한 보행 편향 기준선을 가졌다. 그녀는 모든 보행 활동을 위해 1점 지팡이를 가지고 있다 ; 그녀는 집 안과 밖 모든 면에서 이동이 독립적이었다.

2월 20일에 그녀는 아파트에서 넘어졌다. 좌측 무릎에 통증과 종창이 보였다. 통증에도 불구하고 그녀는 일상생활 활동을 지속하기로 계획했다. 일주일 후에 그녀는 좌측 무릎에 통증과 종창이 지속되었다. 2월 27일에 그녀는 우측 내측 측부인대의 염좌로 진단을 한 일차 진료 의사에게 보여졌다. 통증과 종창의 정도 때문에 방사선 검사가 처방되었다. 결과는 골절에 대해 음성이었다.

의사는 통증과 종창 때문에 제한적인 체중부하를 권고했다. 의사는 또한 종창을 감소하기 위해 ace wrap을 사용하고 통증과 종창치료를 위한 항염증제을 권고했다. 그녀의 우측 팔과 다리가 약하기 때문에 환자는 부분적인 체중 부하의 제한을 유지하기가 어려웠다. 의사는 문제를 다루기 위해서 물리치료를 처방했다.

어떤 검사와 측정이 초기 검사에 포함하기 위해 중요한가?

보조 장치에 의해 이 환자를 위해 어떤 권유될 수 있는가?

물리치료 임상 안내서 안에 있는 어느 임상 양상이 이 환자를 위해 적절한가?

만약 가능하면, 어떤 다른 물리치료가 추천될 수 있는가?

초기 검사

날짜 : 3월 1일

물리치료사는 다음 검사와 측정을 수행했다.

통증

환자는 무릎에 있는 통증을 10점 중 7로 , 하루의 마지막에 10점 중 9까지 악화되었다.

말초신경 통합, 근육 수행과 감각통합

감각 : 감각은 좌측면을 통해 손상되지 않았고 우측에서 우측 팔 보다 우측 다리가 더 침범되면서 감소되었다. 고유수용성(proprioception), 운동감각(kinesthesia), 그리고 예리함/무딤 검사가 우측 다리에서 감소되었다.

근력 : 우측에 경련(spasticity)이 존재하기 때문에, 물리치료사는 수동 근력 검사 등급을 부여하지 않았다. 좌측 팔은 기능적으로 완전했다. 좌측 고관절과 족관절은 기능적인 근력을 가졌다. ; 통증 때문에, 좌측 무릎 근력은 검사하지 않았다.

환자는 우측 팔을 약 45도 올릴 수 있었다. 팔꿈치 굴곡은 기능적이었다. 그녀는 팔꿈치에서 중력을 제거한 자세에서 완전 신전이 가능했고 중력에 대항해서는 약 30도정도 신전이 가능했다. 그녀는 우측 손목과 손에서는 최소한의 동작을 가졌다. 그녀의 손목이 중립위치에서 손은 갈코리 모양(clawed)이었다. 그녀는 우측 손으로 물건을 옮기는 것이 불가능 했다.

환자는 중력에 대항해서 우측 고관절의 굴곡을 최대의 노력으로 약 20도 정도 할 수 있었다. 그녀는 등 신전을 사용하는 것에 의해 대치하려는 경향이 있었다. 그녀는 중력에 대항해서 우측 고관절 완전 신전을 할 수 있었다. 그러나 동작을 위한 저항은 수용할 수 없었다. 그녀가 서서 고관절 외전을 하고자 했을 때 좌측으로 기울어지는 경향이 있었다. 기울림 없이, 그녀는 중력에 대항해서 최소한의 외전(abduction)을 보여주었다. 바로 누운 자세를 했을 때 그녀는 고관절 외전을 45도 정도 할 수 있었다. 그녀는 중력에 대항해서 우측 무릎을 완전 신전 할 수 있고 최소한의 저항을 받아들일 수 있었다. 저항을 증가시키는 것은 신전 긴장(extensor tone)을 증가시키는 원인이 된다. 그녀는 최소한의 족관절 배측굴곡(dorsiflexion) 운동을 하고 족관절 족저굴곡(plantarflexion) 운동은 할 수 없다.

관절가동범위

좌측은 기능적이다 ; 통증 때문에, 좌측 무릎은 검사하지 않았다. 우측 어깨는 견관절 거상과 외회전에서 수동 관절가동범위의 감소가 있다. 손목과 손가락은 모든 면(planes)에서 동작의 제한이 있다. 우측 다리는 족관절 배측굴곡과 저측굴곡에서 양쪽 모두 10도까지 제한이 있는 것을 제외하고 기능적이다.

자세

환자는 약간의 후방(posterior) 골반 기울림으로 좌측에 좀더 무게를 싣고 앉고 일어선다. 몸통은 왼쪽을 향해 회전한다. 우측 어깨는 좌측보다 낮다. 머리가 약간 전방을 향해 있다.

보행, 이동, 그리고 균형

환자는 모든 보행에서 한점 지팡이(single-point cane)를 사용하고 있었다. 그녀는 좌측 무릎에 통증이 있기 때문에 우측 발에 짧은 걸음걸이를 하였다. 약화(weakness) 때문에 그녀는 또한 좌측 발에 짧은 걸음걸이를 하였다. 다른 보행 편향(deviations)은 전체 보행 사이클, 우측 고관절 들어올리기와 회선(circumduction)과 우측으로 체중이동을 감소시키는 것을 통해서 우측 무릎의 신전을 포함한다.

물리치료사는 Tinetti의 평가 도구와 Berg 균형척도(Berg blance scale)를 사용하여 환자의 정적인 것과 동적인 균형을 검사하였다. 환자의 점수는 Tinetti의 평가 도구상의 가능한 28점 중에 18이었고 Berg 균형 척도 상의 가능한 56점 중 33점 이었다. 양쪽 다 그녀가 장차 추락의 위험이 있다는 것을 가리킨다. 양쪽 모두 노인들을 위해 고안된 척도라 할지라도 물리치료사는 환자의 동적 균형의 기준선 측정을 제공하기 위해서 그들을 사용하기로 결심했다.

보조적이고 적응성있는 장비

환자는 큰 기저(base)의 네발 지팡이를 사용하고자 하였지만 부분적인 체중부하 보행을 얻기 위해서 적절하게 좌측 발에 무게를 두지 않는 것은 불가능했다. 우측 팔과 다리의 약화 때문에 환자는 크러치를 사용하는 것이 불가능 했다.

평가

검사 후에 물리치료사는 우측 상지 승강기와 함께 바퀴달린 보행 보조기를 권유했다. 결정은 환자의 사지에서 가능한 근력과 좌측 발을 통해 주어지는 무게의 양이 성공적으로 감소 할 수 있는 환자의 능력을 포함하면서 여러 요인에 기반을 두었다.

환자가 바퀴달린 보행 보조기(wheeled walker)의 크기를 걱정하였지만 그녀는 그것의 사용을 동의했다. 그녀의 가장 큰 고려점은 보행 보조기를 가지러 이층의 아파트까지 올라가는 것에 대한 어려움이 될 것이다. 그녀와 치료사는 환자가 해야 할 보행 보조기를 접고 그것을 계단으로 올리는 연습을 했다. 그녀는 그것을 할 수 있었지만 활동이 매우 피곤하다고 말했다.

진단

물리치료사는 그녀의 병력의 복잡성 때문에 이 환자를 두 가지 서로 다른 임상 패턴으로 분류 하였다. 첫째, 물리치료사는 패턴 4D를 선택했다. : 손상된 관절 가동성, 운동 기능, 근육 수행, 그리고 결합조직 기능장애와 관련된 관절가동범위. 이 패턴은 인대성 염좌, 통증, 그리고 부종이 있는 환자를 포함한다. 이 패턴을 위해 기대되는 방문 범위는 3과 36 사이이다.

물리치료사는 또한 패턴 5D를 선택했다 : 운동 기능과 감각 통합에 이상을 보이는 청장년에 발생된 후천성 중추신경계 비진행성 장애. 이 패턴은 뇌혈관 장애(cerebrovascular accident)를 가졌던 환자와 손상된 운동 기능을 가진 환자를 포함한다. 또한 지형을 극복하는 어려움과 업무활동을 수행하기가 불가능한 것의 환자를 위한 양쪽의 잠재적인 문제를 포함한다. 이 환자가 방문해야 할 기대되는 범위는 10에서 60이다.

예후

환자의 중요한 과거 의학적 병력 때문에 치료사는 그녀의 재활과정은 일반적인 재활보다 더 장기적인 과정이 필요할 것이라는 예측을 했다. 그때, 물리치료사는 환자의 보행 동안 최소한의 체중부하에 의해 손상된 좌측 다리에 휴식을 집중해야하는 것이 필요했다고 느꼈다. 치료사는 환자의 좌측 다리가 쉬는 것을 허락하기위해 우측 팔과 다리의 근력을 증진시켜야 할 필요가 있다는 것을 믿었다.

목표

1. 환자는 2주 내에 독립적으로 바퀴달린 승강 보행 보조기(wheeled flatform walker)를 사용

하면서 모든 면 위에서 좌측 하지를 위한 부분 체중 부하(partial weight-bearing) 보행을 유지 할 것이다.

2. 환자는 2주 내에 보행 보조기를 사용하는 동안 지지를 향상시키는 것을 허락하기 위해서 중력에 대항하여 우측 주관절 60도 신전을 할 것이다.
3. 환자는 2주 내에 보행하는 동안 우측 다리를 나아가게 하기 위한 능력을 향상시키기 위해서 중력에 대항하여 우측 고관절 40도 굴곡을 할 것이다.
4. 환자는 다음 치료 기간에 의해 좌측 무릎의 압박(compression)과 상승을 위한 필요의 이해를 보여 줄 것이다.

물리치료사는 또한 부종(edema)제거를 위해 ace 포장을 지속적으로 사용하는 것에 관한 교육과 밤과 환자가 앉을 때에 다리를 올리는 것에 관한 교육을 하였다. 게다가 물리치료사는 환자의 우측 상지와 하지의 근력을 위한 가정 운동을 제공하였다. 이러한 것들은 다음을 포함한다. :

1. 우측 상지로 선 채로 팔굽혀 펴기.
2. 노란 테라밴드(yellow theraband)(최소한의 저항)를 이용하면서 수평선상의 외전과 내전
3. 최소한의 대체(substitution)로 의자의 가장자리에 그녀의 손을 유지하게 지시하면서 앉아서 고관절 굴곡.
4. 적색 테라밴드(red theraband)(적절한 저항)를 사용하면서 앉아서 무릎 신전.

물리치료사는 환자가 진행과 이동과 관련된 어떤 잠재적인 문제를 평가하기 위해 1주 안에 재방문하도록 계획했다.

치료

치료기간 1

날짜 : 3월 8일

환자가 다음주에 되돌아 왔을 때, 그녀는 목과 양쪽 어깨에서 통증이 있었다고 얘기했다. 그녀는 보행 보조기를 사용하는 것과 관련이 있었다고 믿었다. 물리치료사는 환자의 목과 양쪽 어깨를 검사했다. 환자는 양쪽 상부 승모근(trapezius muscles)에 근육 경축(spasms)을 가지고 있었다. 그녀는 저항을 주는 어깨 굴곡과 내전 뿐만 아니라 저항을 주는 어깨 움추림에서 통증이 있었다. 환자는 좌측 팔의 통증을 10점 만점에서 7로 평가했고 우측 어깨 통증은 10점 만점에서 6으로 평가했다.

새로운 증상이 치료계획을 어떻게 변화시켰는가? 어떤 권고가 주어졌는가?

물리치료사는 보행 보조기로 걷는 환자의 보행을 조사했다. 우측의 약화(weakness) 때문에 환자는 앞으로 보행 보조기를 밀고 그녀가 우측다리로 딛고 나가게 함으로써 우측 다리의 지지를 돕기 위해 좀 더 왼쪽 팔을 사용하는 경향이 있다. 환자는 왼쪽 다리에 부분 체중 부하를 유지 하고 무거운 좌측 팔에 의지하는 것에 대항하기가 어렵다. 물리치료사는 그녀의 보행 보조기로 걷는 보행 패턴이 어깨와 목 통증의 원인이라고 추측하였다. 환자가 우측 보다 좌측 팔을 더 많이 사용함에도 불구하고 그녀는 그녀가 사용해왔던 것보다 우측 팔을 더 사용하고 있다. 그래서 양쪽 팔에 통증이 있다.

물리치료사는 환자와 스쿠터(scooter) 사용을 논의했다. 환자는 그 생각에 반대했고 그녀는 휠체어나 스쿠터를 사용하기 시작할 준비가 안 되었다고 말했다. 그녀는 혼자 걷기가 매주 힘들고 의자를 다시 사용할 준비가 되지 않았다고 말했다.

물리치료사는 또한 에너지 보존 기술에 대해 환자와 논의했다. 권고는 환자가 매일 그녀가 필요로 하는 최소한의 보행, 많은 일상생활 활동을 위해 앉기와 가능한 도구적 일상생활 활동을 할 계획을 가지는 것을 포함하였다(예를 들어 꾸미기, 샤워하기, 식사준비). 그리고 식료품을 위해 배달서비스 이용을 고려하는 것을 포함하였다. 환자는 샤워 의자를 제외한 모든 권고를 받아들였다.

환자의 우측 팔 통증 때문에, 물리치료사는 우측 상지 근력 운동을 멈추라고 말했다. 치료사는 우측 하지 근력 프로그램을 검사했고 그녀에게 계속하도록 지시했다. 치료사는 환자에게 다음 의사에게 방문한 후 2주 내에 되돌아오게 하기 위해서 환자를 위한 예약을 했다.

치료기간 2

날짜 : 3월 22

다음 방문 때에 환자는 그녀가 보행 보조기 없이 걷는 것을 시도했지만 무릎에 통증과 부종이 증가되었다고 말했다. 그녀는 의사로부터 보행 보조기로 체중 부하를 주지 않는 보행을 하라는 새로운 처방을 받았다. 그녀의 담당 의사의 방문 때 환자는 그녀가 아직 골절에 대해 음성인 두 번째 방사선 검사를 했다고 말했다. 의사는 그때 좌측 내측 무릎 관절 안에 이소성골화(heterotopic ossification)의 가능성을 보여주는 골스캔(bone scan)을 지시했다. 의사는 비체중부하 보행 지시를 결정했다.

환자는 어깨와 목의 통증이 악화되었다고 얘기했다. 그녀는 보행의 에너지 양이 증가하는 것과 관련한 지속적인 피로와 통증 때문에 밤에 잠을 이루기가 어렵다고 말했다. 그녀는 양 팔의 통증을 10점 만점 중에 10점으로 기록했다. 그녀는 또한 우울증의 증가를 얘기했다.

이 치료계획의 새로운 정보 변화는 어떻게 하였나? 어떤 새로운 권고가 필요한가?

이 시점에서 물리치료사는 환자가 스쿠터(scooter) 사용을 시도해야 한다고 강력히 권고하였다. 치료사는 환자에게 목과 어깨 통증은 보행 보조기 사용을 멈추었을 때 감소될 것이라고 말했다. 물리치료사는 비체중부하(non-weight bearing) 보행을 유지하는 것이 어렵기 때문에 환자는 자주 부분 체중부하 보행으로 되돌아 온다는 것을 알았다. 이것은 치유를 방해할 것이라는 게 가능하다. 물리치료사는 또한 환자에게 스쿠터 사용은 일시적이 될 것이지만 그것은 이소성 골화(HO)를 예방하는 것을 도와주고 목과 어깨의 통증을 감소시켜줄 것이라는 것을 상기시켰다. 그녀는 또한 통증과 우울증의 상관관계에 대해 논의 했다. 논의 후 환자는 스쿠터 사용에 동의했다. 물리치료사는 다음날 지역의 내구성 있는 의료 장비 공급원을 만나는 것을 준비했다.

물리치료사는 또한 환자의 우울증 느낌에 대한 이야기에 바탕을 두고 환자와 상담을 위한 필요를 논의 했다. 환자는 그녀의 최근 신체적인 문제를 논의 해 왔던 심리학자를 정기적으로 만났다는 정보를 물리치료사에게 알려주었다. 환자는 스쿠터를 계단으로 올려가는 것이 불가능하기 때문에 얼마나 오래 그녀가 최근 아파트에 살 수 있는지 걱정이다고 말했다. 그녀는 또한 만약 신체의 형태가 계속 기울어진다면 그녀가 독립적인 생활을 얼마나 지속 할 수 있을지 걱정했다.

환자의 관심에 적합한 반응은 무엇인가?

물리치료사는 환자가 그녀의 심리학자와 이러한 논쟁을 논의하는 것을 권하였다. 또한 물리치료사는 스쿠터의 사용은 일시적인 것이고 좌측 다리의 치유를 증진시키는 이점이 있을 것이라는 것을 환자에게 상기시켰다. 물리치료사는 환자가 접근가능한 아파트의 1층에 거주하는 것을 생각하기 시작하라고 권하였다. 물리치료사는 환자가 최근의 부상으로 계단을 극복해야 하는 것에 직면해 있다는 어려움을 지적했고 또한 환자가 만약 좀더 접근 가능한 삶의 환경을 가진다면 집에서 스쿠터를 사용할 수 있을 것이라는 것을 알려주었다.

치료기간의 끝에 물리치료사와 환자는 우측 하지 운동 프로그램을 점검했다. 환자는 어려움없이 모든 운동 프로그램을 수행 할 수 있었다. 물리치료사는 다음과 같은 운동을 추가했다 :

- 보행 보조기나 지지를 위한 카운터를 사용하면서 우측 다리를 위한 부분 쪼그려앉기(mini-squats)
- 양쪽 다리를 위한 옆으로 누운 자세에서의 고관절 외전(abduction)

치료 기간 3

날짜 : 3월 23일

다음 날, 환자는 내구성 있는 의료기구 공급자를 만났고 스쿠터를 빌렸다. 물리치료사는 환자와 함께 스쿠터의 모양을 검사하였고 스쿠터를 조절할 수 있는 환자의 능력을 평가하였고 그것의 안과 밖으로 이동을 하였다. 환자는 독립적으로 스쿠터를 움직였고 이동을 했다. 환자의 집에 접근할 수 없기 때문에 환자는 일터에서 스쿠터를 사용하고 집에서는 보행 보조기를 사용하기로 결정했다. 물리치료사는 1주일 내에 다음 방문을 하도록 예약했다.

치료 기간 4

날짜 : 3월 30일

환자는 두 번째 골스캔(bone scan)을 시행했고 자기공명영상(MRI)을 2일 전에 촬영했다고 말했다. 두 가지의 검사는 좌측 내측 무릎에 이소성 골화(HO)에 대하여 양성이었다. 환자는 HO의 더 이상의 진행을 예방하기 위해서 6주 동안 인도메타신(indomethacin)을 복용하였다.

물리치료사는 환자의 근력 프로그램을 재검사했다. 환자의 의사와 논의 후에 물리치료사는 환자가 치료실에서 운동용 자전거를 사용하도록 하였다. 환자는 독립적으로 자전거를 타고 이곳저곳을 이동 할 수 있었고 적절한 생명징후(vital sign) 반응과 더불어 적절한 속도로 15분 동안 자전거를 타는 것을 지속하였다. 환자는 물리치료사에게 그녀는 아파트에 고정용 자전거를 가지고 있다고 말했다. 물리치료사는 환자가 운동 프로그램의 한 부분으로서 매일 15분에서 20분 동안 자전거 타는 운동을 추가하라고 권고했다.

물리치료사는 보행 보조기로 걷는 환자의 보행을 검사했다. 그녀의 보행이 늦을 지라도 환자는 좌측 다리에 비체중부하 상태를 유지하면서 3m를 지속할 수 있었다. 보행 보조기로 3m를 걷는데 6분이 소요되었다. 3m 동안 그녀는 20초마다 세 번을 쉬었다.

환자는 스쿠터를 사용하는데 아무런 문제가 없다고 말했다. 그녀는 등과 목 통증이 지난 일주일 동안 점점 감소하였다고 말했다. 그녀의 좌측 팔의 통증은 지금 10점 중 4점이고 우측 팔의 통증은 10점 중 3점이다. 물리치료사는 환자가 처음 운동 프로그램의 한 부분인 상지 운동을 재개하기를 권고했고 만약 통증 수준이 증가하면 운동을 중단하라고 환자에게 조언했다.

물리치료사는 1주 내에 보행과 운동 프로그램을 검사하기 위해 내원하기 위하여 환자와 예약을 했다.

재검사

치료 기간 5

날짜 : 4월 6일

환자는 양쪽 상지의 통증이 전 주부터 변하지 않는다고 말했다. 그녀는 지속적인 통증이 보행 보조기 사용과 관련이 있다는 것을 느꼈다. 환자의 보행 검사로 환자는 보행 보조기를 사용하는 동안 더 큰 인내력을 보여주었고 비체중부하 상태(non-weight-bearing status)를 유지하는 동안 4.5km 까지 걸을 수 있다는 것이 밝혀졌다. 그녀는 4분안에 보행 보조기로 3km를 걸을 수 있었고 걷는 동안 어떤 휴식도 취하지 않았다.

물리치료사는 환자의 운동 프로그램을 검사했다 환자는 그녀가 전 주부터 재개했던 팔 운동을 포함하여 모든 운동을 잘 인내하고 있었다. 환자는 그녀가 과거 주 4회 매번 15분씩 고정용 자전거를 탔었다고 말했다. 환자의 최근 운동 프로그램의 길이 때문에 물리치료사는 그 시간에 어떤 새로운 운동을 추가하지 않기로 결정했다. 물리치료사는 다음과 같은 변형을 만들었다 :

- 상지 운동을 위해서 적색 테라밴드(적절한 저항)를 사용하라
- 하지 운동을 위해서 흑색 테라밴드(최대의 저항)를 사용하라
- 매주 적어도 4일을 매일 20분까지 고정용 자전거 타는 시간을 늘리는 것을 시도하라

치료 기간 6

날짜 : 4월 13일

환자는 좌측에 있는 통증이 감소했다고 말했다. 그녀는 완전 체중부하(full weight-bearing)를 인내함으로써 진행하는 것과 더불어 보행 보조기로 부분 체중 부하 보행(partial weight-bearing gait)을 시작하기위한 새로운 지시를 받았다.

어떻게 그녀가 좌측 발에 견딜 수 있게 주어진 환자의 치료계획이 변할 수 있는가? 그녀가 지속해서 스쿠터를 사용해야 하는가?

치료사는 보행 보조기로 서있는 동안 약간의 체중이동운동을 수행하는 것을 환자와 함께 시작했다. 그리고 그때 보행 보조기로 걷는 보행을 진행시켰다. 초기 검사와 비교해서 지금은 환자가 그녀의 체중을 좀더 부드럽게 우측으로 이동시키고 좀더 쉽게 체중을 좌측과 우측 다리사이로 이동시킨다.

물리치료사는 좌측 다리가 완전히 치유될 때 까지 장거리동안 일하면서 계속해서 스쿠터를 사용할 것을 권고했다.

치료 기간 7에서 10

날짜 : 4월 20, 27, 5월 4일, 그리고 5월 11일

치료의 초점은 이제 보행 보조기로 걷는 보행을 향상시키고 좌측으로 체중부하를 증가시키는 것이다. 환자의 과거 자세와 관련된 허리와 목의 통증 병력 때문에 물리치료사와 환자는 보행의 질을 향상시키는데 시간을 보냈다. 연습하면서 환자는 회선(circumducting)없이 우측 다리로 나아갈 수 있었다. 물리치료사는 그녀의 오랜 보행 패턴으로 되돌아 가지 않게 하기 위해서 환자와 함께 양 다리의 같은 걸음걸이 시간과 길이를 유지하기 위해 노력했다.

새로운 가정 운동 프로그램은 다음과 같다.

- 우측 다리의 회선(circumducting)없이 변기에서 발판을 밟는 연습. 환자는 활동하는 동안 보행 보조기를 사용했고 그녀가 발판 위에 올라감으로서 보행 보조기를 닿지 않은 우측 발을 확인할 필요가 있었다.
- 보행 보조기로 서 있는 동안, 공 위에 등을 대고 굴리며 왼쪽 발 앞으로, 우측 다리의 근력과 균형 훈련을 실시한다.

치료기간 9에서 환자는 보행 보조기 대신 지팡이(cane)를 사용하기 시작했다. 물리치료사는 그녀의 무거운 체중을 기대는 대신 균형을 위해 지팡이를 사용하기 위해 환자에게 치료를 했다. 그녀는 우측 다리가 이전보다 더 강하고 그녀는 지지를 위해 지팡이가 덜 필요하다는 것을 상기했다. 이 기간 동안 물리치료사는 또한 환자가 체중이동을 하는 것과 다양한 속도에서 서 있는 시간을 위해 트레드밀(treadmill)을 사용하기 시작했다.

환자와 물리치료사는 환자는 장거리를 스쿠터 대신 지팡이를 사용할 수 있다는데 동의했다. 물리치료사는 환자가 만약 무릎, 허리, 또는 목에 통증의 경험을 다시 한다면 스쿠터 재사용을 권했다.

결과와 종결

치료기간 11 : 종결

날짜 : 5월 18일

물리치료사는 처음 검사할 때와 동일하게 재검사하였다.

통증

환자는 좌측 무릎과 팔에 더 이상 통증이 길어지지 않는다. 그녀는 요통이 장기간 걷고 난후 10점 중 3점이라고 말했다. 그녀는 쉴 때 통증은 감소된다고 말했다.

말초신경 통합, 근육 수행과 감각 통합

감각 : 좌측면 전체를 통해 손상은 없다. 감각은 우측에서 감소되었다. ; 우측다리는 우측 팔보다 더 침범 당했었다. 고유수용성감각(proprioception), 운동감각(kinesthesia), 그리고 예리함/무딤 검사는 우측다리에서 감소되었다.

근력 : 경직(spasticity)이 우측면에 존재하기 때문에 물리치료사는 수동 근력 검사 등급을 메길 수 없었다. 좌측 팔과 다리는 기능적으로 완전하다. 환자는 우측 팔을 머리위로 60도로 올릴 수 있다. 팔꿈치 굴곡은 기능적이다. 그녀는 팔꿈치를 중력이 제거된 자세에서 완전 신전을 할 수 있다. 환자는 우측 손목과 손에서 최소의 동작을 할 수 있다. 그녀의 손목은 중립위치로 쉰다. 그녀의 손은 쉴때 갈코리(claw) 모양이다. 환자는 우측 고관절을 중력에 대항하여 대체수단 사용없이 50도 굴곡 할 수 있다. 그녀는 적절한 저항이 있는 중력에 대항하여 완전 신전할 수 있다. 그녀는 옆으로 눕고 서서 30도 우측 고관절 외전을 할 수 있다. 환자는 적절한 저항이 있는 중력에 대항하여 우측 무릎의 완전 신전을 할 수 있다. 저항이 증가하는 것은 신전 긴장의 증가를 가져온다. 환자는 발목 배측굴곡(dorsiflexion)에 있어서 최소한의 동작을 갖고 능동 발목 저측굴곡(plantarflexion)에서는 전혀 없다.

관절가동범위

좌측면은 기능적으로 완전하다. 우측 어깨는 어깨 상승과 외회전에서 감소된 수동 관절가동범위를 보여주었다. 손목과 손가락은 모든 면에서 제한된 동작을 한다. 우측 다리는 양쪽 모두 10도로 제한이 있는 발목 배측굴곡과 저측굴곡을 제외하고 기능적이다.

자세

환자는 약간의 후방골반경사와 좀더 좌측으로 체중이동을 하면서 앉고 일어섰다. 환자는 골반 중립에 도달할 수 있었고 양쪽 다리를 보이는 신호(예를 들어 거울)는 체중부하를 고르게 했다. 머리는 약간 전방을 향해 있었다.

보행, 이동, 그리고 균형

환자는 걷는 전체 동안 한점 지팡이(single-point

cane)을 사용하고 있었다. 보폭길이는 좌측 보장은 약간 우측보다 짧으면서 거의 평등하다. 경우에 따라서 우측 고관절을 올리고 회선하는 것은 환자가 장거리를 걸을 때 나타났다.

혼자의 Tinetti 평가 점수는 21/28이었고 Berg 균형 척도(berg banke scale) 점수는 49/56이었다. 모든 목표는 만났던 최소 검사에 세워졌다.

물리치료사는 환자가 경우에 따라서 우측 고관절을 들어올리고 회선하는 것을 바로 잡는 것을 도와주기 위해 걷는 동안 거울을 보라는 지도했다. 그녀는 환자가 가정 운동 프로그램, 특별히 자전거를 타는 운동과 하지의 근력을 위한 운동을 지속하라고 권유했다. 물리치료사는 보행에 있어서 약간의 향상은 좌측 다리가 치유되는 동안 우측 다리가 체중 지지를 도왔기 때문이라고 말했다. 그녀는 이것을 제약-유도(constraint-induced) 운동치료의 형태로서 서술하였다.

마침내, 물리치료사는 환자가 4~6주 내에 재검사를 위해, 변형을 위한 더 나은 치료의 필요성을 결정하기 위해 그리고 보행 패턴을 향상시키기 위해 방문할 것을 권고했다.

Recommended readings

Berg K, Wood-Dauphinee S, Williams JI, Maki B: Measuring balance in the elderly: validation of an instrument, *Can J Public Health* 83(2):S7, 1992.

Blanton S, Wolf SL: An application of upper-extremity constraint-induced movement therapy in a patient with subacute stroke, *Phys Ther* 79:847, 1999.

Davies, PM: *Steps to follow: a guide to the treatment of adult hemiplegia*, New York: Springer-Verlag, 2000.

D'Lima DD, Venn-Watson EJ, Tripuraneni P, Colwell CW: Indomethacin versus radiation therapy for heterotopic ossification after hip arthroplasty, *Orthopedics* 24(12):1139, 2001.

American Physical Therapy Association: Guide to physical therapist practice, second edition, *Phys Ther* 81:1, 2001.

Fowler EG, Ho TW, Nwigwe AI, Dorey FJ: The effect of quadriceps femoris muscle strengthening exercises on spasticity in children with cerebral palsy, *Phys Ther* 81:1215, 2001.

Hertling D, Kessler RM, Kessler D, *Management of common musculoskeletal disorders: physical therapy principles and methods* (ed 3), Philadelphia: Lippincott Williams and Wilkins, 1996.

McKinley WO, Gittler MS, Kirshblum SC, et al: Spinal cord injury medicine. 2 medical complications after spinal cord injury: identification and management, *Arch Phys Med Rehabil* 83(3 Suppl 1):S58, S90, 2002.

O'Sullivan SB, Schmitz T: *Physical rehabilitation: assessment and treatment.* (ed 4), Philadelphia: FA Davis, 2001.

Sabari JS, Kane L, Flanagan SR, Steinberg A: Constraint-induced motor relearning after stroke: a naturalistic case report, *Arch Phys Med Rehabil* 82(4):524, 2001.

Shehab D, Elgazzar AH, Collier BD: Heterotopic ossification, *J Nucl Med* 43(3):346, 2002.

Stevenson TJ: Detecting change in patients with stroke using the Berg Balance Scale, *Aust J Physiother* 47(1):29, 2001.

Taub E, Uswatte G, Pidikiti R: Constraint-induced movement therapy: a new family of techniques with broad implication to physical rehabilitation—a clinical review, *J Rehabil Res Dev* 36(3):237, 1999.

Tinetti ME: Performance-oriented assessment of mobility problems in the elderly, *J Am Geriatr Soc* 34:119, 1986.

van der Lee JH, Beckerman H, Lankhorst GJ, Bouter LM: Constraint-induced movement therapy, *Phys Ther* 80(7):711, 2000.

Whitney SL, Poole JL, Cass SP: A review of balance instruments for older adults, *Am J Occup Ther* 52(8):666, 1998.

학습목표

1. 어린아이들과 유아들에게 있어서 체간의 근력과 안정(stability)의 중요성과 모든 발달의 영향에 대해 설명 할 수 있다.
2. 대 근육 운동 기술 습득을 결합하는 치료 전략에 대해 안다.
3. 체간 약화의 임상적인 징후에 대해 안다.
4. 운동의 세 가지 면에서 체간 발달의 중요성에 대하여 설명할 수 있다.

검사

병력

환자는 중증 저긴장(hypotonia)과 전체적인 발달 지연이 있는 22개월의 남아이다. 초기 물리치료 프로그램을 매주 2회씩 받아왔고 이사관계로 다른 시설로 의뢰되었다. 새로운 물리치료사는 처음 치료기간 전에 앞선 물리치료사로부터 일반적인 총체적 평가서를 받았다. 집에 도착했을 때, 치료사는 부모로부터 간단한 병력을 얻을 수 있었다. 부모는 임신과 출산 때 특이할 만한 것은 없었다고 말했다. 환자는 3주 때 소아경련(infantile spasm)이 시작된 병력을 가지고 있었다. 3개월쯤 되었을 때, 경련을 조절하기 위해서 Topomax와 부신피질 자극 호르몬(adrenocorticotropic hormone) 치료를 하고 있었다. 처음 방문 하였을 때 Topomax만을 복용하고 있었고 어떠한 눈에 보이는 발작(seizures)도 보고되지 않았다. 신경과 의사와 정형외과 의사의 진료를 받고 있으며, 가족들의 일차적인 물리치료 목표는 목의 조절을 향상시키는 것이었다. 다른 목표는 장난감을 오랫동안 가지고 놀고, 소리를 내는 일을 지속하는 것을 포함하였다.

검사와 측정

간단한 신체검사 결과, 전체 수동 관절가동범위는 정상 범위 내에 있었다. 바로 누운 자세(supine)에서 머리를 우측으로 돌린 상태를 유지하고 사지는 외전과 외회전을 유지하고 있었다. 움직임은 중력에 대항하는 부분적인 가동이 가능하였다. 손을 입으로 가져갈 뿐만 아니라 머리를 다른 방향으로 돌릴 수 있었다. 어떠한 자세라도 능동적으로 이동하기가 불가능하였다. 돌아누우려고 할 때, 머리를 몸의 오른쪽으로 돌렸다. 엎드려 누운 자세(prone)에서 상완을 바쳐주었을 때 우측으로 머리를 기울이면서 머리를 신전할 수 있었다. 오랫동안 앉아 있을 때 머리를 아래로 내려서 등을 구부린 채 있었다. 중심선 위에 머리를 유지하고 앉기 위해 최대한의 도움을 필요했다. 치료사가 서있는 자세를 지지하고 유지하려고 했을 때 손을 빼면, 아이는 바로 체중지지하는 것이 불가능하였다. 어떤 기립자세에서 좋은 정렬을 얻기가 어려웠다.

평가

검사결과에 바탕을 두고, 치료는 환자의 머리, 목, 그리고 체간조절을 향상시키는 기술을 가족에게 교육시키는데 중점을 두었다. 이것은 바로 누운 자세와 엎드려 누운 자세와 공 위에서의 동작을 통해서 이루어 졌다. 또한 엄마가 그를 옮기고 바닥에 세우는 동안의 자세를 포함하였다. 치료 첫 2주가 지나서 치료사는 계속해서 아이의 기능적인 능력과, 근력, 그리고 요구를 평가하였다.

치료하는 동안 환자는 쉽게 피곤해졌고 왼쪽 복

부가 바닥이나 무릎 위에서 너무 오래 있을 경우 불편함을 호소했다. 호소하는 울음이나 말의 기간은 짧았다. 기침을 할 때 전체 몸은 한 번의 발작으로 앞으로 구부러지고 한 번이상 기침을 하지 못했다. 호흡에 대한 추가적인 검사에서 주로 횡격막 호흡을 쉬고 있다고 결론을 내렸다. 가슴에서 늑골은 넓어져 있고 감소된 늑골간 공간과 함께 수평으로 정렬되어 있었다.

진단

물리치료 환자 유형 5B : 손상된 운동신경 발달

예후

목표

1. 1년 내에 머리를 왼쪽에서 오른쪽으로 180도 움직일 수 있고 바로 누운 자세와 엎드려 누운 자세에서 돌아누울 수 있다.
2. 1년 내에 팔꿈치로 바로 누운 자세를 지지하고 위치 시켰을 때 머리를 세우는 것을 30초 동안 유지 할 수 있을 것이다.
3. 1년 내에 발을 가지고 노는 것을 도와주는 동안이나 바로 누운 자세에 도달하는 동안 턱을 안으로 당기는 것을 유지할 수 있을 것이다.

1년 내에 이 목표들을 성취하기 위한 예후는 Fair에서 Good이다. 가족의 관심과 참여는 이 목표들의 성취를 한층 더 이끌어 낼 것 같다.

이 시점에서 적절한 치료는 무엇인가?

치료

간단한 병력과 평가에서 얻은 정보를 기초로, 치료사는 처음에 머리, 목, 그리고 체간 조절을 향상시키는 방향으로의 치료를 계획하였다. 환자는 자세를 취하는데 어떠한 독립적인 동작도 하지 못했다. 전체 근육 조절을 발달시키기 위해 몇몇 근위부 안정성 획득이 요구되었다. 치료사는 엎드려 누운 자세와 바로 누운 자세에서 체간 근력을 위한 활동을 시작했고 자세를 위한 가족의 역할을 제안했다. 이 활동은 주로 시상면(sagittal plane)에서 아이의 복근이 일을 하도록 고안된 것이다. 세부적인 관찰과 평가를 한 후에 치료사는 내복사근과 외복사근이 활동적으로 움직이지 않는다는 것을 확인했다. 복사근은 흉곽발달을 이끌고 이는 체간 가동성과 호흡에 영향을 미치기 때문에, 첫 치료에서 복사근을 중점을 두는 것이 중요하다.

복사근(obliques)의 수축은 모양과 정열을 변화시키면서 늑골의 아래 방향으로 당긴다. 아래쪽으로의 이동은 늑골간 근육(intercostal muscles)을 좀더 활동 할 수 있게 하면서 늑골 공간의 크기를 증가시킨다. 복사근은 늑간근과 복직근과 함께 흉곽을 고정시키며, 압력 증감을 만드는 것을 도와서 횡격막(diaphragm), 일차 호흡근이 효과적으로 움직일 수 있도록 한다.

이 지식을 이용해서, 치료사는 동작의 세 면에서 모든 복부 근육의 근력에 좀더 초점을 맞추기 위해서 치료 계획을 변경했다. 흉곽 하부 진동, 구르기, 옆으로 누워서 놀기, 발로 놀기와 같은 전략들이 추가되었다. 자세 전략은 또한 정렬을 향상시키고 늑간 공간을 벌리는 것을 돕기 위해 수건과 베개를 사용해서 조절했다.

몇주 간 가족들은 아이의 전체적인 발달 지연과 더딘 진행에 좌절을 표현하기 시작하였다. 그의 어머니는 곡물식품 같은 좀 더 거친 음식을 아이에게 먹이고 싶다고 하였다. 또한 아들이 자라면서 무릎 위에 앉고 아이를 먹이기가 점점 힘이 들기 때문에 스스로 젖병을 잡을 수 있기를 원한다고 말하며, 물리치료의 치료계획에 추가하여 이 목표들을 요구하였다.

어떤 치료가 적합하였는가?

물리치료사는 좀더 포괄적인 치료 계획을 실행하기 위해서 언어치료사(speech therapist)와 작업치료사(occupational therapist)로부터 자문을 얻었다. 언어치료사는 식사하는 것과 관련해서 매주 한번씩 초기에 치료를 받기를 권유했고 가족들에게 구강 자극과 검진을 위한 활동에 대한 의견을 제시했다. 작업치료사는 감각 입력(sensory input)과 자각(aware)을 증진시키기 위한 의견을 제시했다.

그들은 촉각 입력(tactile input) 제공에 의해 아이의 신체 자각을 증가시키기 위해서 로션 마사지 치료를 시작하기로 결정했다. 또한 전정 입력(vestibular input)을 증가시키기 위해 공(ball) 위에서 아이가 다양한 방향으로의 움직임을 시도했다. 전정기관은 머리조절을 도와주고 머리를 바로세우는 것을 유지하게 해서 눈이 수평면상 위에 위치하도록 도와준다. 다른 면을 통한 동작은 그가 스스로 하지 못하는 다양한 동작 경험을 아이에게 주는 것을 의미한다.

감각 준비 후에, 치료사는 아이가 칫솔을 잡고 입으로 가져가서 구강을 자극하기 위해 옆으로 눕는 것을 도와주었다. 이 자세는 중력을 제거하는 동안 중립상태에서 아이가 양손을 함께 가져오는 것을 도와준다.

물리치료사는 가족에게 먹는 것과 병을 잡는 것에 대해 상담을 했고, 정상적인 발달과 근력의 발달에 관해 논의했다. 또한 어떻게 아이의 기능을 발달시킬 수 있고 머리와 사지가 움직이기 위한 안정은 체간에서 온다는 것에 대해 얘기하였다.

안정성 결여는 팔과 손 잡기동작, 입의 씹기 동작, 곡물음식을 삼키기는 동작과 같은 원위부 움직임의 발달을 저해한다. 물리치료사와 가족은 아이에게 음식을 먹이기 위한 안전한 자세를 결정하는데 공동으로 노력했다. 최적의 자세는 턱을 가슴쪽으로 당기고, 흉추를 신전하고, 정중선에 대칭으로 한 자세로 최대의 근위부 지지를 요하였다.

엄마와 아이는 변화를 주는 것을 어려워하였기 때문에 적응을 돕기 위해 두 가지 대안이 제공되었다. 첫 번째 선택은 말아진 수건을 아이의 머리둘레에 대고 목을 중립에 유지하고 과신전하는 것이다. 그리고 체간 양옆에 수건을 대고 척추의 정렬을 유지시키는 반 기댄 좌석(semireclining seat)을 제공하는 것이다. 두 번째 선택은 머리와 체간을 지지하여 반 기댄 좌석에 적응하는 것이다. 이는 전체적 정렬을 위한 최적의 방법이다. 어머니는 간식을 먹이기 위해서 적응된 좌석에 아이를 앉히기 시작하였고 1회의 식사에서 3회의 식사로 향상됐으며, 반 기댄 자세에서 좀더 바로 세울 수 있었다.

결과

치료는 목욕, 놀이, 그리고 식사시간을 포함한 가족의 일상생활 활동으로 확대해가며 다음해 동안 계속되었다. 공식적인 재검사는 매 6개월 마다 시행되었다. 아이는 머리와 체간조절(예를 들어, 팔꿈치를 댄 엎드려 누운 자세 자세에서 머리/목의 신전을 유지하기 위한)이 향상되었고, 치료는 외부 지원을 줄여가는 것에 초점을 두었다. 예를 들자면, 상지와 체간의 지지에 사용되는 수건 두루마리의 수를 줄이는 것이다.

3세가 되었을 때 주의력은 학교를 가기위한 준비로 치료 초점이 되었다. 가족과 치료사는 아동이 자람에 따라 앉히고 이동하는 방법에 대해 계속적으로 논의하였다. 적절한 시기에 아이는 적응을 위한 예비학교(preschool) 프로그램에 들어갈 것이다.

논의

3세 이전의 어린아이를 치료할 때 물리치료사는 모든 발달 부위가 서로 상호관계를 갖는다는 것을 반드시 염두해야만 한다. 이 아이의 경우, 전체 운동기술의 발달은 저긴장성 때문에 지연되었다. 이러한 전체적인 약화는 체간이 매우 약하기 때문에 독립적으로 움직이는 것을 방해하며, 모든 발달 부위에 지연을 초래한다. 독립적 운동의 부족은 신체와 환경을 탐색하는 것을 방해하며, 전체적인 운동기술 뿐만 아니라 인지, 미세한 운동기술, 혼자 먹기, 그리고 언어의 발달에 영향을 미친다.

체간은 이러한 발달에 중요한 역할을 한다. 체간은 머리와 사지가 움직이는 것으로부터 안정성을 제공하면서 발달에 중요한 역할을 한다. 기반이 불안정하면, 원위부의 움직임, 즉, 손과 발, 입, 눈 등은 잘 움직이기보다 보상작용을 하게 된다.

아이는 바로 누운 자세, 엎드려 누운 자세, 그리고 서있는 자세 등 다양한 자세에서 평가되어야 하며, 중력에 대항한 움직임도 살펴보아야 한다. 움직이는 동안 호흡유지, 기침 정도, 자세 변화에 따른 발성의 기간과 크기 등과 같은 신체적, 청각적 단서는 기록해야 한다. 또한 흉곽 크기, 형태, 대칭성, 늑골 정렬, 공간, 호흡유형, 척추 정렬 등의 호흡 및 흉곽 평가는 이 사례의 경우 매우 중요하다. 평가 결과는 더 합리적인 치료 계획을 고안하기 위한 정상발달의 지식에 접목되었다. 다른 분야에서의 상담은 또한 최적의 중재와 학습의 균형적인 발달을 위해 도움이 될 것이다.

Recommended readings

Stamer M: *Posture and movement of the child with cerebral palsy*, San Antonio, Texas: Therapy Skill Builders, 2000.

Tecklin JS (ed): *Pediatric physical therapy* (ed 3), Philadelphia: Lippincott, 2000.

학습목표

1. 환자의 증상을 객관적인 임상 소견과 관련시킬 수 있다.
2. 적절한 물리치료 진단을 확인하고 침습의 다발성 부위를 가진 경우에서의 치료계획의 요점을 말할 수 있다.

환자는 좌측 전면 고관절과 대퇴부에 증상이 있는 요통을 호소하고 있는 가게 관리자인 33세의 남자이다. 그는 또한 대퇴부와 다리에 걸쳐서 방사되는 증상을 얘기했다. 그는 증상이 대략 18개월 전부터 점진적으로 시작되었다고 진술했다. 증상은 사실상 간헐적이며 구부리고 들어올리고 오래 앉아있을 때 악화되었다. 게다가, 오래 서있거나 걸을 때 모두 나타났고 불편의 호소가 심해졌다. 증상은 아침에 덜했고 하루가 가면서 심해졌다. 그는 8년 동안 급성 요통의 병력이 2번 있었다. 각각의 병력은 공식적인 치료없이 3일~5일 이 지난 후에 자연스럽게 해결되었다. 환자는 일할 때 책상에 앉아서 있는 기간을 산재시키면서 대부분의 시간을 걷거나 서서 보냈다. 그의 전체적인 건강은 특이할 만한 사항이 없다. 그는 유산소 상태와 다양한 스포츠 활동을 포함하는 활동적인 생활스타일을 즐긴다. 요추 방사선을 포함한 영상(Imaging) 검사는 요추 3-4, 요추 4-5, 그리고 요추 5-천추 1부위에서 경증의 퇴행성 관절(degenerative joint)을 나타냈다. 그는 요통(low back pain)의 진단으로 물리치료에 의뢰되었다.

환자의 활동 시 악화된다는 보고에 기반을 두고 어떤 구조가 압박을 받고 있는가?

검사

환자의 병력, 증후학(symptomatology)과 활동 시 악화되는 주관적인 보고에 기반을 두고, 검사는 요추와 고관절 두 곳에 대한 선별과정에 중점을 두었다. 환자의 기립자세는 특별한 비대칭이 없는 정상 요추 전만(lordosis)을 보여주고 있었다. 앉는 자세는 적절하게 구부려있는 요추, 전인된 어깨, 앞으로 향한 머리에 의해 특징을 보이며 좋지 않았다. 검사로 요추의 능동 관절가동범위(AROM)는 굴곡에서 조금 제한이 있었고 신전에서 적당한 제한이 있다는 것이 드러났다. 외측 굴곡과 회전 관절가동범위는 정상 범위 내에 있는 것으로 보여졌다. 하지의 피부분절(dermatome), 근절(myotome)과 반사 스캔은 각각 정상 범주내로 나타났다. 신경 긴장 징후(neural tension sign)는 좌골 신경(sciatic nerve)에서 음성이었다. 반복적인 요추의 운동 검사를 시행했고 우측 요추, 외측 대퇴부에서 악화되었고 서있는 상태에서 요추 굴곡 시 다리 통증이 있었다. 서있는 상태에서 요추 신전은 감소되었고 우측 요추, 외측 대퇴부, 그리고 다리 증상이 없어졌다. 좌측 고관절 수동 관절가동범위로 내회전과 외전에서 현저한 제한이 드러났다. 고관절 수동 굴곡(passive hip flexion)과 신전은 각각 적당한 제한이 있었다. 반면에 외회전은 좌측에서 약간의 제한이 있었다.[1] 좌측 고관절의 저항성 등척은 강하고 주요 근육 집단의 각각에서 통증이 없었다. 환자의 자연스런 속도에서의 보행 양상은 중립에서 전유각기(preswing)(엄지발가락 떼기-toe-off)까지에서 좌측 고관절 신전의 약화에 의해 특징지어졌다.

평가

환자는 반복적이고 지속적인 요추 굴곡으로 인한 우측 요추5번 피부분절의 경로 위에 방사되어 요통을 보여주고 있었다. 그는 또한 요추 신전 관절가동범위의 약화를 보여주었다. 피막(capsular)형태에서 좌측 고관절 수동 가동범위의 제한이 있었다. 보행 편향 지속이 좌측 고관절 신전 가동범위의 약화와 함께 또한 나타났다.

제한된 고관절의 관절가동범위가 요추의 기능에 어떤 영향을 주는가?

수동 고관절 굴곡 가동범위의 약화는 요추와 골반에서 요구되는 관절가동범위보다 더 크게 배치된다. 따라서 환자가 앉거나 서는 자세로부터 요추와 고관절을 앞으로 굴곡하는 것이 요구되어질 때 요추 압박이 증가된다. 수동 고관절 신전 관절가동범위가 존재할 때, 서 있는 자세에서 요추가 신전될 때 그 같은 것은 사실이다. 한 부분의 관절에서의 기능부전(dysfunction)은 흔히 인접 관절에 보상성(compensatory) 기능 부전을 초래할 수 있다.

진단

물리치료 환자 유형 4F : 척수 장애와 관계된 관절 가동성, 운동 기능, 근육 수행력, 관절가동범위, 반사 통합의 손상.

물리치료 환자 유형 4D : 결합조직 기능이상과 관계된 관절 운동성, 운동 기능, 근육 수행력, 관절가동범위 손상.

예후

목표

환자는 다음과 같을 것이다. :

1. 3주 내에 완전한 요추 신전 관절가동범위의 복구가 나타났고 우측 하지의 방사통 증상이 없어질 것이다.
2. 8주 내에 내회전과 외전으로 약간의 제한이 있는 좌측 고관절의 향상된 수동 관절가동범위, 고관절 굴곡과 수동 관절가동범위 신전의 완전 복구를 보여줄 것이다.
3. 8주 내에 좌측 하지의 방사 증상이 해결될 것이다.
4. 고관절 신전 가동범위가 복원됨으로써 자연스런 속도의 보행 형태가 정상화 될 것이다.

치료

환자의 매 보행 때마다 2시간씩 수행하는 엎드려 누운 자세에서 신전을 포함한 요추 장애를 위하여 맥켄지(McKenzie) 원리에 바탕을 둔 물리치료를 이용하여 요추 증상을 다뤘다.[2] 환자는 또한 특히 지속적인 앉기 자세와 허리부터 숙이고 높은 압력을 받는 요추 자세를 피하라고 조언받았다. 요추 말기는 그가 앉기를 요구할 때 그 시간동안 이용하기 위한 논쟁이다. 좌측 고관절 피막 제한은 매일 네 번씩 고관절 외전, 내회전, 굴곡 그리고 각 방향으로 최소한 2분씩 수행하여 신전하는 것으로 다뤘다.

결과

환자는 그가 완전 요추 신전과 완벽한 요추와 우측 하지에 나타난 증상의 완벽한 회복이 있을 때인 3주에 재검사를 했다. 그러나, 그는 좌측 고관절 가동범위에 중대한 제한과 좌측 전면 고관절과 체중부하 기간이 확장된 후의 대퇴부 증상을 계속해서 경험을 했다. 환자는 좌측 고관절 상태와 의미있는 경과의 부족 때문에 1차 치료 의사에게 재의뢰되었다. 그의 일차 치료 의사는 좀 더 영상관찰 처방을 내었다. 좌측 고관절의 영상은 퇴행성의 마지막 단계를 보여줬다. 계속해서 자기 공명 영상법(MRI)은 대퇴골두 무혈성 괴사(avascular necrosis)를 시사했다. 환자는 24개월 후에 무시멘트 고관절 관절성형술(total hip arthroplasty)을 시행하기 전에 집에서 좌측 고관절 신장운동을 수행을 계속하였다.[3]

References

1. Hertling D, Kessler R: *Management of common musculoskeletal disorders: physical therapy principles and methods* (ed 3), Philadelphia: Lippincott, 1996.
2. McKenzie RA: *The lumbar spine: mechanical diagnosis and therapy*, Waikanae, New Zealand: Spinal Publications, 1981.
3. Hellman EJ, Capello WN, Feinberg JR: Omnifit cementless total hip arthroplasty: a 10-year average followup, *Clin Orthop* 364:164, 1999.

학습목표

1. 건선(psoriasis)의 병태생리학을 설명할 수 있다.
2. 건성성 관절염(psoriatic arthritis)과 다른 관절기능장애를 구별 할 수 있다.
3. 건선과 관련된 심리사회적 문제의 지식을 말할 수 있다.
4. 건선 환자의 흔한 장애(impairments)와 기능제한(functional limitations)을 알 수 있다.
5. 건선 환자의 적절한 검사 및 평가요소를 말할 수 있다.
6. 건선 치료에서 광선치료와 광화학요법(photo-chemotherapy)의 유익을 설명할 수 있다.
7. 광선치료와 광화학요법(photochemotherapy)의 위험인자를 말할 수 있다.
8. 건선 환자의 분명한 광선치료 목표를 진술할 수 있다.

환자는 진행성 건선(ongoing psoriasis)이 있는 38세 백인 남성이었다. 그는 지역 회사에서 회계사로서 일했다. 그는 19세 또는 20세에 건선의 반점(spots)이 흩어져있는 것을 알기 시작했다. 과거 10~12년 동안 건선은 점진적으로 악화되었다. 그는 직업관련 스트레스가 그 해의 특정한 시기에 증가하면서 건선이 발적(flare)하였다고 보고하였다.

건선의 병인, 발생률, 위험인자, 발병기전, 임상적 증상, 예후에는 무엇이 있는가?

건선은 건조한 은색 인설(silvery scales)로 덮인 홍반성 반점(erythematous plaques)이 특징적인 비전염성(noncontagious), 만성(chronic), 염증성(inflammatory) 피부병이다. 건선의 원인은 알려지지 않다. 유전(heredity)은 이 경우에 건선의 발달에 약 1/3정도 영향을 미치지만 유전적 인자의 역할은 밝혀지지 않았다. 현재 연구는 건선을 가진 가족에게서 면역 매개 기능장애(immune-mediated dysfunction)가 있다고 보고하였다. 피부세포의 정상적인 생활 주기(life cycle)는 28일이다. 그러나 건선 피부의 전환주기(turnover time)는 3-4일이다. 건선은 남성·여성 모두에게 동등하게 나타나고 평균 발병 연령은 27세의 젊은 성인들에게서 가장 흔하다. 카프카스인(Caucasians)의 약 1% ~ 2%에게 발병하고 아프리카-아메리카인들(African-Americans)에게는 드물다. 발적은 예측할 수 없으나 전신적(systemic) 또는 환경적 인자와 관련되어 있을 것이다. 외상(trauma), 감염(infection) (특히, 용혈성 연쇄구균(hemolytic streptococci), 임신(pregnancy)과 내분비 변화(endocrinologic changes)는 보통 전신성 인자들에 속한다. 추운 날씨, 감정적 스트레스 또는 심한 걱정은 또한 건선을 악화시킬 것이다. 건선은 신체적으로 외관을 손상시키고 감정적으로 장애를 줄 수 있고 개인과 가족들의 삶에 고통스런 영향을 줄 수 있다.[1~6]

검사 및 평가

환자의 가장 최근 건선의 발적은 심한 연쇄상구균 인후염(strep throat infection)을 앓은 후이다. 환자가 피부과 전문의에게 진찰받을 때 몸의 55%-65% 범위에 특히 무릎과 팔꿈치에 두껍고 큰 중등도의 두꺼운 판(thick plaques)이 생겨 있었다. 수장면(palmar surfaces)과 족저면(plantar surfaces)에 가끔

씩 통증이 있었고 일부 일상생활을 수행할 능력을 제한받았다. 짧은 거리 이상의 보행(ambulation) 또한 어려웠다. 피부과 전문의는 피부 펀치생검(punch skin biopsy)을 통해 건선의 진단을 확증했고 점차적으로 몇 개의 더 강력한 국소 코르티코스테로이드(topical corticosteroids)를 처방했다.

환자는 6개월 동안 3-4주 마다 피부과 전문의의 진찰을 받았으나 이러한 약물투여치료에도 불구하고 건선은 점진적으로 악화되었다. 그는 또한 그 기간에 국소 피부 감염(topical skin infections)에 대한 추가적인 항생제 치료(antibiotic therapy)를 두번 받았다. 피부과 전문의(dermatologist)는 광선치료(phototherapy)를 시도해 보려고 환자를 지역병원의 물리치료과 광선치료실(light therapy center)에 의뢰했다.

건선(psoriasis)환자는 어떻게 검사하고 평가해야 하는가?

검사와 평가 요소들 중에 이전 피부치료의 병력에는 국소 적용, 광선치료, 광과민성 약물투약(photosensitizing medication)과 방사선 치료가 포함된다. 초기 피부 검사에는 병변 피부유형(skin type)과 범위(extent), 지속시간, 발적과 완화의 유발인자, 가려움(itching), "단순포진(cold sores)"의 병력에 대한 설명 및 피부 두피(scalp)와 손톱의 관찰, 다른 어떤 불편함의 확인을 포함한다. 신체도해는 병변의 범위와 치유의 진전을 기록하는데 도움을 준다. 추가적으로 수집해야 할 중요한 자료에는 수반된 의료문제들, 피부질환의 가족병력, 환자가 복용했을지 모르는 다른 약물을 포함한다. tetracycline, 티아지드 이뇨제(thiazide diuretics)와 경구피임제(oral contraceptives)를 포함한 몇몇 흔한 약물은 광과민성을 높일 수 있다.

환자의 전체적인 건강은 좋았고 그는 다른 의료문제는 거의 없었다. 그의 아버지는 심한 건선이 있었고 그의 할아버지는 잘 알려지지 않은 원인의 피부질환(skin disorder)이 있었다. 환자는 주당 2-3회 운동을 했고 가끔씩 사회활동에 참여했다. 그러나 그는 주로 짧은 소매의 셔츠나 짧은 바지를 입어야 할 필요가 있는 외부 활동은 피했다. 그는 골프경기를 즐겼으나 안전하게 긴 소매의 저지셔츠(jersey shirt)와 긴바지를 입기에 적절히 추운 온도일 때, 이른 봄이나 늦은 가을 동안에만 경기를 했다.

환자는 광선치료나 방사선 치료를 받아 본적이 없었고, 다른 약물을 복용하지 않고 있었다. 스스로 측정하는 자연 태양광선에 홍반반응(erythema response)과 색소반응(pigment response)을 통해 그는 피부유형 II (항상 화상, 때때로 그을림(tans))으로 분류되었다. 신체도해는 피부병변의 유형과 범위를 적으면서 완성됐다(그림 30-1). 그의 관절가동범위, 근력, 감각은 모든 검사에서 정상적인 한계 내에 있었다. 자외선(ultraviolet light)에 대한 민감도를 결정하기 위해 그의 팔에 최소홍반용량(minimal erythema dose ; MED) 검사를 했다. (MED란 8~24시간 노출 중에 단지 눈으로 감지할 수 있을 정도의 홍반을 일으키는 자외선의 극소량을 말한다.) 환자는 또한 자연 태양광선 노출에 대하여 스스로 측정하는 홍반과 색소반응에 따라 분류될 것이다[7, 8].

진단

물리치료 환자 유형 7C : 흉터 형성(scar formation)과 부분적인 피부층(partial-thickness skin)과 관련된 외피계 통합손상(impaired integumentary integrity)

예후

치료계획의 마지막 단계에 환자는 질환의 80%-90%까지 제거될 것으로 예상됐다. 피부과 전문의와 물리치료사는 격주모임을 가지면서 질환의 양과 범위를 그림으로 설명하고, 재검사하기 위해 검토하고, 환자를 위한 최고의 치료과정을 결정했다.

치료

환자는 건선의 원인과 어떻게 자외선 광선이 피부세포들의 과다생산을 느리게 하고 면역계를 강화시키는지에 대해서 배웠다. 광선치료 또는 자외선 B 광선대(UVB) 치료는 환자의 MED 20% 이하, 35 mjoules에서 시작됐다(UVB 광역대는 10년 동안 건선치료를 위해 사용되어왔고 환자의 약 2/3에게 효과가 있었다. UVB는 연고(ointments), 코르티코스테로이드(corticosteroids)와 같은 국소 치료가 효과가 없을 때 고려된다). UVB량은 환자가 참을 수 있는 범위 내에서 매 치료 시 20%-30% 증가시켰다. 환자는 6주 동안 주당 3번 치료를 받았다. 그는 매 치료시작마다 재검사를 받았으며 치료 후에 약 6~8시간 동안 홍반(erythema)이 있었다고 대답했다. 그리고 나서 이 정보는 다음 UVB량을 결정하는데 이용되었다.

광선치료를 시작한지 3주 이후, 그는 긴 소매와 바지를 입기에 충분히 좋은 날씨 때문에 골프를 3라운드 치고 난 주말 이후 환자는 우측 팔꿈치와 손에 통증이 증가했다고 보고하였다.

건선성 관절염의 발생률, 병인, 임상적 증상에는 무엇이 있는가?

건선성 관절염의 가능성은 모든 건선환자에게 고려되어야하고 관절기능장애(joint dysfunction)와는 다른 유형을 나타낸다. 대략 건선환자의 10%~30%는 건선성 관절염으로 발전한다. 흔하게 손가락과 발가락에 하나 또는 그 이상의 관절에서 발생하고 손의 원위지절관절(distal interphalangeal joints)에서 호발한다. 조상(nail bed)으로부터 분리 그리고/또는 진균감염(fungal infections)을 모방하는 함요(pitting)를 포함한 손톱 변형이 있을 수 있다. 일반적으로 건선성 관절염은 천천히 진행하는 가벼운 증상으로서, 약간의 관절 압통(tenderness)으로부터 발전하는 경향이 있기 때문에 그것의 심각성을 과소평가하게 하거나 오진하게 만든다.[5,6]

재검사

환자의 팔꿈치 통증은 3-4일 내에 해결되었으나 손의 통증이 사라지는 데는 약 10일이 걸렸다. 이것은 관절통을 구별하는 당연한 현상으로 보이기 때문에, 피부과 전문의와 물리치료사는 관절을 단지 감시하기(monitor)로 결정했다.

환자는 광선치료를 잘 참았고, 피부색이 핑크색을 띠거나 욱신거리는 통증(soreness)은 거의 없었다. 일반적으로 그는 450 mjoules의 양까지 매 치료 시 마다 20%-30% 증가시켰다. 15번 치료 후 단순한 반응을 보이거나 환자의 판(plaques)이 약 30% 감소되었다. UVB 광역대는 환자를 위해 효과적이지 않다고 결정하고 피부과전문의와 협의한 후에 PUVA 치료가(솔라렌(psoralen), 광민감성(photosensitivity)을 증가시키기 위한 경구투약(oral medication), 자외선A 광선대[UVA] 광선치료로 구성) 추천되었다. PUVA는 다른 치료형태에 내성을 가진 중증의 건선환자를 위해 적합할 것으로 생각된다.[2,8,9]

광선치료 평가(LIGHT THERAPY CENTER ASSESSMENT)

이전병력(Previous Patient) :

이름(Name) :

나이(Age) :

주소(Address) :

보험(Insurance) :

전화번호(Daytime Phone #) :

직업(Occupation) :

날짜(Date) : 시간(Time) :

의사(Physician) :

진단(Diagnosis) :

Add' l Med. Problems :

투약(Medications) :

이전 광선 처방(Previous Light Rx) :

이전 피부치료(Previous Skin Treatment)

국소(Topical) :

광선치료(Light Therapy) :

광민감성 방법(Photoseensitizing Meds) :

방사선 치료(Radiation Therapy) :

최초 치료시 피부 평가(Skin Assessment at First Treatment) :

주관적(Subjective)

피부 형태(Skin Type) :

Extent :

지속시간(Duration) :

원인(Factors Causing) :

발적(Flare)

완화(Remission)

가려움증(Itching) :

불편(Discomfort) :

단순 포진의 과거력(History of "Cold Sores")

객관적(Objective) :

병변 형태(Lesion Type) :

모발/두피(Hair/Scalp) :

손/발톱(Nails) :

치료목적 : 피부질환의 제거(Goal of Therapy : Clearance of Skin Disease)

피부병의 가족력(Family History of Skin Disease) :

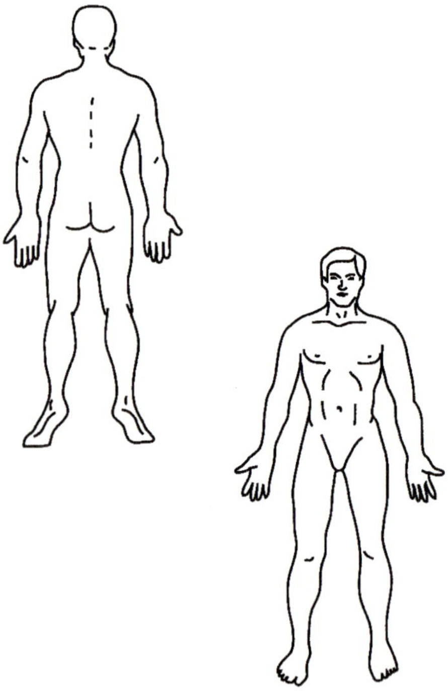

치료사(Therapist) :

그림 30-1. 신체도해(body diagram) 견본

광선 치료 검토(Light Therapy Review) 처방(Rx #) : 날짜(Date) :

반응(Response) 이학적 소견(Physical Findings) :

순응도(Compliance) :

합병증(Complications) :

UVA / UVB 용량(Dosage) :

투약(Medications) :

제거/유지(Clearing / Maint) 주간처방(Rx / wk) :

검토(Reviewer) :

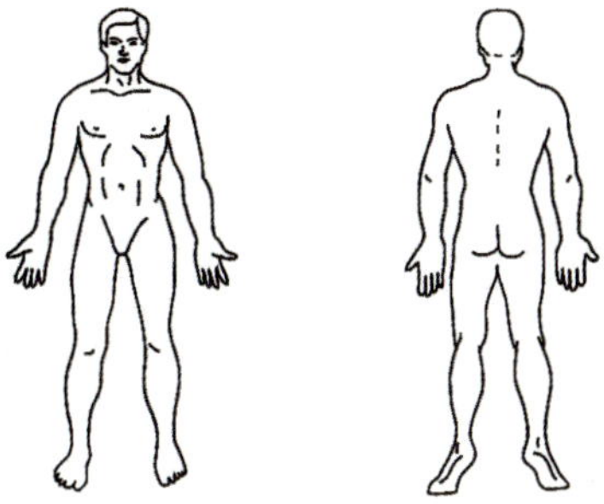

광선 치료 검토(Light Therapy Review) 처방(Rx #) : 날짜(Date) :

반응(Response) 이학적 소견(Physical Findings) :

순응도(Compliance) :

합병증(Complications) :

UVA / UVB 용량(Dosage) :

투약(Medications) :

제거/유지(Clearing / Maint) 주간처방(Rx / wk) :

검토(Reviewer) :

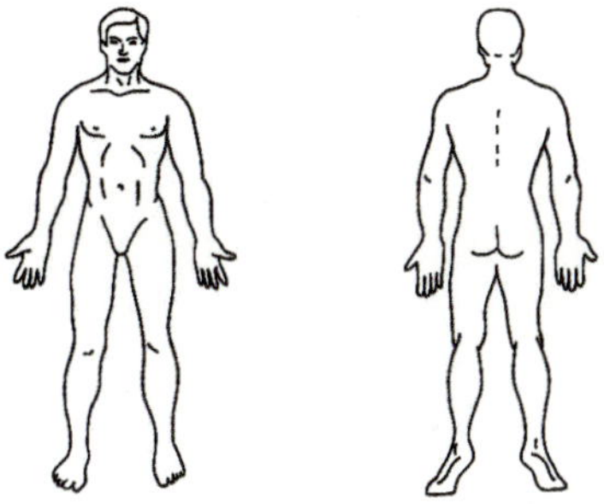

광선 치료 검토(Light Therapy Review) 처방(Rx #) : 날짜(Date) :

반응(Response) 이학적 소견(Physical Findings) :

순응도(Compliance) :

합병증(Complications) :

UVA / UVB 용량(Dosage) :

투약(Medications) :

제거/유지(Clearing / Maint) 주간처방(Rx / wk) :

검토(Reviewer) :

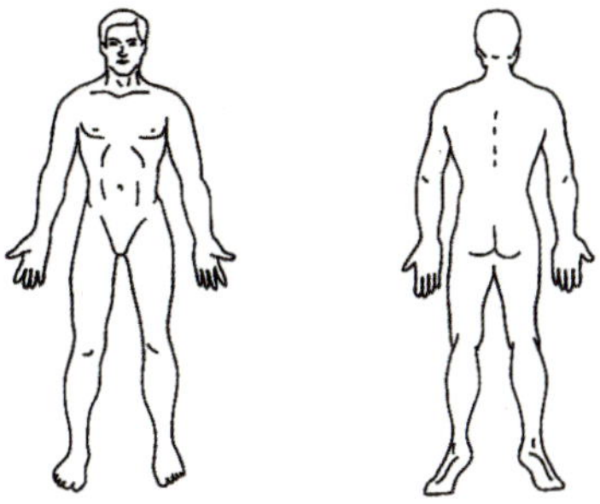

상표명(Addressograph)	월간 광선치료 경과기록(Monthly Phototherapy Progress Notes)

그림 30-2. 신체도해(body diagram) 견본

어떤 위험인자와 보호수단(safeguards)이 UVB와 PUVA 치료에 관련되어 있는가?

UVB의 주요한 부작용에는 수포(blistering)와 피부박리(skin peeling)를 유발하는 심한 홍반(erythema)이다. 태양에 노출되는 것이 피부암을 유발하는 중요한 위험인자임에도 불구하고, UVB 광선치료의 추가적인 위험은 보고 되지 않고 있다.

PUVA치료가 피부암(특히 편평세포(squamous cell)와 기저세포(basal cell) 암종(carcinoma)과 같은 비공격적인 형태)의 위험을 증가시키는 것과 관련이 있다할지라도, 이러한 위험은 용량에 의존하는 것으로 보인다.[2,8] Stem 외[10]의 연구에서는 장기간 많은 양의 PUVA 치료를 받은 환자는 피부흑색종(melanoma skin cancer)의 위험이 약간 증가하는 것으로 보고했다(21년 동안 1380명에서 11경우). 현재 PUVA의 위험은 정교한 측정 장치와 예민한 부분의 보호(예, 12-24시간 동안 보호 안경(protective eyeglasses)을 착용, 손상받지 않은 부위에 일광차단제(sunscreen) 적용, 남성 생식기(genitalia) 보호, 솔라렌(psoralen)을 먹은 후 24시간동안 태양빛 피하기)를 통해 최소화됐다.[2]

치료

환자는 광과민성 약물투여(photosensitizing medications)동안 PUVA 치료 때 피부와 눈을 보호하는 방법에 대해서 배웠다. 환자는 광과민성 약물을 먹은 후에는 선글라스를 쓰고 즉시 태양차단제를 적용하도록 조언받았다. 그는 oxsralen-ultra (psoralen 유형의 약) 30mg을 경구투약 받은 후 1시간 30분에서 2시간사이에 UVA 1.0 joule을 받았다. 이 양은 프로포콜 마다 매 치료 시 0.5 joule씩 증가시켰다(UVB 광선치료 기준은 mjoules 이고, UVA은 joules로 표시함). 새로운 신체도해가 만들어졌다. 계속되는 치료 시작 때마다 환자는 재평가되고 마지막 치료 이후 약 24-48시간동안 경험했을 수도 있는 홍반(erythema)이 나타났는지 대답했다. 그의 치료는 주당 3번으로 예정되었고 만일 피부가 핑크색을 띄거나 욱신거리는 통증(soreness)이 나타나면 프로토콜에 따라 그 양을 증가시켰다.

결과

9번의 치료 후에 환자의 질환은 임상적으로 제거되었다. 24번째 치료에서 그는 오직 몸통과 하지에 가벼운 변색(discoloration)과 팔꿈치 약간의 가는 반점이 있을 뿐 상당한 질환의 제거(90%+)를 보였다. 팔과 다리에 추가적인 노출은 더 오랫동안 UVA에 노출될 수 있는 치료부분을 보호하기 위해 가운을 입고서 실시됐다. 26번째 치료 때에는 환자의 질환이 완전히 깨끗해졌다. 피부과 전문의와 논의한 후에 그는 2주 동안 주당 2번, 그 후 2주 동안 주당 한번으로 이 프로그램을 받았다. 결국 그는 한달에 한번으로 치료 횟수가 줄어들었다. 그 후에 그는 광화학치료로부터 자유로워졌으며 피부과 전문의에 의해 관리되었다.

몇 달 후에 환자는 재발하기 시작해서 건선을 위한 장기간의 관리 프로그램이 필요했다. 환자는 가정 UVB 장치를 구입하려고 결정했다. 물리치료사는 그가 보험회사로부터 승인을 얻어내도록 도왔고 UVB 장치를 배달해 주었다. 물리치료사는 가정에 방문해서 장치를 조절해주고 그 사용법을 알려주었다. 가정방문 후에 물리치료사는 환자가 장치 사용법을 이해하고 그것을 안전하게 사용하고 있는지 몇 번의 확인전화를 통해 관리하였다. 환자는 지금 적은 UVB 광선량을 가지고 10-14일에 한번 스스로 치료하고 있으며, 국소 코르티코스테로이드(topical corticosteroids) 또는 경구 약물투여(oral medications)의 사용없이 건선으로부터 피부를 깨끗하게 유지했다. 현재까지 그의 피부는 8개월동안 깨끗했다. 그는 계속해서 이러한 요법을 계속할 것이다. 여름동안 그는 자연광선 노출을 더 받기 위해 광선치료를 쉴 것이다. 그는 지금 여름기간에 골프를 즐기고 있다.

논의

이 경우에 환자는 건선을 통제하기 위해 7-10일마다 피부 치료를 받으면서 가을과 겨울동안 광선치료를 계속할 필요가 있다. 그의 장기간 예후는 아마도 6-18개월 마다 발적이 일어날 것이므로 한꺼번에 좀더 적극적인 치료가 필요할 것이다. 건선의 본질은 면역계(immune system)와 밀접하게 연관되어 있기 때문에 지극히 개별적이고 예측할 수 없다. 건선의 치료는 잘 알지 못하며 단지 치료하기 위해 통제할 뿐이다.[1~3]

References

1. Goodman CC, Boissonnault WG: *Pathology: implications for the physical therapist*, Philadelphia: WB Saunders, 1998.
2. National Psoriasis Foundation: *PUVA*, Portland, Oregon: National Psoriasis Foundation, 1999.
3. Psoriasis. In *Miller-Keane encyclopedic dictionary of medicine, nursing and allied health*, Philadelphia: WB Saunders, 1997.
4. National Psoriasis Foundation: *Psoriasis: questions and answers*, Portland, Oregon: National Psoriasis Foundation, 2000.
5. Goodman CC, Boissonnault WG: *Pathology: implications for the physical therapist*, Philadelphia: WB Saunders, 1998.
6. National Psoriasis Foundation: *Psoriatic arthritis*, Portland, Oregon: National Psoriasis Foundation, 1999.
7. Davis JM: Ultraviolet therapy. In Prentice WE (ed): *Therapeutic modalities for physical therapists*, New York: McGraw-Hill, 2002.
8. Diffey B, Farr P: Ultraviolet therapy. In Kitchen S, Bazin S (eds): *Electrotherapy: evidence-based practice*, Philadelphia: Churchill Livingstone, 2001.
9. Shelk J, Morgan P: Narrow-band UVB: a practical approach, *Dermatol Nurs* 12:407, 2000.
0. Stern RS, Nichols KT, Vakeva LH: Malignant melanoma in patients treated for psoriasis with methoxalen (psoralen) and ultraviolet B radiation (PUVA), *New Engl J Med* 336:1041, 1997.

Resource

Persons with psoriasis, their families, and friends founded and continue to direct the National Psoriasis Foundation. They are committed through education, advocacy, and research to improve the quality of life for people who have psoriasis. They welcome requests for information and are a past recipient of the American Academy of Dermatology's Excellence in Education Award.

National Psoriasis Foundation
6600 SW 92nd Avenue, Suite 300
Portland OR 97223-7195
800-723-9166 or 503-244-7404
Fax: 503-245-0626
E-mail: getinfo@npfusa.org
Website: www.psoriasis.org

학습목표

1. 만성 폐쇄성 폐질환(Chronic Obstructive Pulmonary Disease ; COPD)의 징후 및 증상을 설명할 수 있다.
2. 질병이 COPD 환자의 삶의 질과 기능용량에 미치는 영향을 설명할 수 있다.
3. COPD 환자의 활동수준을 적절하고 안전하게 처방하는 방법을 설명할 수 있다.
4. COPD 환자에게 적절한 산소치료 사용을 결정할 수 있다.

검사

병력

환자는 65살의 퇴직한 버스 운전사였다. 그는 결혼한 지 42년이 지났고 담배흡연경력이 연간 66곽이었다. 그의 아내는 심근경색(myocardial infarction)이 생긴 이후 13년 전에 금연한 이후 그가 담배를 끊기를 격려했다. 부부는 2명의 성장한 아이들과 3명의 손자들이 있었으나 그들은 할아버지가 호흡이 짧고 쉽게 피곤해 하기 때문에 자주 방문하지 않는다. 짧은 호흡이 몇 년간 점진적으로 악화된 이후 그는 59세에 폐기종(emphysema)으로 진단받았다. 곧 COPD 진단을 받은 후 그는 초기퇴직을 하였다. 그는 계속해서 지역사회에서 사회적으로 활동적이다.

폐기종(emphysema) 환자에게는 무슨 전형적인 징후와 증상이 있는가?

그러나 그 당시에 가슴 방사선 사진에서는 과도하게 부풀어진 폐(hyperinflated lungs), 납작해진 횡격막(flattened diaphragm) 및 중등도로 커진 심장이 보였다. 계속된 검사에서 질병과정은 느리나 지속적인 진행성을 나타났다. 지난해 동안 환자는 급성 호흡기 감염(acute respiratory infections)으로 몇 번 병원에 입원했었다. 3달 전에 그는 심각한 가슴통증으로 2주 동안 입원했다. 심각한 가슴의 통증은 폐렴구균성 폐렴(pneumococcal pneumonia)과 늑막염(pleurisy)으로 판명되었다. 입원 기간동안 환자는 항생제를 맞았고 흉부 물리치료와 호흡기 치료를 받았다. 그 폐렴(pneumonia)은 몇 주 동안 남아 있었고 일상생활(ADL)을 수행할 수 있는 기능용량이 급격하게 감소하였다. 그의 의사는 그가 외래환자로서 폐 재활프로그램(pulmonary rehabilitation program)을 받도록 물리치료를 의뢰했다.

계통검토

환자는 신경계 또는 외피계(integumentary system)에 뚜렷한 소견이 없었고, 정형외과 검사에서 하지의 근력 약화증(muscle weakness)을 제외하고 정상이었다. 그는 상·하지의 주요 근육 군에서 평균적으로 근력등급의 Fair를 나타냈다. 그의 다른 징후와 증상은 폐와 심혈관계(cardiovascular systems)에 제한을 가하였다.

그 환자의 성별, 나이, 활동수준에 기초를 둔 예측되는 최대 산소용량은 28.8 mL/kg/min였다. (또는 8.2 물질대사 등가(metabolic equivalents) [METS]), (1 MET = 3.5 L 산소/체중 lkg). 그는 Balke-Ware 프로토콜(protocol)을 사용하여 등급이 매겨진 운동 스트레스 검사에서 10.5 mL/kg/min(3 METS) 수준에 이르렀다. 그러므로 그는 63.5%의 기능성 호흡장애(functional aerobic impairment; FAI)를 가지고 있었고, 상당한 호흡용량의 장애가 있는

표 31-1. 동맥혈 가스수치

측정된 수치	정상 수치
산성도(pH) 7.33	7.35-7.45
동맥혈내 이산화탄소분압($PaCO_2$) 46 mmHg	35-45 mmHg
동맥혈내 산소분압(PaO_2) 58 mmHg	〉80 mmHg
탄산수소(HCO_3) 29 mEq/L	22-28 mEq/L
산소포화도(O_2Sat) 88%	〉90%

표 31-2. 폐기능 검사자료

폐기능검사	측정된	예상된
FEV_1	78%	〉90%
FVC	2.75 L	4.11 L
FEV_1/FVC (%)	46%	70%
TLC	7.00 L	6.98 L

것으로 생각되었다(FAI = 예상되는 최대산소소모량 - 측정된 최대산소소모량/ 예상되는 산소소모량 × 100).

동맥혈 가스(Arterial Blood Gas; ABG) 수치는 표31-1에 나열해 놓았다. 그리고 폐 기능검사(pulmonary function test; PFT) 수치는 표 31-2에 나타나 있다.

환자의 기능용량을 측정하기 위하여 6분 걷기를 어떻게 이용할 수 있는가?

환자는 6분 걷기를 수행했고 320m를 수행할 수 있었으나 호흡곤란(dyspnea)때문에 몇 번 멈춰야 했다. 나머지에서 그는 호흡곤란 수준의 3/5를 나타냈으나 걷는 동안 호흡곤란 수준은 3/4 으로 올라갔으며 그가 쉬려고 멈추려고 할 때 4/4에 도달했다(그 호흡곤란 척도는 다음과 같다. 1, 가벼움, 관찰자에게 아니라 환자에게 현저한; 2, 약간 어려움, 관찰자에게 현저한; 3, 중등도의 어려움, 그러나 계속할 수 있는; 4, 심각한 어려움, 계속할 수 없는).

맥박산소측정기(pulse oximetry)에 의해 측정된 그의 산소포화도(oxygen saturation) 수준은, 휴식시 88%였고, 6분 걷기 동안에는 82%로 낮게 나왔다.

진단

물리치료 환자 유형 6C : 기도개방 기능장애(airway clearance dysfunction)와 관계된 환기(ventilation), 호흡/가스교환과 호흡 용량/지구력 손상

예후

목표

다음의 모든 목표는 환자가 일주일에 3-4회, 30-45분 정도 운동하는 12주 폐 재활 프로그램(pulmonary rehabilitation program)동안 실행할 예정이었다.

1. 14.0 mL/kg/min(4 METS)까지 호흡용량(aerobic capacity)을 향상시킨다.
2. 하지와 상지와 몸통의 모든 중요한 근육 군에서 MMT 등급이 적어도 Good이 되도록 근력을 향상시킨다.
3. 맥박산소측정기(pulse oximetry)에 의해 측정된 것으로, 휴식 시 $PaCO_2$수준은 정상범위 35~45mmHg으로 낮추고, PaO_2는 적어도 70mmHg으로 증진시키기 위해 동맥혈 가스 프로파일(ABG profile)을 향상시킨다.
4. 담배를 줄이고 12주 폐 재활프로그램을 끝까지 완전하게 수행한다.
5. 1년 동안 급성 호흡감염의 재발을 피한다.

예상되는 결과

12주 폐 재활프로그램 마지막까지 모든 예상되는 결과를 달성할 것이다.

1. 환자의 6분 걷기 거리는 산소포화도(oxygen saturation) 감소와 호흡곤란의 인식과 RPE의 증가없이 향상할 것이다.
2. 환자는 호흡곤란이 덜하고 ADL과 자가치료 활동(selfcare activities)을 수행할 것이다.
3. 환자는 상 · 하지의 더 큰 중요한 근육군의 Good 수준으로 근력을 향상시킬 것이다.
4. 환자의 증가된 가동범위와 폐기능은 감소된 호흡기 염증으로 나타날 것이다.
5. 환자는 담배 피우는 것을 멈출 것이다.

치료

COPD 환자의 장기간 산소치료(oxygen therapy)의 이점에는 무엇이 있는가?

장기간(매일 적어도 19시간) 산소치료를 적용하도록 결정되었다. 장기간 산소치료는 심리적인 전망을 증진시키고 운동능력을 향상시켜서 골격근 대사(metabolism)를 향상시킴으로써 COPD 환자의 삶의 질을 향상시킬 것으로 보여진다. 장기간 산소치료는 COPD환자의 수명을 증가시키기 위해 알려진 유일한 치료이다.

왜 선택된 정확한 산소 전달 장치가 중요한가?

휴대용 용기를 채울 수 있는 산소집중장치(oxygen concentrator)는 선택장치이다. 왜냐하면 그가 움직일 수 있고 사회적으로 활동하며 ADL을 수행할 수 있도록 하기 위해 산소집중장치는 환자에게 집에서 경제적인 산소근원을 제공하기 때문이다. 의료보험은 한 개의 장치에 지불되기 때문에 가장 적당한 장치가 선택되는 것이 중요하다. 맥박산소측정기(pulse oximetry)는 또한 환자가 그의 산소 포화도(oxygen saturation) 수준을 감시하고, 그의 활동 수준에 반응한 산소 유동율(oxygen flow rate)을 조정할 수 있도록 하기 위하여 구매했다.

환자를 위한 적절한 환자 교육의 부분에는 무엇이 있는가?

환자는 12주 폐 재활프로그램을 완료하였다. 프로그램의 중요한 부분은 환자와 가족교육이다. 그는 자신의 맥박, 호흡곤란과 운동자각도(RPE)의 인식을 감시하는 것을 배웠다. 게다가 그와 그의 아내는 산소 집중장치와 맥박산소측정기의 사용법을 배웠다.

스트레스 검사 동안, 환자는 호흡곤란 때문에 검사를 그만두기 전에 심장 박동율이 분당 144회 있으며, 10.5 mL/kg/min 또는 3 METs 수준을 수행할 수 있었다.

물리치료사는 환자의 상태 및 현재 기능 상태를 고려하여 적절한 강도, 기간, 빈도를 가진 운동처방전을 개발했다. 환자는 걷기 프로그램과 고정자전거 타기를 병행했고, 진료소에서 주 3일 운동을 했고, 그가 쉬는 날에는 집에서 걷기 프로그램을 계속했다. 치료사는 그에게 운동 준비(warm up)와 운동 마무리(cool down)단계에서 적당한 방법, 호흡운동, 저강도 체중훈련 프로그램(low intensity weight-training program)을 가르쳤다. 환자는 이완훈련(relaxation training)을 즐겼고 금연수업을 들었다.

종결계획

환자는 2/4보다 더 많지 않는 호흡곤란 수준에서 산소전달체계와 산소측정기를 이용하여 METs 3-4 수준에서 ADL과 자가 치료활동(self-care activities)을 수행할 수 있을 때 폐 재활을 종결했다.

환자의 MET 범위 내에서 할 수 있는 활동에는 무엇이 있는가?

몇 가지 흔한 활동을 위한 MET 수치는 다음과 같다 :

- 먹기(eating) 1.5
- 입기(dressing) 2.5
- 목욕하기(bathing) 2.0
- 샤워하기(showering) 4.0
- 차운전하기(driving car) 2.0
- 아이들과 가벼운 놀이(light play with children) 2.5~2.8
- 휘발유 주입하기(pumping gasoline) 2.5
- 가벼운 집안청소(light housecleaning) 2.5~3.5
- 낚시하기(보트에 앉아서) 2.5

결과

환자는 몇 번의 휴식과 가벼운 호흡곤란으로 인해 6분 동안 440미터(25% 증가)를 걸을 수 있었다. 그의 ABG 와 PIT 프로파일들은 약간 향상되었다(표 31-3과 31-4). 그의 근력(muscle strength)은 사지의 중요한 근육군의 평균 Good으로 증가하였다. 그는 완전하게 흡연을 멈출 수는 없었으나 하루에 1갑 반으로 줄일 수 있었고 완전하게 금연하기를 기대하면서 계속해서 금연 프로그램에 참여했다.

환자는 적절하게 산소전달과 감시체계를 사용할 수 있었다. 그의 최대산소소모량은 13.5 mL/kg/min(3.86 METS)으로 증가했고 FAI는 53%로 감소했으며 그의 장애(impairment)는 현저하기 보다는 중등도(moderate)로 분류되었다.

논의

폐기종(emphysema)은 치료할 수 없는 진행성 질병이다. 그러나 적절한 관리를 통해 환자는 질병에도 불구하고 그의 삶의 질을 향상시킬 수 있다. 적절한 관리가 없는 환자의 삶의 질과 수명은 빠르게 나빠졌다. 이 환자가 이 질병을 관리하기 위해 할 수 있는 중요한 것은 무엇인가? 금연은 다른 어떤 치료보다 더 도움을 줄 수 있다.

COPD에 대한 많은 오해 때문에 환자교육은 매우 중요하다. 적절하게 했던 운동은 이 환자에게 도움을 줬다. 그러나 부적절하게 한 운동은 신체적인 상태를 향상시키기 위한 그의 노력에 더 많은 호흡곤란(dyspneic)과 걱정, 좌절을 안겨주었다. 마지막으로, COPD환자의 산소사용에 대한 교육이 중요하다. 산소공급은 생리적인 수요와 반드시 일치해야 한다. 너무 많은 산소는 COPD환자의 호흡을 감소시킬 수 있다. 호흡곤란과 RPE는 주관적으로 곤란의 양과 수요를 평가하기 위해 사용될 수 있다. 반면에 맥박산소측정기(pulse oximetry)는 상대적으로 산소요구를 평가하는 경제적이고 객관적인 수단이다. 그러나 산소측정기는 ABG 수치와 관련되어야 한다. 왜냐하면 산소포화도(oxygen saturation)가 아니라 뇌간(brainstem)에 호흡중추를 속이는 $PaCO_2$수준 때문이다.

표 31-3. 치료 후에 동맥혈 가스수치

동맥혈 가스수치
pH 7.37
P_2CO_2 42 mmHg
P_2O_2 60 mmHg
HCO_2 28 mEq/L
O_2 Sat 92%

표 31-4. 치료 후에 폐 기능 검사

	측정된
FEV_1	80%
FVC	2.76L
FEV_1/FVC (%)	46%
TLC	7.05L

Recommended readings

ACSM: *Guidelines for exercise testing and prescription* (ed 6), Philadelphia: Lippincott Williams & Wilkins, 2000.

ACSM: *Resource manual for guidelines for exercise testing and prescription* (ed 4), Philadelphia: Lippincott Williams & Wilkins, 2001.

Carter R, Brooke N, Tucker JV: *Courage and information for life with chronic obstructive disease*, Onset, Mass: New Technology Publishing, 1999.

Hodgkin JE, Celli BR, Connors GL: *Pulmonary rehabilitation: guidelines to success*, Philadelphia: Lippincott Williams & Wilkins, 2000.

Weg JG, Hass CF: Long-term oxygen therapy for COPD: improving longevity and quality of life in hypoxemic patients, *Postgrad Med* 103:147, 1998.

American Physical Therapy Association: Guide to physical therapist practice, second edition, *Phys Ther* 81:1, 2001.

학습목표

1. 무릎의 근골격계 검사(musculoskeletal examination)의 요소들을 설명할 수 있다.
2. 거대 세포종(giant cell tumor)의 출현에 대한 증후, 증상 및 임상적인 유형을 나열하고 설명할 수 있다.
3. 물리치료사의 전문가적 소견과 범위를 뛰어넘는 문제가 있을 때 적합한 전문의에게 외래하는 것의 중요성을 설명할 수 있다.
4. 무릎의 뼈와 연부조직의 수술 후에 적절한 개인치료를 설명할 수 있다.

검사

병력

점심휴식 시간에 활기차게 3.2km를 산책하는 동안, 27살의 여자는 좌측무릎의 내측부를 따라 통증이 느껴지기 시작했다. 그녀는 걷기를 마치고 사무실로 돌아와서 나머지 오후시간에 일을 했다. 여전히 좌측 무릎에 통증을 느끼면서 많은 불편 속에서 집으로 차를 몰고 왔다. 집에 도착하자마자 이웃이 탁아소에서 4살 난 딸을 데려다 주었다. 자영 건축도급업자(building contractor)인 남편은 그날 저녁 7시까지 집에 들어오지 않았다. 그 사이 그녀는 계속 움직였고 딸을 돌보고 저녁을 준비하는 동안 아픈 다리에 체중이 부과되었다. 통증 때문에 Tylenol을 복용했고, 그 통증은 무딘 박동성 통증(dull throbbing ache)이었다.

남편이 집에 도착했을 때, 발을 뗄 수 있었으며 자리에 주저앉아 다리를 들어올렸다. 통증이 있는 부분은 외관상으로도 부어있었다. 그녀는 온열 목욕(hot bath)을 하려고 했다. 목욕은 그녀를 이완시켰고 약간 기분이 나아졌으나 좌측 무릎 주위에 부종(swelling)은 커져서 능동 관절가동범위를 더 제한시켰다. 일찍 잠자리에 들었으나 박동성 통증때문에 잠을 잘 수가 없었다.

다음날 아침, 일어나서 무릎에 압박붕대(ace bandage)를 감았다. 두 개의 Tylenol을 더 먹고 일을 하러 나갔다. 그 통증은 지난 저녁에 아팠던 것처럼 아프진 않아보였다. 좌측 다리를 보호하며 가능할 때마다 다리를 들어올리려고 멈춤으로써 겨우 사무실에 도착했다. 이러한 양상은 마지막으로 가정주치의를 부르려고 하기 전까지 며칠 동안 계속되었다.

병원에 갔고 의사는 그녀가 걸을 때 무릎이 아마도 비틀렸을 것이라고 말했다. 의사는 가능한 한 발로 걷지 말라고 말하고 10일 동안 복용할 anaprox(비스테로이드성 항염증약)을 처방했다. 그 다음날 아침 훨씬 더 좋아졌고 바쁜 직장생활과 가정생활은 계속되었다. 약 처방이 다 끝나가고 며칠 후, 통증은 다시 나타났고 점차적으로 다음 며칠동안 악화되었다. 그녀는 의사를 불렀고 의사는 물리치료사의 진찰을 받도록 제안했다. 의뢰용지(referral slip)에는 "내측측부인대(medial collateral ligament)의 가벼운 염좌(mild sprain). 평가하고 치료하라"라고 쓰여 있었다.

계통학적 검사

물리치료사는 증상(nature), 발병 시기(onset) 및 통증의 위치를 포함한 완전한 병력을 가지고 있었다. 환자는 관련된 병력이 전혀 없었다. 인지(cognitive), 심혈관계(cardiovascular), 호흡기계(pulmonary), 신경계(neurologic) 및 외피계(integu-

표 32-1. 근력/ 운동범위 자료

	(R) PROM	(R) MMT	(L) PROM	(L) MMT
고관절(Hip)				
굴곡(flexion)	0-120	5/5	0-120	4/5
신전(extension)	0-30	5/5	0-30	4/5
외전(abduction)	0-4	5/5	0-45	5/5
내전(adduction)	0-30	5/5	0-30	5/5
내회전(medial rotation)	0-45	5/5	0-454/5	
외회전(lateral rotation)	0-45	5/5	0-45	4/5
슬관절(Knee)				
굴곡(flexion)	0-135	5/5	10-100	3/5
신전(extension)	0-10	5/5	10	3/5
족관절(Ankle)				
배측굴곡(dorsiflex)	0-20	5/5	0-20	4/5
저측굴곡(plantarflex)	0-50	5/5	0-50	5/5

L: 왼쪽(Left), R: 오른쪽(right), MMT: 도수근력검사(manual muscle test), PROM: 수동 관절가동범위(passive range of motion).

mentary) 검사에서 정상이었다.

환자는 보행할 때나 서 있을 때 좌측무릎을 보호하며 걸어서 분명한 절름(limp)걸음 패턴을 보였다. 이것은 우측으로 약간 기울어져 있어서 발생했다. 근력과 관절가동범위가 평가되었다. 그 결과는 표 32-1에 나타나있다. 좌측 무릎에 수동 관절가동범위(PROM)의 마지막 느낌은 부드러웠으나 제한을 나타내는 움직임에는 통증을 수반하고 있었다. 손상된 무릎의 굴곡(flexion)과 신전(extension) 도수근력검사(MMT)동안 저항(resistance)은 또한 통증반응을 유도했다. 측부인대(collateral ligament), 십자인대(cruciate ligament), 반월연골(menisci)의 통합검사에는 모두 음성으로 나왔다.

환자는 통증 시각적 상사 척도에서 아침에는 5/10으로, 전형적인 직장근무가 끝날 때는 8/10으로 통증정도가 매겨졌다. 대개 저녁에는 통증이 그녀의 잠을 방해할 정도로 격렬(7/10)했다.

왜 물리치료사는 내측측부인대(medial collateral ligament) 염좌(sprain)의 진단을 배제했는가?

감각, 피부온도(skin temperature), 피부색 및 말초맥박(peripheral pulses)은 모두 정상으로 나타났다. 물리치료사는 환자가 내측 경골 고평부(medial tibial plateau)에 압통점(tenderness point)이 있는 것을 주목하였고, 환자의 좌측무릎 내측에 만질 수 있는 부드러운 덩어리가 발견되었다. 치료사는 환자에게 검사소견을 설명하였고 정형외과에서 검사하는 것을 추천하였다. 의료보험제도는 그녀가 일차 건강관리 의사로부터 의뢰서(referral)를 요청했다. 치료사는 가족주치의를 불러서 검사소견을 설명하고 정형외과에 예약하려고 했다.

환자를 더 편안하게 하기 위해, 물리치료사는 계속해서 압박붕대(ace bandage)로 무릎을 감고, 얼음팩(ice pack)을 적용하고, 가능하면 많이 그녀의 다리를 들고 있고, 목발(crutches)을 사용하라고 지시했다. 치료사는 환자가 정형외과 전문의에게 진료받을 때까지 환자가 신중하게 비체중부하(non-weight-bearing)로 보행해야 할 것을 권했다.

정형외과 전문의의 검사는 특히 만져질만한 부드러운 덩어리의 출현 부분에 있어서 물리치료사가 관찰했던 것과 같은 결과가 나왔다. 환자는 자기공명영상(MRI)을 찍기 위해 보내졌고, 좌측의 내측 경골고평부(medial tibial plateau)에서 3×2×2cm 병변(lesion)의 출현과 뼈 외측으로 퍼져있는 것을 볼 수 있었다. 덩어리는 내측측부인대(medial collateral ligament)를 바깥쪽으로 부풀어 오르게 하는 원인이었다. 또한 그 당시 거대 세포종(giant cell tumor)으로 알려진 파골 세포종(osteoclastomas)을 미리 진단했다.

정형외과 전문의가 빨리 거대 세포종의 진단을 하도록 하기 위해 무엇을 해야 하는가?

거대세포종(giant cell tumor)은 25세에서 40세 사이의 개인에게 가장 흔한 골 종양이다. 거대세포종은 여성에게서 더 흔하며 주로 대퇴 원위부(distal femur), 경골 근위부(proximal tibia), 요골원위부(distal radius)에서 발견된다. 병변이 골피질(cortex)을 파괴하고, 골막(periosteum)을 자극하기 시작할 때 통증과 부종(swelling)이 나타나기 시작했다. 약 85% 의 거대세포종은 양성이지만 양성거대세포종(benign giant cell tumor)은 폐로 전이(metastasize)될 수 있다. 치료는 종양 소파술(curettage)과 골이식 치환(bone graft replacement) 또는 종양 제거에 의해 남겨진 골강(cavity)의 골파편충전(bone chip packing)을 포함한다. 수술 후에 처음 2년 안에 40%~60%의 재발률(recurrence rate)이 보여진다.

다른 어떤 병변을 확인하기 위해 폐검사(lung scan)와 골검사(bone scan)가 시행되었고 둘 다 음성(negative)으로 나타났다. 환자는 병원에서 수술 후 물리치료사에 의해 진료받은 이후 그날 퇴원했다. 그녀는 이미 목발을 사용했고 비체중부하(nonbearing) 보행 방법을 알고 있었다. 병변으로 인한 골손실(bone loss)때문에 석고붕대(cast)가 적용되었고, 환자는 6주 동안 비체중부하(non-weight-bearing)를 했다. 6주 후에 방사선 촬영(radiograph)을 했다. 석고는 제거되고 지지를 위해 경량의 보조기(brace)로 대체되었다. 환자는 몇 달 동안 목발을 사용해서 걷는 것(부분적인 체중부하)이 허락되었다. 석고가 제거되었을 때 정형외과 의사는 다시 한번 물리치료사에게 의뢰했다.

진단

물리치료 환자 유형 4I : 골성조직이나 연부조직 수술과 관계된 관절 운동성, 운동 기능, 근육 수행력, 관절가동범위의 손상

환자를 위한 적절한 물리치료계획에는 무엇이 있는가?

예후

목표

1. 4~6주 동안 환자의 산소용량을 42mL/kg/min, 즉 나이와 성(gender)에 비례하여 80%이상 증가시킬 것이다.
2. 4~6주 동안 매일 가정 운동 프로그램에 따라 주당 3회의 운동으로 손상된 무릎의 하지근력을 Nomal로 증가시킬 것이다.
3. 근력강화(muscle strengthening)를 위해 필요한 시간동안 환자의 우측 슬관절 관절가동범위를 굴곡(flexion) 0~135도, 신전(extension) 0도로 증가시킬 것이다.

예상되는 결과

예상되는 결과는 4~6주 동안 매일 가정운동 프로그램과 함께 외래환자로서 주당 3회 물리치료를 받을 것이다. 환자의 산소용량(aerobic capacity)은 향상될 것이고 근육수행(근력, 힘, 지구력)은 증가할 것이다. 환자는 가정, 직장, 여가와 관련된 활동을 수행할 능력을 회복할 것이다.

종결계획

환자의 손상된 무릎이 완전한 수동 및 능동 관절가동범위를 가질 때, 근력이 반대편 다리와 동일할 때, 이전처럼 매일의 모든 생활 활동을 수행할 능력이 있을 때 물리치료사는 환자를 종결시킬 것이다.

치료

물리치료사의 재검사 후에, 환자는 대퇴사두근(quadriceps setting)과 슬괵근(hamstring setting) 근육강화운동에 따른 부드러운 능동 관절가동운동을 수행하도록 격려되었다. 그 후에 방사선 사진(radiographs)이 완전한 골 치유를 나타낼 때 좀더 적극적인 근육강화와 관절가동범위(joint ROM) 프로그램을 시행하였다.

자전거 에르고미터(bicycle ergometer), UBE에서 심혈관/폐 운동을 실시했다. 연령대비 최대 심장박동률(heart rate)을 60%에서 시작해서 체력수준이 증가함에 따라 90%까지 증진시키면서 적절한 강도로 걸었다. 또한 프로그램에는 등척성(isometric), 등장성(isotonic)과 등속성(isokinetic) 운동 및 열 적용(heat application), 수중치료(aquatic therapy)를 포함했다.

결과

환자는 자전거 에르고미터(bicycle ergometry)에 의해 측정된 대로 최대 산소용량(aerobic capacity)이 37mL/kg/min에서 42mL/kg/min까지 증가하였다. 게다가 손상된 하지 근력이 Nomal까지 증가하였다. 거대세포종(giant cell tumor)은 재발 없이 제거되었다. 병리학은 정확했고 환자는 자해(impairments), 불능(disabilities) 또는 장애(handicaps)없이 완전히 회복되었다.

논의

거대세포종(giant cell tumor)은 이러한 환자 연령층에서 흔하다. 대부분 건강관리 전문가가 흔한 근골격계 손상(musculoskeletal injury)처럼 보이는 환자를 진찰할 때 우연하게 발견한다. 이들 환자들이 진찰받고 진단받고, 신속하게 치료받지 않는다면 종양에 의해 약해진 뼈는 결국 골절을 입을 것이다. 흔히 보여지는 것처럼 이러한 환자는 신속한 치료를 지연시키는 가족과 직장에 책임이 있다.

물리치료사는 물리치료연습 지침(Guide to Physical Therapist Practice)을 따르고 철저한 검사를 실시하기 때문에 종양을 감지했고 적절한 의뢰를 했다. 그 결과로서, 정확한 치료가 제공되었고 환자는 긍정적인 결과를 얻었다. 물리치료사가 종양을 감지하지 못한다면 환자는 경골이 골절되서 방사선 사진에서 종양으로 판명될 때까지 아마도 부적절한 치료를 받게되고 적절한 치료가 지연됐을 것이다. 이 경우 철저하고 정확한 검사의 중요성이 강조한다.

Recommended readings

Dorfman HD, Czerniak B: *Bone tumors*, St Louis: Mosby, 1998.

Schubach GD, Wallis JW: Diagnosis: giant cell tumor, available at http://www.gamma.wvstl.edu/bs047tel143.html

ViaHealth: Bone disorders: giant cell tumor, available at http://www.viahealth.org/disease/bone-disorders/giant.html.

ACSM: *Guidelines for exercise testing and prescription* (ed 6), Philadelphia: Lippincott Williams & Wilkins, 2000.

American Physical Therapy Association: Guide to physical therapist practice, second edition, *Phys Ther* 81:1, 2001.

학습목표

1. 고관절에 개방성 정복(open reduction), 내부고정(internal fixation) 수술을 받은 환자를 위해 좋은 연습유형을 말할 수 있다.
2. nitroglycerine 투약 시 예상되는 반응의 부족 할 때 나타나는 징후 및 증상을 설명할 수 있다.

검사

가정 건강 물리치료사는 우측 고관절 골절(hip fracture)로 개방성 정복 내부고정(open reduction internal fixation)으로부터 회복되고 있는 72세 남자를 치료하고 있었다. 그 남자는 협심증(angina)과 비인슐린 의존 당뇨병(non-insulin-dependent diabetes)의 병력을 가지고 있었다. 50% 체중부하(weight bearing)와 보행 보조기(walker)를 사용한 보행을 할 수 있었다. 또한 어려움없이 그의 집을 보행할 수 있었다. 환자는 근력(strength)과 보행(ambulation)에 증진을 보였고 지시한 대로 운동을 수행하고 있다고 말했다.

진단

물리치료 환자 유형 4I : 골성조직이나 연부조직 수술과 관계된 관절 운동성, 운동 기능, 근육 수행력, 관절가동범위의 손상

어느날 아침, 치료사는 도착해서 중등도의 곤란(moderate distress)을 가지고 침대에 누워있는 환자를 발견했다. 그 환자는 주기적인 흉통과 가슴에 긴장성(tightness) 때문에 약 새벽 4시에 일어났다고 말했다. 그는 호흡하는 것이 약간 힘들다고 보고했다. 맥박률(pulse rate)은 1분에 96회였으며 혈압은 150/100 mmHg였으며, 맥박과 혈압은 바로 누운 자세에서 측정했다. 혈당수준(blood sugar level)이 허용하는 한계 내에서 당뇨병 약을 복용했다고 말했다. 몇 주 동안에 초기 검사로 수집된 정보에서 또한 nitroglycerin을 사용한 것을 알았다. 새벽 4시 이후에 nitroglycerin을 두 번 복용했으나 가슴의 불편함(chest discomfort)에는 별 차이가 없었다고 말했다.

평가

보고된 투약의 비효과성에 대한 즉각적인 활동에는 무엇이 있는가?

Nitroglycerin은 효과가 빠른 약물이다. 보통 환자는 약물을 복용하면서 거의 즉시 가슴에 불편함이 해소되는 것으로 나타난다. 치료사는 약품명에 이름을 확인하고 nitroglycerin 처방이 폐기일로부터 2년 이상 지난 것임을 알았다. 그 사이 환자는 발한(diaphoretic)과 증가된 호흡곤란을 보였다. 그는 다른 nitroglycerin 알약을 복용했으나 그 약물은 증상에 어떤 변화도 일으키지 못했다.

가장 적절한 행동방침에는 무엇이 있는가?

치료

이 환자는 급성 심장사(acute cardiac event)의 모든 증상을 보였다. 그 치료사는 응급의료서비스에

연락했고, 그 후 지역병원으로 이송됐다. 이송동안 구급차 요원은 추가적인 nitroglycerin을 투여했다. 그 순간에 가슴통증이 현저하게 가라앉고 더 쉽게 호흡할 수 있었다고 말했다.

결과

환자의 병원 퇴원 후에, 복용했던 nitroglycerin은 오래되고 비효과적인 것으로 결정됐다. 가정 건강 서비스의 치료사는 환자가 복용하는 약품의 위치를 알 필요가 있다. 그래서 치료사는 환자가 곤란을 느낄 때 약품을 제공할 수 있다. 이 경우에 환자의 가정환경과 nitroglycerin이 보통 빨리 작용하는 성질에 대한 치료사의 지식은 심장곤란 상황과 초기 대응을 하는데 결정적이었다. 집에 돌아왔을 때, 그에게는 새로운 nitroglycerin 알약이 공급되었다. 또한 치료사에 의해 6개월 마다 새로운 약물공급을 요청하도록 교육받았다.

논의

치료사는 모든 보존적인 치료가 실패할 때, 응급의료 서비스에 연락했고 그 상황을 관리하려고 하였다. 주어진 단계는 그 상황에 적절했다. 이 경우에 중요한 점은 증상을 완화시키기 위한 nitroglycerin 투약의 실패이다. nitroglycerin은 혈관평활근(vascular smooth muscle)을 이완시키고 몸 전체에 전반적인 혈관확장 효과(vasodilation effect)를 가져온다. nitroglycerin의 투약은 어떤 환자의 경우 혈압을 낮추기도 한다. 약사들은 주로 nitroglycerin 알약이 6개월 이상 된 경우에는 폐기되어야 한다고 제안한다.

Recommended Readings

Baumann BM, Perrone J, Hornig SE, et al: Randomized, double-blind, placebo-controlled trial of diazepam, nitroglycerin, or both for treatment of patients with potential cocaine-associated acute coronary syndromes, *Acad Emerg Med* 7:878, 2000.

Cooper A, Hodgkinson DW, Oliver RM: Chest pain in the emergency department, *Hosp Med* 61:178, 2000.

Engelberg S, Singer AJ, Moldashel J, et al: Effects of prehospital nitroglycerin on hemodynamics and chest pain intensity, *Prehosp Emerg Care* 4:290, 2000.

Everts B, Karlson B, Wahrbog P, et al: Pain recollection after chest pain of cardiac origin, *Cardiology* 92:115, 1999.

Kimble LP, Kunik CL: Knowledge and use of sublingual nitroglycerin and cardiac-related quality of life in patients with chronic stable angina, *J Pain Symptom Manage* 19:109, 2000.

Mahmarian JJ, Moye LA, Chinoy DA, et al: Transdermal nitroglycerin patch therapy improves left ventricular function and prevents remodeling after acute myocardial infarction: results of a multicenter prospective randomized, double-blind, placebo-controlled trial, *Circulation* 97:2017, 1999.

Purvis GM, Weiss SJ, Gaffney FA: Prehospital ECG monitoring of chest pain patients, *Am J Emerg Med* 17:604, 1999.

학습목표

1. 상처 괴사조직제거 치료를 할 때 개인적인 감염에 대한 잠재적 위험인자들을 알 수 있다.
2. 상처 괴사조직제거 치료를 할 때 개인적인 감염의 위험인자들을 줄일 수 있는 방법을 알 수 있다.

검사

병력

두 명의 물리치료사는 급성환자치료 병원의 수치료실에서 일을 하도록 배치되었다. 지난 2주 동안 개방상처(open wound)를 가진 인간면역 결핍 바이러스(human immunodeficiency virus;HIV)와 C형 간염(hepatitis)에 양성반응을 보이는 환자에게 수치료(hydrotherapy)를 실시하였다. 환자들은 괴사조직제거를 받는 많은 부분을 매우 아파했고 월풀(whirlpool)에서 종종 출혈이 있었다.

진단

물리치료 환자 유형 7D : 흉터 형성과 전층피부(full-thickness skin)와 관련된 외피계 통합 손상

환자는 전반적으로 상처 괴사조직제거를 잘 참았다. 그러나 부분적인 경우 상처가 깨끗해졌을 때 통증때문에 갑자기 움직였다. 갑작스런 움직임은 우연하게도 치료사의 얼굴과 직접적으로 치료사의 눈에 물이 튀겼다. 즉시 치료사는 괴사조직제거(wound debridement) 기구를 떨어뜨리고 수건을 요구하면서 뒤로 넘어졌다. 치료사는 사고 당시에 가지고 있던 예리한 도구들로부터 어떤 상처(puncture wound)도 없었다.

이런 상황에서 최고의 대처는 무엇인가?

치료

먼저 다른 치료사는 환자를 진정시키고 갑자기 오염된 물이 튀긴 치료사를 빨리 보조한다. 그 치료사는 치료사의 얼굴을 씻도록 돕는다. 그리고 나서 눈을 깨끗하게 하기 위해 진료과에서 사용하는 안구 세척 기계(eye irrigation system)를 이용하여 눈을 세척한다. 비록 물이 치료사의 입에 들어가지 않았다고 하더라도 먼저 치료사는 물이 튀긴 치료사의 입을 10% 과산화수소(hydrogen peroxide)로 헹궈주어야 한다. 물이 튀긴 치료사는 응급실에 보내고, 거기에서 다시 눈을 세척하고 혈액샘플은 HIV에 노출되었는지 검사하기 위해 기준을 설정한다.

결과

사고는 우발적인 사건으로 기록되었다. 물이 튀긴 사건 이후, 진료실의 방침들과 치료 절차는 바뀌었다. 모든 진료실은 비슷한 사고가 발생했을 때 적절한 기구들을 사용하는 방법을 교육받았다. 지금은 수치료실에서 일하는 누구나 다음과 같은 다른 사고를 예방하기 위해 안면 보호구(face shield)를 착용해야 한다. 지금까지 그 치료사는 추가적인 검사에서 HIV에 음성반응이 나왔고 같은 수치료실에서 계속 일하고 있다. 혈액 매개 병원체(blood-born pathogen)에 노출된 모든 건강 관리요원(health care worker)들은 노출된 후 즉시 기초 검사를 받아

야 한다.

논의

예리한 괴사조직 제거 도구에 의해 상처가 생겼을 때 치료사들은 어떤 건강관리를 해야 하는가?

수치료를 통해 HIV에 걸린 치료사에 대해서 보고 된 경우가 없다 할지라도 노출 안전예방은 반드시 따라야 한다. 물이 튀길 경우 노출 가능성을 줄이기 위해 적절한 옷을 입는 것 외에도 물에 화학 소독제(disinfectant)를 첨가하는 것이 중요한다. 이런 경우에 괴사조직제거 시작 전에 물에 화학 소독제를 첨가한 후에 치료한다.

HIV는 건강 관리자가 걸릴 수 있는 유일한 전염성 바이러스가 아니다. 주로 간을 침범하는 바이러스성 질환인 C형 간염(hepatitis)은 미국에서 4백만 이상이 감염되었고 그것은 인구의 3%로 추정된다. 이것은 미국에서 10,000명 정도가 매년 그 질병으로 사망할 것이며 이 사망자수는 2010까지 3배에 달할 것으로 예상하고 있다. C형 간염(hepatitis)의 일차적인 감염경로는 혈액을 통해서이다. 건강관리 요원들이 주사바늘에 의해 C형 간염(hepatitis)에 걸릴 위험은 HIV에 걸릴 0.3%에 비교해서 1.2%~10%이다. 항상 치료사는 수치료 동안 예리하고 잠재적인 오염된 도구들에 의한 상처(puncture wound)를 피하기 위해 적절한 안전 치료 절차를 따라야 한다.

Recommended readings

Beekmann SE, Vaughn TE, McCoy KD, et al: Hospital bloodborne pathogens programs: program characteristics and blood and body fluid exposure rates, *Infect Control Hosp Epidemiol* 22:73, 2001.

Berrouane YF, McNutt LA, Buschelman BJ, et al: Outbreak of severe *Pseudomonas aeruginosa* infections caused by a contaminated drain in a whirlpool bathtub, *Clin Infect Dis* 31:1331, 2000.

Burke DT, Ho CH, Saucier MA, Stewart G: Effects of hydrotherapy on pressure ulcer healing, *Am J Phys Med Rehabil* 77:394, 1998.

Dillman CM: Hepatitis C: a danger to healthcare workers, *Nurs Forum* 34:23, 1999.

Ganju SA, Goel A: Prevalence of HBV and HCV infection among health care workers (HCWs), *J Commum Dis* 32:228, 2000.

Gogi PP: Physical therapy modalities for wound management, *Ostomy Wound Manage* 42:46, 50, 54, 1996.

Hollyoak V, Boyd P, Freeman R: Whirlpool baths in nursing homes: use, maintenance, and contamination with *Pseudomonas aeruginosa*, *Commun Dis Rep CDR Rev* 23:102, 1995.

Juve Meeker B: Whirlpool therapy on post-operative pain and surgical wound healing: an exploration, *Patient Educ Couns* 33:39, 1998.

Madan AK, Rentz DE, Wahle MJ, Flint LM: Noncompliance of health care workers with universal precautions during trauma resuscitations, *South Med J* 94:277, 2001.

Moloughney BW: Transmission and postexposure management of bloodborne virus infections in the health care setting: where are we now? *CMAJ* 165:445, 2001.

Pearson T: The wearing of facial protection in high-risk environments, *Br J Perioper Nurs* 10:163, 2000.

Stevens AB, Coyle PV: Hepatitis C virus: an important occupational hazard? *Occup Med (Lond)* 50:377, 2000.

학습목표

1. "불행 삼주징(terrible triad)" 손상을 정의할 수 있다.
2. 관절염증을 일으키는 원인을 설명할 수 있다.
3. 관절염증의 증후 및 증상을 설명할 수 있다.

환자는 일주일 전에 교내 농구 경기 때 우측무릎에 손상을 입은 후에 물리치료로 의뢰된 23세 남자이다. 처음에 병원응급실에서 치료를 받았고 특별한 치료를 위해 정형외과로 보내졌다. 다음날 정형외과에서 무릎에서 약 20mL의 혈액을 흡인했다(aspirate). 리바운드를 하고 공을 가지고 내려올 때 무릎의 힘이 풀리면서(give way) 상처를 입었다. 의사는 내측측부인대(medical collateral ligament), 내반월반(medial meniscus), 전십자인대(anterior cruciate ligament)에 "불행 삼주징(terrible triad)" 손상을 의심했다. 관절경 수술(arthroscopic surgeon) 또는 어떤 형태의 재정복(reconstruction)에 동의하기 전에 잠깐 동안 물리치료를 받기를 원했다. 검사에서 치료사는 환자가 목발(crutches)을 사용할 때 다리에 부분적인 체중부하(bearing partial weight)를 하는 것을 발견했다. 무릎은 매우 열감이 있었고 가벼운 접촉에 민감했으며, 단지 70도의 굴곡(flexion)과 -15도의 제한된 신전(extension)을 가지면서 관절가동범위에서 통증을 느꼈다. 99°F의 미열이 났고 일반적으로 잘 느끼지 못하고 있다고 말했다. 의사는 물리치료사가 관절가동범위(ROM)를 가르쳐주고 환자가 참을 수 있는 범위 내에서 체중부하를 향상시키기를 요청했다. 처음 치료는(부드러운 관절가동범위로 구성된) 환자의 심각한 통증 때문에 잘 되지 못했다. 추가적인 관절가동범위를 확보하는데 있어서 뚜렷한 진전이 전혀 없었다.

검사

병력

환자는 규칙적으로 체육관에서 운동하고 달리기를 했던 신체적으로 잘 단련된 젊은 남자였다. 몸무게가 102kg이 나갔고 벤치프레싱(bench-pressing) 136kg, 스쿼트리프팅(squat-lifting) 181kg을 할 수 있었다. 대학 축구경기를 했고 과거에 이 정도는 아니지만 손상을 입은 적이 있다고 말했다. 이전 손상의 어느 것도 하지와 관련된 것은 없었다. 약물투여에는 비스테로이드성 항염증약(nonsteroidal antiinflammatory drug)과 가벼운 통증 이완제(mild pain reliever)를 포함했다. 처음으로 물리치료 시작 전에 진통약물투여를 받았다. 좋은 통증 내성(pain tolerance)을 가지고 있었다. 법률학교에 입학했고 8개월 후에 학교가 시작될 예정이라고 말했다.

계통학적 검사

환자는 심장 또는 호흡계 문제가 없는 것으로 나타났다. 심장박동률(heart rate)은 정상한계 내에 있었다. 혈압(blood pressure)은 150/90 mmHg로, 앉은 채로 좌측상지에서 측정되었다. 환자는 혈압이 보통 훨씬 적게 나올 것이라고 말했고 혈압이 높게 나온 것은 다리 통증 때문에 저녁에 깨어있어서 높게 나온 것이라고 믿었다.

검사 및 측정

하지 전체에 감각은 손상을 받지 않았다. 고관

절과 발목의 관절가동범위와 근력(strength)은 정상 한계 내에 있었다. 무릎은 외관상 부어있었고 접촉 시 온기가 느껴졌다. 무릎 주위에 연부조직의 촉진(palpation)은 매우 아픈 반응을 유도했다. 한 시간에 한번 20분 동안 얼음을 적용했으나 무릎은 단지 우측 무릎 후부만 뜨거웠다고 말했다. 종아리 근육의 불편감(calf discomfort)이나 촉진 시 통증은 보고되지 않았다.

어떤 유형의 문제가 의심되는가?

평가

치료사는 아마도 무릎 관절의 염증과 관련된 문제임을 알았다. 무릎은 열감이 있고 경촉각에 예민했다. 환자는 좋은 통증내성(pain tolerance)을 가지고 있고, 추천한 대로 환부에 얼음을 적용했다고 말했다. 종아리 근육(calf)은 촉진 시 압통(tender-ness)이 전혀 없었다.

진단

물리치료 환자 유형 4E : 국소적 염증과 관계된 관절 가동성, 운동기능, 근육 수행력, 관절가동범위의 손상

적절한 행동방침에는 무엇이 있는가?

치료

의사진료실에 즉각적으로 연락해서 환자의 증상들을 알렸다. 환자는 의사에 의해 같은 날 진찰을 받고 그 후에 병원에 입원했다. 다음날 무릎 세척(irrigation)을 위한 관절경 수술(arthroscopic surgeon)을 받았고 7일 동안 정맥 항생제(intra-venous antibiotics)를 맞았다. 관절의 바늘흡인(needle aspiration) 동안 무릎의 포도구균 감염(staphylococcal infection)이 걸린 것으로 의심되었다.

결과

일단 감염을 억제하고 나서 환자는 물리치료를 다시 시작했다. 재활의 일차적인 목표는 관절가동범위와 보행(ambulation)의 회복이었다. 감염의 출현 때문에 외과의사는 무릎 내부장애(internal derangement)를 회복하기 위한 어떤 시도도 하지 않았다. 회복은 감염이 진정되면서 더 나중에 나타났다. 보행이상 없이 보행을 다시 시작할 수 있었고 법률학교에 다닐 수 있었다. 그의 지금 건강프로그램에는 손상된 하지를 위한 적은 체중부하(low-weight)와 많은 반복(high-repetition) 프로그램을 포함하고 있다.

Recommended readings

Dubost JJ, Soubrier M, Sauvezie B: Pyogenic arthritis in adults, *Joint Bone Spine* 67:11, 2000.

Holder-Powell HM, DiMatteo G, Rutherford OM: Do knee injuries have long-term consequences for isometric and dynamic muscle strength? *Eur J Appl Physiol* 85:310, 2001.

Hurley MV: The effects of joint damage on muscle function, proprioception and rehabilitation, *Man Ther* 2:11, 1997.

Le Dantec L, Maury F, Flipo RM, et al: Peripheral pyogenic arthritis: a study of one hundred seventy-nine cases. *Rev Rhum Engl Ed* 63:103, 1996.

Nair SP, Williams RJ, Henderson B: Advances in our understanding of the bone and joint pathology caused by *Staphylococcus aureus* infection, *Rheumatology (Oxford)* 39:821, 2000.

Regev A, Weinberger M, Fishman M, et al: Necrotizing fasciitis caused by *Staphylococcus aureus*, *Eur J Clin Microbiol Infect Dis* 17:101, 1998.

Smerdelj M, Pecina M, Hasp M: Surgical treatment of infected knee contracture after war injury, *Acta Med Croatica* 54:151, 2000.

Solomom DH, Simel DL, Bates DW, et al: Does this patient have a torn meniscus or ligament of the knee? Value of the physical examination, *JAMA* 286:1610, 2001.

Swain R: An unusual cause of knee pain in an adolescent basketball player, *Clin J Sport Med* 10:142, 2000.

학습목표

1. 진행성(ongoing process)으로 여겨지는 병력(history)의 중요성을 말할 수 있다.
2. 물리치료(whirlpool) 동안 자연출혈(spontaneous bleeding)이 있을 때 수행할 적절한 절차를 설명할 수 있다.

검사

치료사는 병원의 다른 분야에서 계획에 없던 필수회의에 참여해야 하는 다른 치료사를 위해 수치료를 보충하기 위해 배치되었다. 그 치료사는 좌측하지의 전면부에 전층 3도 화상(full-thickness third-degree burn)을 입은 환자를 치료했다. 또한 하지는 황색포도상구균(Staphyloccocus aureus)에 심각하게 감염되어 있어서 최근 외과 피부이식(surgical skin graft) 치료를 받고 있었다. 상처를 완전하게 세척하기 위해 환자는 전신 월풀(full-body whirlpool)에 거의 기대어(semirecline) 있어야 했다. 무균 기술(sterile technique)은 치료 과정 전에 시행했다. 치료를 시작하기 전에 환자의 전체 의료기록과 재활 서비스 기록은 유용했다. 환자는 매일 2번 수치료(hydrotherapy)를 받았다.

환자는 담배를 피우다가 침대에서 잠이 들어서 화상(burn)을 입었다. 그는 두 번 수술을 받았다. 상처 괴사조직제거(wound debridement)를 위해 입원한 후 첫 번째 수술을 받았다.

상처가 이식(grafting)을 위해 준비되어서 첫 번째 수술이 있은 지 12일 후에 두 번째 수술을 받았다. 수술 5일 전 동안에, 이식을 위해 양쪽 대퇴(thighs)에서 기증하는 부분으로부터 피부를 떼어내었다.

통증 경감을 위해 정맥(IV) 항생제(antibiotics), 근육내(IM) morphine과 잠재적인 정맥염(phlebitis) 때문에 coumadin; 혈액응고제, anticoagulant을 맞았다. IV 부분은 우측 전완부(forearm)였고 월풀 물에 팔이 노출되기 때문에 테이프를 느슨하게 하고 부분적으로 주사바늘을 제거하면서 두 번 자리를 바꿔주어야 했다. 그러나 환자의 가장 긴급한 건강관리의 관심은 감염으로 인한 이식의 잠재적인 손실이다.

환자는 중독성 흡연가(하루에 2곽, 41년 동안)이며 공교육을 거의 받지 않은 61세 남자였다. 그는 홀로 살았고 담배를 끊는 데에 관심이 없었다. 그는 협조적이었으나 복잡한 의학 용어와 개념을 간혹 이해하지 못했다. 병력기록지의 검토에서 서명 란에 "×" 표시함으로써 모든 동의형식을 서명했음을 알 수 있었다.

의사는 상처의 적극적인 청결을 요청했다. 농양 배출(purulent drainage)을 위한 작은 표재 주머니가 있었고 101°F의 미열을 가지고 있었다. 게다가 상처 치유를 향상시키기 위해 의사는 과다 성장하는 피부를 제거하기 위해 봉합기(staples)를 요구했다.

평가

환자는 물리치료 받기에 적절한 적응 자였다. 월풀 치료를 매일 두 번 받았고 계획된 기간에 1/2를 받고 있었다. 월풀 치료 30분전에 정맥내 통증 약물 지료를 받았다. 이러한 약물투여 없으면 환자는 치료를 견딜 수 없었고 성급하게 되고 동요하게 되었다. 통증약물치료와 병행한 월풀 치료기간의 시간은 효과적인 월풀 치료를 제공하는데 중요했다.

진단

물리치료 환자유형 7D : 흉터 형성과 전층 피부(full-thickness skin)와 관련된 외피계 통합 손상

치료

상처를 세척할 때 치료사는 특별히 제거하기 어려운 피부의 표면 가까이에 봉합기를 발견했다. 봉합기를 제거 했을 때 하지가 물속에 있으면서 피가 갑자기 다리로부터 솟구치기 시작했다.

출혈에 적절한 반응에는 무엇이 있는가?

이 경우에 환자는 병원에 입원한 후 물리치료를 받고 있었다. 치료를 시작하기 전에 치료사는 철저하게 병력기록지를 검토했다. 이러한 검토에는 이전 치료내용, 간호내용, 시행했던 수술내용을 읽는 것을 포함한다. 치료사는 환자가 그의 진전에 대해 어떻게 믿고 있는지와 치료의 반응에 관하여 환자와 깊이 있는 대화를 해야 한다. 보행이 힘들기 때문에 치료사는 하지의 잠재적인 정맥염에 대하여 각별히 신경을 써야 하며 coumadin 치료는 물리치료를 받기 4일 전에 시작해야 한다. 치료사는 환자에게 항응고제 투약치료의 중요성과 치료에서 그것의 잠재적인 영향에 대해 알려주었다. 재활 서비스 지원 직원은 환자에게 자신의 건강관리 상태와 새로운 약물 투여치료가 잠재적인 변화를 알려주는 일을 함으로써 직접적으로 관련되었다. 환자의 열 때문에 치료사는 환자가 기분이 별로 좋지 않다고 말하면 월풀 치료의 시간은 줄여야 할 것이라고 재활서비스 지원 직원에게 알렸다.

봉합기 제거는 항상 조심해서 다루어져야 한다. 인접부분에 상처치료가 긴장을 유발한 결과로서 작은 세동맥(arterioles)이 출혈하는 것은 흔한 일이다. 응고능력(clotting ability)은 coumadin의 첨가로 줄어들 것이다. 피부 표면 가까이에 동맥출혈(arterial bleeding)은 종종 직접적인 압박으로 가장 잘 억제된다. 이러한 경우에 정확한 반응은 월풀에 환자를 그냥 두는 것이다. 월풀에서 물의 압력과 직접적인 압박의 결합은 출혈을 억제하기 위해 거즈붕대(gauze bandage)를 적용하는 것이다. 환자를 월풀에 두고 상처에 압박을 적용하는 것은 다른 사람들이 빠른 수송을 위해 환자 운반차(stretcher)를 준비하도록 하도록 한다. 이 경우에 상처에 출혈은 멈추고 완전하게 종결되었다.

처음 월풀 치료에서 출혈이 발생했기 때문에 두 번째 예정된 치료를 취소하는 것이 적절한가?

치료사는 월풀 치료를 오후에 계속하기로 결정했으나 적극적으로 괴사조직제거는 하지 않았다. 그 치료기간은 좋았고, 환자는 작은 출혈이 있을 뿐 치료를 잘 참았다.

결과

심각한 출혈을 억제하기 위해 선호하는 방법은 직접적인 압박을 적용하는 것이다. 압박붕대가 없을 경우, 단지 압박붕대패드(compress pad)를 적용할 때까지 장갑을 낀 손이나 손가락을 사용할 수 있다. 혈액응괴(blood clots)는 일단 혈액응고가 형성되면 방해하지 말아야 한다. 혈액 응고없이 전체 패드를 통해 혈액이 스며든다면 그 패드는 제거해서는 안 된다. 대신에 두꺼운 붕대(dressing)층이 추가되어야

하며 직접적인 압박은 계속해야 한다. 환부에 압박이 강하게 적용되면 출혈을 억제하는데 도움을 되지 못한다. 그 후 하지는 올려져야 하며 환부에 동맥을 제공하기 위해 압박 또한 적용되어야 했다. 이 경우에 직접적인 압박은 하지를 월풀에 둔 채로 거즈를 가지고 그 부분에 적용해야 한다. 압박의 적용은 환자에게 불편없이 2분 안에 출혈을 멈추게 했다.

논의

성공적인 상처관리 치료에 관한 문제를 뛰어넘어 이 경우에 이전의 건강관리 치료사와 의사가 취해야 할 적절한 단계에 관한 문제가 남아있다. 3도 화상 이식(third-degree burn grafting)과 감염을 가진 환자는 치료들 사이에 건강상태의 변화를 기록해야 할 것이다. 이 경우에 치료사는 환자의 병력기록지를 검토할 뿐만 아니라 어떻게 진단과 이전 치료가 지난 월풀치료 이후 바뀌었는지 이해를 얻는데 상당한 시간을 보내야 한다. 현재 환자의 건강상태를 이해하는 치료사의 관심 때문에 처방된 약물치료가 출혈 가능성을 증가시킬지라도 놀라지 않을 것이다. 추후 다른 건강관리 치료처럼 월풀치료를 제공하는 것은 치료사가 잠재적인 문제를 확인하고 잠재적인 결과를 향상시킬 수 있는 새로운 자료를 모으고 분류하는 것을 요구한다.

환자교육과 관련하여 적합한 건강관리 "팀 접근(team approach)"에는 무엇이 있는가?

담배에 의한 화재는 치명적인 가정 화재의 가장 흔한 원인이다. 미국에서 화재 사망의 약 29%는 이 환자가 화상을 입은 것과 비슷한 형식으로 유발되었다. 제한된 보행능력과 금연의 거부때문에 이러한 환자는 추가적인 손상의 위험을 가지고 있다. 환자 교육 노력의 관심은 생활양식의 수정에 있어서 환자를 보조하기 위해 사회적 서비스, 의사, 물리치료사의 교육적 노력들이 하나가 되어야 할 것이다. 물리치료 프로그램은 환자의 전반적인 상태를 향상시키는 것을 포함한다. 사회적 서비스는 환자가 지역 금연 프로그램에 참여하도록 격려하는데 초점을 맞추었다. 의사는 환자가 적당한 상처치유를 증진시키기 위해 좋은 산소투여(oxygenation)를 유지하도록 금연의 필요를 강조한다. 다음 몇 달에 걸쳐 환자는 현저하게 흡연을 줄일 수 있었고 좋은 상처 치유에 도달할 수 있었다.

Recommended readings

Barillo DJ, Brigham PA, Kayden DA, et al: The fire-safe cigarette: a burn-prevention tool, *J Burn Care Rehabil* 21:162, 2000.

Fritsch DE, Coffee TL, Yowler CJ: Characteristics of burn patients developing pressure ulcers, *J Burn Care Rehabil* 22:293, 2001.

Ho WS, Ying SY, Chan HH: A study of burn injuries in the elderly in a regional burn center, *Burns* 27:382, 2001.

Muller MJ, Pegg SP, Rile MR: Determinants of death following burn injury, *Br J Surg* 88:583, 2001.

Stassen NA, Lukan JK, Mizuguchi NN, et al: Thermal injury in the elderly: when is comfort care the right choice? *Am Surg* 67:704, 2001.

Stiles NJ, Bratcher D, Ramsbottom-Lucier M, Hunter G: Evaluating fire safety in older persons through home visits, *J Ky Med Assoc* 99:105, 2001.

Treharne LJ, Kay AR: The initial management of acute burns, *J R Army Med Corps* 147:198, 2001.

Wibbenmeyer LA, Amelon MJ, Morgan LJ, et al: Predicting survival in an elderly patient population, *Burns* 27:583, 2001.

학습목표

1. 신체적인 장애가 재래식 스위치 해결 사용을 제한하는 아이들/환자들을 위해 보조적인 기술을 사용할 수 있도록 독창적인 스위치 배치를 설명하고 추천할 수 있다.
2. 현대의 경직성(spasticity) 관리 대안을 위한 기준과 예상후보를 구별할 수 있다.

검사

병력

환자는 무도무정위성(choreoathetotic)과 경련성 뇌성 마비(spastic cerebral palsy)를 가진 11세 백인 남아였고, 그는 주위 환경에 대하여 물리적인 상호작용과 움직임에 상당한 약화가 있었다. 전기장치는 (예, 의사소통과 이동) 가정과 학교 환경에 참가하는 것을 향상시킬 잠재력을 가지고 있었다. 환경과 상호작용을 촉진시키기 위해 유형과 배치를 포함하고 있는 보조기술 스위치 선택의 발달은 지체되고 있어서 아이, 그의 부모, 및 그의 어린 형제자매를 좌절시켰다.

이 아이는 처음으로 4개월째에 비정형(atypical) 운동 기능 발달을 나타냈다. 무정위 운동(athetoid movement), 경직(spasticity) 및 근육 경련(muscle spasms) 때문에 환경에 접근과 움직임 및 이동에 상당한 제한을 보였다. 과 긴장성(hypertonicity) 때문에 앉는 자세를 유지하기 힘들었다. 그리고 위치를 바꾸는데 자주 도움을 요구하면서 활 모양을 하고 미끄러지기를 시작했다. 게다가, 경련은 밤낮으로 문제를 일으키고, 심한 불편 때문에 잠을 자주 방해했다.

계통학적 검사

초기 관찰에서는 심한 불편이 없는 마른 아이였다. 근골격계(Musculoskeletal) 검사에서는 양측 슬괵근(hamstrings)이 제한된 유연성을 보였다. 하지, 특히 수동운동 또는 능동 운동을 할 때 좌측 고관절(hip)에 통증이 보고 되었다. 그리고 무릎을 굴곡하고 좌측 고관절을 굴곡, 내전, 내회전 할 때가 편안해 했다. 다른 소견에서는 지체의 과긴장성(hypertonicity), 상지와 구강운동 근육조직(oral-motor musculature)의 무정위 운동을 포함했다. 신경근육(neuromuscular) 검사에서 옆으로 회전(side-to-side rolling)을 사용하는 지면 이동 전략을 나타냈다. 몸통(trunk)에 최대한의 성인 보조를 제공할 때에야 짧은 앉기를 유지했다. 모든 이동(transfer)과 자세 잡기 수행(positioning tasks)을 위해 성인 보조를 필요로 했다.

인지기능 수준(cognitive skill level)은 그 나이 수준과 거의 비슷하고, 그가 살고 있는 지역의 학교에 다녔다. 무정위 운동(athetoid movements), 경직성(spasticity) 및 근육 경련(muscle spasms)때문에 움직임, 접근 및 기동성에 상당한 제한을 경험했다. 몇몇 구두 발화(예를 들어, "yeah")를 만들어 내나 주로 자동 검사 조정을 사용한 DynaMyte 확대된 의사소통 장치(Dynavox체계, 해돋이 의학, 피츠버그, 펜실베니아)를 이용하여 의사소통을 했다. 그 조정에 의한 의사소통장치는 그 사용자가 적극적으로 선택한 화제의 범주를 통해 저장된다. 장치에는 그 범주 안에서 문장, 구절, 단어 또는 반응들이 미리 프로그램 되어져 있다(이 아이는 그의 확대된 의사소통 장치와 전동 휠체어(power wheelchair) 사용을 위해 스위치 접근을 필요로 했다). 아이의 취학 전부터, 간단한 패드 스위치(또는 "콩모양의 젤리과자

(jellybean)")와 토글 스위치(toggle switches)를 포함하여 스위치의 변화는 오랫동안 실행되고 실패했다. 상지, 하지, 머리, 턱을 포함한 배치는 수년에 걸쳐 변화했었다. 그러나 이 모든 것은 장기 사용에 실패했었다.

검사 및 측정

슬괵근 유연성(Hamstring flexibility)은 중립 회전(neutral rotation)과 굴곡(flexion) 90도 위치에서 고관절을 측정했다. 우측 무릎은 신전(extension) 30도가 결여됐고, 좌측 무릎은 45도가 결여되었다. 관절가동범위의 제한은 특히 좌측 고관절 신전 -35도(불편 하에), 우측 고관절 외전 0~15도, 좌측 고관절 외전 0~5도로 나타났다.

근긴장(muscle tone)은 경직성을 측정하기 위해 명확한 표준을 제공하는 수정 Ashworth 척도(modified Ashworth scale)를 사용하여 평가되었다. 근 긴장은 0, 1, 1+, 2, 3, 4의 서수 척도로 등급이 매겨졌다. 0은 빠른 신장(stretch)에 근 긴장 증가가 전혀 없는 것을 가리킨다. 1은 촉진하는 이완(release)과 빠른 포획(catch)에 근 긴장의 경미한 증가를 가리킨다(포획은 근육움직임에 초기 저항으로서 정의했고, 이완은 움직임을 허용하는 연속된 근육이완으로서 정의했다). 1+는 촉진된 이완과 빠른 포획 및 포획이후 관절가동범위의 나머지를 통해 촉진되는 최소저항에 의한 근 긴장에 경미한 증가를 가리킨다. 2는 환부(affected part)가 쉽게 움직이는 것을 제외하고 많은 관절가동범위에 근 긴장의 더 많은 현저한 증가를 가리킨다. 3은 수동운동이 어려우면서 근 긴장의 상당한 증가를 가리킨다. 4는 환부에 굴곡과 신전의 강직성(rigidity)을 가리킨다. 상지 근 긴장(upper extremity tone)은 상완이두근에서 2, 상완삼두근에서 3-4로 매겨졌다. 하지 근 긴장(lower extremity muscle tone)은 슬괵근(hamstring)과 내전근(adductors)에서 3-4, 장딴지근육(gastrosoleus complex)에서 2로 매겨졌다. 신체검사동안에 기술된 근육들은 위와 같은 검사범위를 나타내면서 다양한 근 긴장을 보고하였다.

아동 기능적 기술 수준(child's functional skill level)은 육안 운동 기능적인 분류 체계 (Gross Motor Functional Classification System; GMFCS)[2]를 사용하여 측정하였다. 이 서수 분류 척도는 자기 주도적 운동(self-initiated movement)에 기초하여 수행 정도를 측정한 것이다. 그것은 폭넓은 범위의 보조와 기동성 장치를 포함하여, 기능적인 제한에 기초를 둔 수준과 보조적인 기술의 개인적인 사용을 구분한 4가지 수준 체계이다. Level I 은 아이들이 가장 부드럽게 움직여지는 운동기능을 말하고, level V 은 자가움직임(self-mobility)에서 심각한 제한을 가진 아이들의 운동기능을 나타낸다. 이 체계는 12세까지 개인을 측정하는데 적당하다. 12세 환자의 경우에 level V의 표준에 부합했다. 스위치 형태의 선택과 배치가 주는 문제는 보조 기술의 사용이 아이의 자가움직임을 심각하게 제한하는데 있다.

평가

이 아이는 기동성과 의사소통 장치를 활성화하기 위하여 가장 유용한 운동 전략을 이용할 스위치를 필요로 했다. 스위치를 위한 최적의 배치는 가장 잘 통제하는 움직임을 사용하도록 허용하는 것이다.

개인을 위해 스위치 접근에 대한 결정에서 어떤 고려사항들이 통합되어야 하는가?

이 아이를 위해 두 번 째로 중요한 문제점은 경직성(spasticity)의 최적의 관리에 중심을 두는 것이다. 경직성은 자세, 치료, 기능 및 편안함의 용이성에 영향을 받았고 물론 가정, 학교, 및 지역사회 환경에 최대한으로 참가하기 위해 능력을 숨겼다. Diazepam(Valium)을 이용한 치료는 최소한의 감지할 수 있을 정도의 효과에 조금 사용하였다. 경직성은 전반적으로 분포되었기 때문에, 환자는 botulinum 독소 A형 주입을 위한 적절한 후보자로 생각되어지지 않는다. 경직성이 집중적 또는 일반적인지에 대해서는 Botulinum독소 A형은 경직성이 집중적일 때 가장 효과가 있는 것으로 논문에 보고 되고 있다[3]. 환자는 또한 선택적 후근 절제술(selective dorsal rhizotomy)을 위한 표준에도 부합하지 않았다.[4]

논의와 잠재적인 시도를 위해 적당한 경직성 관리 선택에는 무엇이 있는가?

진단

물리치료 환자유형 5C : 선천성 혹은 후천성으로 영유아기에 발생된 감각통합과 운동 기능 손상을 동반한 비진행성 중추신경계 장애

예후

적당한 스위치 배치 및 가동성과 의사소통체계를 위한 효율적인 환경이 주어졌기 때문에 이 아이의 예후는 학교, 가정, 지역사회 환경에서 독립된 기동성이 예상된다(비록 그가 계속해서 이동을 위해 어른의 보조를 필요로 할지라도). 게다가 스위치 사용으로 의사소통에 자율이 향상된 수준에 도달하기를 기대했다(비록 이것이 물리치료사 실행의 범위 밖일 지라도).

경막내(intrathecal) baclofen 치료는 경직성관리 평가 팀에 의해 추천되었다. 경직성을 줄이기 위한 이러한 접근에서, baclofen 약은 컴퓨터 조절 펌프(computer-controlled pump)가 첨부된 도관(catheter)을 통해 지주막하공간(subarachnoid space)에 주입했다.[5,6] 이 펌프에는 약 저장소를 포함하고 있고 주기적으로 보충됐다. 성공적인 시도 후에(경막 내로 주입된 baclofen의 덩어리 양(bolus dose)을 사용하여), 경막내 baclofen 펌프는 내복부벽(anterior abdominal wall) 피하에(subcutaneously) 이식했다. 아이는 간병인의 돌봄의 감소된 부담과 독립적인 앉기를 할 수 있는 향상된 능력이라는 유익과 함께, 감소된 경직성과 향상된 자세잡기(positioning)의 용이성을 경험할 것으로 기대되었다. 감소된 통증과 자세의 불편함 또한 예상되었다.

Baclofen 투약 후에, 물리 치료 계획의 어떤 요소들이 고려되었는가?

치료에 추천되는 계획은 유연성 운동, 균형 및 자세 인식 훈련, 신경운동 발달, 근력훈련(strength training), 경막내 baclofen 투여(intrathecal baclofen trial), 대체 스위치 시도가 포함되었다. 이 아이들의 학교 기반 물리치료 프로그램은 일주일에 세 번 제공되었고 상태와 결과는 학년 말에 재평가되었다.

목표

단기목표들은 다음과 같다 :

1. 3개월 안에 지지하여(support) 앉는 기초를 향상시키기 위하여 고관절 외전(hip abduction) 가동범위를 10도 향상시킨다.
2. 3개월 안에 등급 3+측정되며 향상된 앉기에서 바로 선 자세(upright posture)를 위해, 복근과 척추 기립근(erector spinae)의 근력을 향상시킨다.
3. 6개월 안에 시도의 80%를 적당한 스위치를 사용하여 강화된 기동성을 증명한다.

4. 6개월 안에 시도의 80%를 적당한 스위치를 사용하여 DynaMyte를 가지고 성공을 증명한다.
5. 6개월 안에 시도의 80%를 적당한 스위치를 사용하여 장치 사이를 독립적으로 이동하는데 성공한다.

장기목표는 다음과 같다 :

1. 6개월 안에 면밀한 감독 하에 5분 동안 평평한 표면에 독립적인 앉기를 유지한다.
2. 1년 안에 모든 환경에서 시도의 100%로 독립적인 강화된 기동성을 증명한다.
3. 1년 안에 모든 환경에서 시도의 DynaMyte 100%를 사용하여 독립적인 의사소통을 증명한다.

적절한 치료선택을 위해 적용되는 증거에는 무엇이 있는가?

치료

많은 팀원 및 납품업자의 제안들과 창조적인 입력을 이용하여 시제품의 수많은 실험 후에 이 아이를 위한 장기간의 유용한 해결책 중에 하나는 적외선 스위치이다. 이 스위치는 머리 세트, 전동 휠체어와 DynaMyte 확대된 의사소통장치의 스위치 접근에 상당히 큰 일치성을 제공하는 배열이 갖추어져 있다. 아이는 그의 혀로 적외선 광선(infrared beam)을 차단함으로써 접근(그의 가장 큰 운동통제의 부분)의 구강운동점(oralmotor point)을 이용했다. 이 스위치를 상당히 성공적으로 사용했고, 휠체어에 스위치를 사용하여 정확성과 통제 속에서 일을 계속했다. 보조 기술 서비스 제공자의 문제해결노력을 통해서, 이 특별한 시제품은 창조되었다.

구강 baclofen 투약과 경막내 baclofen의 투약(둘다는 성공적이었다) 후에, 이 아이는 경막 내(intrathecal) baclofen 펌프 삽입 수술을 했다. 그는 이것을 11번째 생일 다음 몇 달 동안 받았다.

좌측 고관절 방사선 사진 검사에서는, 어떤 급성 소견 없이 경미하게 대퇴경(femoral neck)과 대퇴간(femoral shaft)의 관계가 외반자세(valgus positioning)로 나타났다. 좌측 대퇴경은 우측보다 덜 발달되었으나 어떤 전위(displacement)의 현저한 징후는 없었다. 어떤 연부조직(soft tissue) 또는 관절면 미세외상(microtrauma) 그리고/또는 염증과 관련된 불편을 감소하기 위해 비스테로이드성 항염증제(Nonsteroidal antiinflammatory drugs)가 추천되었다.

재검사

최근에 스위치 실패(switch failure)를 경험하였는데, 스위치가 과도한 습기로(예, 침) 의심되는 문제 때문에 스위치 기능을 멈추었기 때문이다. 그 스위치는 대체되었다. 스위치 실패 결과로 유사한 접근을 사용하여 대체 스위치의 검사가 진행 중에 있다.

baclofen 펌프 이식 수술 후에 검사 동안, 우측 다리를 일시적으로 구부리고, 외전하고 좌측으로 다리를 교차한 채로 그의 휠체어 안에서 꽤 안락하게 앉는 것이 주목되었다. 수정 Ashworth 척도를 사용한 하지의 경직성 검사에서 펌프이식 전에는 3-4에서, 펌프 이식 이후에는 2-3로 점수 범위에 감소를 보였다. 검사 테이블의 가장자리에 앉아서 자세를 취했을 때, 적당한 몸통 지지로 몇 분 동안 바로 선 자세를 유지했다. 그는 이 자세를 유지하면서 활 모양으로 되거나 미끄러지지 않았다.

결과

가족은 환자가 전반적으로 근긴장과 통증의 감소를 보이면서 잘 하고 있는 것을 보고했다. 가족은 일상생활 활동에 아이를 보조하고 있는 동안 그들의 관찰로부터 이것을 주관적으로 알아차렸다. 감소된 경직성은 임상 검사에서 또한 나타났다. 기능적으로 더 큰 상대적인 안락함을 가지고 더 적은 보조를 요구하면서 앉는데 향상을 보였다.

그 아이는 학교생활 속에서 더 먼 거리를 독립적인 움직임(independent mobility)과 기동력(maneuverability)을 가지고 일관성 있게 계속해서 일을 하고 있었다. 아이를 위해 스위치를 조작하는 계속된 노력은 더 큰 내구성(durability)을 가지게 할 것이다.

왼쪽 고관절 통증을 계속 호소할지라도, 펌프 전에 그는 종종 "모든 곳"이 아프다고 보고했다. 더 적은 불편함을 경험하게 될 때, 매일 직면하는 과업들과 도전을 위해 더 큰 관심과 힘을 쏟아야 할 것이다.

References

1. Bohannon RW, Smith MB: Interrater reliability of a modified Ashworth scale of muscle spasticity, *Phys Ther* 67:206, 1987.
2. Palisano R, Rosenbaum P, Walter S, et al: Development and reliability of a system to classify gross motor function of children with cerebral palsy, *Dev Med Child Neurol* 39:214, 1997.
3. Russman BS, Tilton A, Gormley ME: Cerebral palsy: a rational approach to a treatment protocol, and the role of botulinum toxin in treatment, *Muscle Nerve Suppl* 6:S181, 1997.
4. McLaughlin JF, Bjornson KF, Astley SJ, et al: Selective dorsal rhizotomy: efficacy and safety in an investigator-masked randomized clinical trial, *Dev Med Child Neurol* 40:220, 1998.
5. Campbell SK, Almeida GL, Penn RD, Corcos DM: The effects of intrathecally administered baclofen on function in patients with spasticity, *Phys Ther* 75:352, 1995.
6. Ciccone CD: *Pharmacology in rehabilitation* (ed 3), Philadelphia: FA Davis, 2001.

학습목표

1. 환자가 고관절 전체 관절성형술 이후에 전방 대퇴부 동통을 가지는 이유를 안다.
2. 고관절 전체 관절성형술 이후 환자가 동통의 원인을 확인할 수 있도록 돕는 검사 절차에 대해 논의한다.
3. 다른쪽 다리와의 차이를 가진 수술한 다리의 상태를 위해 추천서를 명확히 작성할 수 있다.

검사

병력

67세의 남자인 환자는 고관절 전체 관절성형술 6개월 후 물리치료 검사에 의뢰됐다. 환자는 다리에 통증이 계속되고 있으며 우선은 전방 대퇴부 중간쯤이라고 짚어 이야기 했다. 보고에 의하면 한 달간 재활센터에서 수술 후 물리치료를 광범위하게 받았다는 것이다. 그 센터는 거의 불편을 느끼지 않고서 수행할 수 있는 훌륭한 가정 프로그램을 제공했다. 의사의 승인으로 지역 휘트니스센터(local fitness center)에서 일주일에 3회 연습을 진행시켰다. 물리치료 검사를 하는 동안, 보조 장치 없이 보행하였으나, 오른쪽 하지를 다소 저는 것을 볼 수 있었다. 보행을 지속할 때 동통이 증가한다고 호소했으며, 보행을 더할 때 저는 것이 악화된다고 하였다. 그는 좋은 상태의 능동 및 수동 고관절가동범위를 보였다. 하지의 근력은 왼쪽과 같지 않았으나, 다리를 저는 이유가 Trendelenburg deviation 때문이라고 볼 증거는 없었다. 오른쪽 고관절과 대퇴부와 연관되어 촉진했을 때 쓰라림이 경미하게 있을 뿐이었다. 요통에 대한 기록은 없었으며 무릎과 발목은 고통 없이 정상적인 관절가동범위를 보여주었다. 검사의 결과에서 환자는 다소 실망했으며 다음과 같이 물었다. '다음 주에 의사에게 돌아가면 이 문제를 해결하기 위해 이야기해야 할 만한 부분이 있습니까?'

실외에서 하는 많은 오락프로그램에서 활동적이었고 캠핑, 하이킹과 수영을 즐겼다. 5년 전 L5와 S1의 융합되었고, 수술 후 6주 물리치료를 마쳤었다. 저녁과 함께 보통 하루에 술 한 병을 마신다고 하였다. 주목할만한 다른 수술 경험은 없으며, 수술 전 마지막 신체검사에서 건강이 좋은 상태로 평가 받았다고 하였다.

계통학적 검사

환자는 심장과 호흡기 장애가 없다. 혈압은 약을 복용하는 상태에서 정상이다. 감각은 전체적으로 손상되지 않았다.

검사 및 측정

최근 의사가 실시한 수술 후 피검사에서 모두 정상수치를 보였다. 방사선 보고에서는 인공 보철물의 수술 후 위치가 좋은 것으로 나타났다. 환자는 고관절 탈구 병력은 없었다고 했다.

치료사가 고려해야 할 검사의 다른 영역은 무엇인가?

동통은 관련된 사지에서 계속 됐고, 골절의 가능성은 없었다. 그러므로 치료사는 다리 길이가 달라질 수 있으므로 검사를 실시했다. 환자는 대략 1/2인치(12.7mm)정도의 차이를 보였고 왼쪽보다 오른쪽이 짧았다. 질문했을 때 환자는 길이가 다른 것에 대해서 잘 모르겠다고 대답했다. 치료사는 외관상으로 환자에게 다리길이의 차이를 알리지 않은 상태로 초기 치료를 제공했다.

진단

물리치료 환자 유형 4H: 관절성형술과 관계된 관절 운동성, 운동 기능, 근육 수행력, 관절가동범위의 손상

치료

사실상 다리길이의 차이가 보인다면, 치료사는 높이거나 수정을 위해 삽입물을 이용하여 신발을 신을 것을 권유할 수 있다. 일단 보조 장치가 적절하게 맞으면, 부가적인 물리치료는 거의 필요하지 않다.

환자 의사에게 치료사가 추천할 내용은 무엇인가?

결과

정형외과의사의 양쪽 다리길이를 맞추려는 노력에도 불구하고 같은 길이는 어렵다. 의사는 종종 환자에게 그들의 다리길이 맞추는 것에 모든 노력을 다 할 것이라고 이야기하지만, 수술 후 차이가 나타나면 그 단계를 취하게 된다. 많은 외과 의사들이 보행 후 몇 주 후에야 다리길이의 차이가 있다는 것을 알게 된다. 외과의사가 기다리는 쪽을 더 선호하는 이유는 조금의 차이는 환자들에게 문제가 되지 않기 때문이다.

이 사례에서 치료사는 의사에게 보행 중 통증을 제거할 수 있는지 보기 위해 삽입물을 주는 것을 어떻게 생각하는지 기록해서 보냈다. 의사는 이 추천에 동의했고, 환자는 삽입물을 사용하게 되었다. 2주 내에 환자는 통증없이 보행하게 되었다. 환자는 지속적으로 모든 신발 속에 1/2인치를 높여주는 삽입물을 착용하였으며 어려움은 없었다.

Recommended readings

Chaudhuri S, Aruin AS: The effect of shoe lifts on static and dynamic postural control in individuals with hemiparesis, *Arch Phys Med Rehabil* 81:1498, 2000.

Chiu HC, Chern JY, Chen SH, Chang JK: Physical functioning and health-related quality of life: before and after total hip replacement, *Kaohsiung J Med Sci* 16:285, 2000.

Chiu HC, Mau LW, Hsu YC, Chang JK: Postoperative 6-month and 1-year evaluation of health-related quality of life in total hip replacement patients, *J Formos Med Assoc* 100:461, 2001.

Garellick G, Malchau H, Herberts P, et al: Life expectancy and cost utility after total hip replacement, *Clin Orthop* 346:141, 1998.

Jones CA, Voaklander DC, Johnston DW, Suarez-Almazor ME: The effect of age on pain, function, and quality of life after total hip and knee arthroplasty, *Arch Intern Med* 161:454, 2001.

Knutsson S, Engberg IB: An evaluation of patients' quality of life before, 6 weeks and 6 months after total hip replacement, *J Adv Nurs* 30:1349, 1999.

March LM, Cross MJ, Lapsley H, et al: Outcomes after hip or knee replacement surgery for osteoarthritis: a prospective cohort study comparing patients' quality of life before and after surgery with age-related population norms, *Med J Aust* 171:235, 1999.

Ranawat CS, Rao RR, Rodriguez JA, Bhende HS: Correction of limb-length during total hip arthroplasty, *J Arthroplasty* 16:715, 2001.

Shields RK, Enloe LJ, Leo KC: Health-related quality of life in patients with total hip or knee replacement, *Arch Phys Med Rehabil* 80:572, 1999.

Towheed TE, Hochberg MC: Health-related quality of life after total hip replacement, *Semin Arthritis Rheum* 26:483, 1996.

학습목표

1. 석고고정과 있음직한 말초신경압박의 관계를 설명할 수 있다.
2. 환자가 보행훈련을 거부하게 되는 경우의 이유를 논의한다.

이 사례는 환자가 병원에서 퇴원하기 전 치료사가 환자의 침대에서 목발사용을 가르치게 되었을 때 필요한 것이다. 환자는 저녁쯤 학교에서 미식축구를 하다가 경골 고평부(tibial plateau)의 골절이 있으나 치환은 일어나지 않은 채로 내원한 17세의 남자이다. 경골과 비골사이 무릎 아래로 가벼운 부상이 있었다. 경골과 비골사이의 연부조직이 맞았을 때, 힘의 대부분은 축구 헬멧에 부과되었다. 방사선 사진에서 비골 골절은 없는 것으로 나타났고 경골의 골절은 성장판의 파손이 나타나지 않는 것으로 나타났다. 그러나 오른쪽 무릎의 내부손상이 있을 가능성이 많이 있었다. 러닝백(running back : 미식축구용어)의 최고 유망주로 알려져 있었으며 남은 시즌에 경기를 뛸 수 없을 것이라고 말했다. 환자는 밤새도록 진통제를 요구했다. 정형외과 간호사가 다루기에는 매우 힘든 환자였다. 환자는 자신의 상황에 화를 냈고 방해받고 싶어하지 않았다. 정형외과 의사는 밤 11시에 응급실에서 한쪽 다리 전체에 석고(full leg cast)를 하게한 뒤 그를 만나지 않았다.

상당한 통증이 있었고 지속적으로 보행을 거절했다. 밤새 다리는 올려져 있었으며 골절된 부위에 얼음팩을 적용한 채로 두개의 베개 위에 외회전되어 있었다. 발은 부종이 있었고 발등에 감각이 둔해졌다 하였다. 치료사는 발가락을 굴곡 및 신전할 것을 요구했고 발가락을 굴곡했으나 신전은 보이지 않았으며 촉진되지도 않았다. 환자는 돌연히 '난 할만큼 했어. 이 상처에서 회복하는 것 따위 관여하지 않겠어. 제발 날 혼자 나둬.' 라고 반응했다.

검사

병력

환자는 가난한 사회경제적 환경 출신이었다. 정형외과 간호사에 의하면, 환자의 가족과 가정환경은 어렵기로 소문이 나 있었다. 부모는 초기 물리치료 검사 당시에는 없었지만 아들을 집으로 데려가기 위해 2-3시간 가량 후에 도착할 것으로 예상되었다.

계통학적 검사

심폐질환이 나타나지 않았다. 심박수와 혈압, 호흡수는 정상이었다. 하지와 관련되지 않은 관절 가동범위도 정상이었다. 관련된 무릎은 약 40도 굴곡된 상태로 석고 고정(cast)하였다. 상지와 다치지 않은 쪽 하지는 근력이 정상이었다. 촉진 가능한 석고 윗부분의 감각은 정상이었다. 발가락 저측면도 손상되지 않았다.

검사와 측정

발가락 능동 굴곡은 정상범위 내에 있다. 발가락의 수의적 운동을 도출하기 위한 시도를 반복함에도 불구하고 발가락 능동 신전은 보이지 않았다. 발가락 위치감각은 나타났으나 감각은 모든 발가락 배측에서 현저하게 감소되었다.

평가

전방구획증후군(anterior compartment syndrome)으로 간주하는 것은 적절한 것인가?

구획증후군(compartment syndrome)은 근육의 혈액순환과 기능이 막혀진 근막 공간에 압력이 증가하였을 때 발생한다. 안구둔상(blunt trauma)은 급성 구획증후군을 가져올 수 있다. 빠른 임상 진단과 치료는 상황에 따른 합병증 예방을 위해 매우 중요하다.

경골의 근위 1/3지점 골절은 경골의 골간 손상의 5-11%을 차지한다. 치료는 전형적으로 경골 끝쪽 골절에서 조금 더 의심스러웠고 구획증후군 비율이 높다. 만약 급성 구획증후군이 있으면, 근막절개(fasciotomy)는 일반적으로 압박을 경감시키고 신경학적 기능을 회복시키기 위해 필요하다. 이 경우 가능성이 염려됨에도 불구하고 급성 구획증후군일 가능성은 매우 낮다.

환자에게 검사해야 할 다음 영역은 어떤 것이 될 것인가?

이런 상황에서 치료사는 석고가 너무 꽉 조이고 있는 것은 아닌지를 검토하기 위한 검사를 했다. 다리 전체에 석고를 하고 있기 때문에 발가락 배측과 저측 주변을 촉진할 수 밖에 없었다. 석고와 피부 사이에 공간은 기껏해야 아주 조금이었으므로 치료사는 의사에게 이 석고가 너무 다리를 조이고 있을지도 모른다는 가능성에 대해서 알렸다. 전방구획증후군에서 일관되게 운동기능을 상실하는 신경학적인 증후는 비골경을 지나는 비골신경의 압박으로 압력이 증가하여 나타났을 가능성이 있다.

진단

물리치료 환자 유형 4G: 골절과 관계된 관절 운동성, 운동 기능, 근육 수행력, 관절가동범위의 손상

물리치료 환자 유형 5F: 말초신경손상과 관계된 말초신경통합과 근육 수행력의 손상

보행 시도를 거절하는 환자에게 할 올바른 대처는 무엇인가?

치료

치료사는 즉시 의사와 연락하여 즉시 석고측면에 창을 내어 비골경의 압력을 경감시키는 것을 허락해 줄 것을 요청했다. 의사 역시 창을 낸 후 환자 상태의 감각과 운동 양상에 대해서 알려 줄 것을 요청하였다. 처음 석고 압력이 경감되자, 발등의 둔감은 없어졌고, 감각 기능은 회복되었다. 30분 내에 감각과 운동기능이 발가락에 돌아왔다. 감각과 운동기능은 빨리 돌아오지 않았다면, 다시 한번 구획증후군 인지를 고려해 보는 것이 적절했을 것이다.

결과

그 다음날 새롭게 장하지 석고를 맞췄다. 목발 훈련과 보행을 견딜 수 있었다. 환자는 하지를 올려놓을 것과 6주간 체중지지를 하지 말라는 지시와 함께 병원에서 퇴원하였다. 그는 추가적인 운동이나 감각의 문제가 없었다.

Recommended readings

Bae DS, Kadiyala RK, Waters PM: Acute compartment syndrome in children: contemporary diagnosis, treatment, and outcome, *J Pediatr Orthop* 21:680, 2001.

Bono CM, Levine RG, Rao JP, Behrens FF: Nonarticular proximal tibia fractures: treatment options and decision making, *J Am Acad Orthop Surg* 9:176, 2001.

Mubarak SJ, Hargens AR, Karkal SS: Coping with the diagnostic complexities of the compartment syndrome, *Emerg Med Rep* 9:185, 1998.

Perron AD, Brady WJ, Keats TE: Acute compartment syndrome, *Am J Emerg Med* 19:413, 2001.

학습목표

1. 가능성이 있는 손상기전이 대퇴사두건의 열상으로 결과지어진 것을 설명할 수 있다.
2. 대퇴사두건의 열상인지의 여부를 검토하도록 돕는 검사 통계 목록을 만들 수 있다.
3. 대퇴사두건 열상이 있는 환자를 치료하기 위한 대체 치료방법에 대해 논의할 수 있다.

본 환자는 오른쪽 무릎 전체 관절성형술(total knee arthroplasty) 후 재활을 위해 물리치료에 의뢰된 관절염을 가진 80세 노인이다. 재활병원으로부터 2일전에 퇴원하여 집에서부터 휠체어를 타고 물리치료 사무실에 도착했다. 차에서 내려 휠체어로 옮겨 타기 위해 어느 정도의 부축이 필요했다. 환자를 이동시키는 중 무릎을 신전시킨 상태를 유지해야 하는 것에 대해 상당한 어려움을 호소했는데 이는 느낌이 없이 곧 쓰러질 것 같아서 하지에 무게를 실을 수 없기 때문이었다. 재활병원으로부터 퇴원한 후 첫 번째로 몸무게를 싣는 것과 선회를 그리며 무릎을 신전한 상태로 차에 옮겨 타는 것에 대해 불편을 호소했다.

육안으로 보이는 부종은 그 수술 후 그리 특별한 것은 아니었다. 능동 보조 굴곡(active assisted flexion)은 100도였으며 최대 신전은 환자가 다리를 쭉 뻗고 앉았을 때 수동으로만 가능했다. 보행보조기를 사용하여 무릎을 움직이지 않는 상태로 짧은 보폭으로 걸었다. 오른쪽 하지에 최소한의 무게를 실을 수 있는 것으로 보였다. 다리를 쭉 편 상태로 드는 것이 불가능했고, 대퇴사두근 중간부분에 촉진했을 때 경미한 수축을 보였다. 대퇴사두근의 수축을 능동으로 유도하기 위한 시도에서 주의할 만한 슬개골의 움직임이 없었다.

다음 두 번의 방문에서 환자의 보행패턴을 증가시키기 위한 시도를 했고 신전도를 줄이는 것은 실패했다. 슬괵근(hamstring m.)의 유연성을 감소했고 환자는 가정프로그램으로 인한 진전을 호소하지는 않았다.

검사

병력

환자는 고등교육을 받았으며, 이동 시 무릎에 통증이 있다고 호소하였다. 휠체어에서 차로 도움을 받아 움직일 때 느낌이 뭔가 터지는 느낌과 날카로운 느낌이었다고 표현했다. 이동할 때 재활센터의 직원에게 그 느낌을 이야기했다. 직원은 그가 걱정하지 않아도 된다고 이야기했다.

계통학적 검사

환자는 고협압의 병력을 가지고 있으며 매일 약을 복용하며 조절하고 있다. 유념할만한 다른 병력을 가지고 있지 않았다. 요통이나 불편함에 대한 것도 없었다. 그는 첫 번째 전치환술(replacment)의 어려웠던 경험 때문에 앞으로 관절수술을 할 계획은 가지고 있지 않았다.

검사 및 측정

하지와 관련되지 않은 근력은 정상적인 한도 내에 있었다. 감각은 전체적으로 손상되지 않았다.

평가

어떤 문제가 의심되는가?

재활병원에서 승용차로 이동 시 몇 가지 사항을

추측할 수 있는데, 대퇴사두건이 붙어 있는 지점에 생긴 열상(tear)이 유지되고 있었다는 것이다. 열상은 육안상으로 알 수 있으며, 조금의 대퇴사두근 운동을 요청했을 때, 촉진하는 것으로 확인되었다. 조금 움직이는 것을 시도하는 동안 사실 상 통증이 없음에도 불구하고, 아주 경미한 움직임을 촉진할 수 있었다.

가장 적절한 다음단계는 무엇인가?

진단

물리치료 환자유형 4H : 관절성형술과 관계된 관절 운동성, 운동 기능, 근육 수행력, 관절가동범위의 손상

치료

물리치료사의 요청에 환자는 즉시 그의 정형외과의사에게 진찰받았다. 의사는 열상 입은 건에 대하여 충고하였고, 복원하려면 며칠 안에 해야 한다고 말하였다. 만약 빠른 시간 내에 하지 않으면 건이 재건해야 할 부분에 들어가는 것이 어렵거나 불가능할 것이라고 했다. 움직이지 않은 채로 한동안 지난 후 재활운동을 시작해야 할 것이라는 것이 의사의 의견이었다. 무릎은 적어도 4주간 완전히 편 채로 유지해야 한다는 것이다.

결과

대퇴사두근 열상(quadriceps tear)은 슬관절 전체 관절성형술 후에는 잘 나타나지 않는 희귀한 것이다.

만약 발현되었다면, 보통 그것은 외상과 관련된다. 열상이 일어날 때, 복원하는 것은 즉시 하는 것이 최상이다. 재건 이후에는 종종 무릎은 몇 주간은 다리를 완전히 신전한 상태로 유지해야만 한다. 재건술 이후 관절가동범위가 회복되는 것은 어려울 수도 있다. 이 사례에서 환자는 복원하지 않기로 결심했다. 그는 또 다른 수술과 재활과정을 견디는 것 보다 체중 지주대(weight brace)를 착용하는 쪽을 더 좋게 여긴 것이다.

연속되는 물리치료와 가정 프로그램에서 초점을 맞춰야 하는 것은 무엇인가?

치료는 전체 컨디션을 조절하는 것, 보행 그리고 슬관절 굴곡 조절을 돕기 위한 무릎 지지대의 사용에 맞추었다. 치료사와 환자는 독립보행과 가정환경에서 일상적인 삶의 활동을 목표삼아 나갔다. 매일같이 이렇게 한 3주후, 환자는 보행 보조기(walker)를 독립적으로 이용하게 되었고 퇴원했다.

Recommended readings

Bedor M: Quadriceps protects the anterior cruciate ligament, *J Orthop Res* 19:629, 2001.

Campbell R, Evans M, Tucker M, et al: Why don't patients do their exercises? Understanding non-compliance with physiology in patients with osteoarthritis of the knee, *J Epidemiol Community Health* 55:132, 2001.

Cole BJ, Harner CD: Degenerative arthritis of the knee in active patients: evaluation and management, *J Am Acad Orthop Surg* 7:389, 1999.

Enad JG: Patellar tendon ruptures, *South Med J* 92:563, 1999.

Hansen L, Larsen S, Laulund T: Traumatic bilateral tendon rupture, *J Orthop Sci* 6:187, 2001.

Kelly BM, Rao N, Louis SS, et al: Bilateral, simultaneous, spontaneous rupture of quadriceps tendons without trauma in an obese patient: a case report, *Arch Phys Med Rehabil* 82:415, 2001.

Konrath GA, Chen D, Lock T, et al: Outcomes following repair of quadriceps tendon ruptures, *J Orthop Trauma* 12:273, 1998.

Labib SA, Hage WD: A simple technique for transpatellar fixation of quadriceps tendon rupture, *Orthopedics* 24:743, 2001.

Miller ME, Rejeski WJ, Messier SP, Loeser RF: Modifiers of change in physical functioning in older adults with knee pain: the observational arthritis study in seniors (OASIS), *Arthritis Rheum* 45:331, 2001.

Rejeski WJ, Miller ME, Foy C, et al: Self-efficacy and the progression of functional limitations and self-reported disability in older adults with knee pain, *J Gerontol B Psychol Sci Soc Sci* 56:S261, 2001.

Rougraff BT, Reeck CC, Essenmacher J: Complete quadriceps tendon ruptures, *Orthopedics* 19:509, 1996.

Scranton PE: Management of knee pain and stiffness after total knee arthroplasty, *J Arthroplasty* 16:428, 2001.

Shelbourne KD, Darmelio MP, Klootwyk TE: Patellar tendon rupture repair using Dall-Miles cable, *Am J Knee Surg* 14:17, 2001.

Yilmaz C, Binnet MS, Narman S: Tendon lengthening repair and early mobilization in treatment of neglected bilateral simultaneous traumatic rupture of the quadriceps tendon, *Knee Surg Sports Traumatol Arthrosc* 9:163, 2001.

학습목표

1. 진단 상의 검사가 신체적 치료계획에 얼마나 영향을 미칠 수 있는지 설명할 수 있다.
2. 의사의 의학적 선택이 환자의 임상적 진행 상태에 얼마나 영향을 줄 수 있는지 논의할 수 있다.

검사

병력

45세의 여성이 근위 상완골 골절된 상태로 물리치료실에 왔다. 골절은 6주전 아기 유모차에 걸려 넘어질 때 왼쪽 팔을 디디면서 발생했다. 처음 1주일까지 팔걸이(sling)에 팔을 걸었고 주치의에 의해 물리치료차 내원하였다.

부가적으로 이 환자의 병력에서 필요한 정보는 무엇인가?

이 환자는 한 살 된 손녀를 돌보고 있다. 또한 학교에서 (법적으로 제정되어 있는 보조업무자로서) 시간제 근무를 하고 있다. 오른손잡이 이며 간헐성 만성요통 외에는 유념할만한 의학적 병력이 없다. 복용하고 있는 유일한 약은 어깨 통증으로 인해 필요에 따라 규칙적으로 복용하는 Tylenol 뿐이다. 동통의 단계를 0-10까지로 나누는 척도에서 움직이지 않을 때는 5를 움직일 때는 8을 호소했다.

이 환자에게 적절한 측정은 무엇인가?

검사 및 측정

바로 누운 상태로, 왼쪽 어깨의 굴곡과 신전 및 외전의 능동 관절가동범위(AROM)는 10도 였고, 내·외회전은 통증과 방어로 인해 불가능했다. 견관절의 수동 관절가동범위는 굴곡 30도, 신전 10도, 외전 30도였다.

견관절 굴곡근군과 외전근군의 도수근력검사(Manual Muscle Test)에서는 Poor였다. 모든 방향에서의 끝 감각은 2차적 방어가 결여된 상태였다. 주목할 만한 부종은 보이지 않았고, 어깨 위쪽면에서 보통의 압통을 보였다.

검사하면서 중요한 다른 것들이 무엇이 있을까?

일상에서 기구를 이용한 능동운동은 재검토되었으며, 셔츠를 입고 벗는데 중간정도의 동통이 있었다.

진단

물리치료 환자 유형 4G : 골절과 관계된 관절 운동성, 운동 기능, 근육 수행력, 관절가동범위의 손상

예후

예후는 골절로 어느 정도의 손실을 가졌기 때문에 Fair라고 판단된다. 또한 여러 가지 복합적인 부분들이 있지만 아이를 돌보는 것이나 일, 학교라는 요소가 동기부여 할 수 있다. 전체적으로 환자는 좋은 건강 상태에 있으며, 지속되는 손상은 초기에 최소치에서 줄어들 것으로 예상된다.

치료

이 환자의 치료계획은 습열, 수동 관절가동범위, 능동 및 능동보조 관절가동범위, 아이스, 가정 프로그램을 포함하고 있다. 첫째 달에 환자는 견관절 관절가동범위가 증가했으나, 동통의 감소는 없었다. 둘째주가 지난 후, 환자의 관절가동범위는 안정적인 상태에 달했고, 그녀의 동통 수준은 증가했다.

치료를 위해 취해야 할 적절한 과정은 무엇인가?

물리치료사는 주치의와 연락하여, 경과의 진전이 없고 동통의 증가가 있으니, 진단 자기공명영상(MRI)을 찍어 볼 것을 추천하였다. 의사는 MRI가 필요하지 않다고 느꼈고, "오십견(frozen shoulder)"으로 재진단하였다. "강압적인 물리치료(Aggressive physical therapy)"를 계속할 것을 시작하느냐가 의문이었다.

환자는 다시 치료를 시작했고, 치료사는 과도한 관절가동범위 운동과 동통완화를 위한 전기치료를 부가하였다. 강압적인 관절가동범위를 견디기 어려워 하였다. 몇 번을 거듭한 이후에, 동통은 관절가동범위의 개선없이 증가했다.

마침내 한 달 후 주치의는 MRI 찍는 것에 동의했고, 정형외과 의사의 자문을 구했다. 2주 후, 마취한 상태로 도수치료(Manipulation)했고, 물리치료를 계속하기 위해 돌아왔다. 주치의가 보낸 의뢰서류에는 물리치료를 지속할 것이라고 되어져 있었다.

다시 치료를 시작하면서 평가되어져 할 물리치료를 위한 적절한 정보는 무엇인가?

물리치료사는 MRI 결과를 요청했고, 이는 상완골두의 하부 아탈구를 보여주고 있었으며 후방으로 관절순(glenoid labrum)이 찢어지고, 뼈 조각, 극상근과 극하근 건의 건이 부분적으로 열상이 예상되었다. 재검사 후, 주치의에게 전화해 MRI 결과에 대해 이야기했다. 의사는 물리치료사의 결정에 따라 재활 훈련하기를 원하였다. 물리치료사는 정형외과의사와 연락하여 후속조치를 위한 약속을 잡았고 이후에 관절경 시술(arthroscopic surgical repair)을 하게 되었다.

결과

환자는 물리치료실로 복귀되었고, 기능적 관절가동범위가 완전히 돌아왔으며, 치료 과정에서의 간헐적인 동통과 함께 근력이 강화되었다. 퇴원하고도 가정 운동 프로그램을 지속하였고 어려움없이 직장으로 돌아가게 되었다.

논의

이런 경우, 물리치료사가 정확한 전문가적인 판단을 하여 적절한 조치를 취하도록 하였고, 환자는 조정된 외과적 개입과 물리치료의 후속 조치에 의해 효과를 보게 되었다.

Recommended readings

Magee DJ: *Orthopedic physical assessment* (ed 3), Philadelphia: WB Saunders, 1997.

Goodman CC, Snyder TE: *Differential diagnosis in physical therapy* (ed 3), Philadelphia: WB Saunders, 2000.

McKinnis LN: *Fundamentals of orthopedic radiology*, Philadelphia: FA Davis, 1997.

학습목표

1. 복합적인 외상이 있는 환자의 물리치료를 논의할 수 있다.
2. 전기진단 연구를 추천할 때 고려되어야 할 사항으로 필요한 것이 무엇이 있는지 논의할 수 있다.
3. 병변의 호전이 없을 때 목표를 세우는 것이나 호전되었을 때 물리치료를 중단해야하는 시점이 언제인가를 설명할 수 있다.

검사

병력

4세짜리 소녀를 그녀의 어머니가 실수로 잔디깍는 기계를 가동하는 중에 치었다. 환자는 오른쪽 대퇴골과 경골 그리고 발의 여러 뼈가 개방 골절된 상태였다. 연부조직 부상 및 혈관과 신경의 손상은 광범위했다. 대퇴골, 경골, 비골의 외부고정과 여러 가지 피부이식, 외과적으로 다리접합에 의한 재혈관술을 포함해 23번의 수술을 겪어야 했다. 환자는 그녀의 어머니와 함께 임상물리치료실에 방문하였다.

환자의 병력으로부터 필요한 다른 정보는 무엇인가?

환자는 부모와 4형제와 함께 살고 있으며 유치원에 다니고 있다. 매우 활동적이고 다른 건강 상의 문제는 없었으며, 신체 활동하는 것을 좋아했다. 아이는 롤러 스케이트와 아이스 스케이트를 탈 수 있기를 원했다. 대퇴사두근 건 재접합술과 각 다리로부터 상처를 이식하는 외과수술 후 6주 상태에 있었다.

이 환자를 위해서는 어떤 검사 및 측정이 필요한가?

오른쪽 다리 전면에 전체적으로 광범위한 반흔조직을 얻었고, 모든 감각을 잃었다. 대퇴부의 절개 부분을 따라있는 상처는 촘촘히 두꺼워졌다. 제동기(ratchet lock)가 있고 몸무게를 받쳐주지 않는(non-weight-bearing) 발에서부터 무릎에 걸쳐 있는 보조기(knee-ankle-foot orthosis : KAFO)를 하고 보행했으며, 보행 보조기(walker)를 사용했다. 다리길이의 1.25인치, 발길이의 1인치 차이를 오른쪽 다리에 가졌다. 덧붙여서 진단 자료에 따르면 무릎과 발목에 성장판(growth plates)이 없었다. 무릎은 30도로 굴곡된 상태로 구축되어 있었고, 손으로 했을 때 최대 신전이 -25도까지 되었다. 끝 감각은 약간의 탄력성이 있었으나 굳은 상태였다. 이때 Trace 단계의 대퇴사두근, 슬곽근, 전경골근, 장단지근(gastrocsoleous)의 움직임이 있었다.

발목 수동 관절가동범위는 아주 경미했으며, 반대쪽 다리와 양쪽 상지는 정상의 근력 및 관절가동범위와 기능을 보였다.

진단

이 환자의 경우는 물리치료 환자 유형 4G를 반영할 때, 매우 복잡하다.

- 4G : 골절과 관계된 관절 운동성, 운동 기능, 근육 수행력, 관절가동범위의 손상
- 4I : 골성조직이나 연부조직 수술과 관계된

관절 운동성, 운동 기능, 근육 수행력, 관절가동범위의 손상

- 5F : 말초신경손상과 관계된 말초신경통합과 근육 수행력의 손상
- 7E : 신전으로 인한 근막, 근육 및 뼈와 반흔 형성과 관련한 외피 통합 손상

예후

의뢰한 의사는 환자의 종합적인 예후가 나쁘다는 것을 믿고 있었다. 의사는 환자의 관절가동범위와 대퇴사두근의 근력이 증가하지 않는 한 절단이 필요하다고 믿고 있었다.

물리치료사가 어떤 필요한 치료계획을 세워야 하며, 어떤 고려가 필요한가?

치료

환자는 학교를 다닌 이후로 3달 동안 일주일에 3번씩 왔다. 환자의 어머니와 6살짜리 동생이 항상 치료 프로그램에 함께 했는데, 이는 동생의 보모가 없기 때문이었다. 치료계획은 능동과 능동보조 그리고 수동 관절가동범위 운동이었는데, 이는 운동을 강화하는 것, 보행훈련, 반흔조직의 유동성, 근 재교육을 위한 전기 자극, 균형훈련, 기능적 부목(splint) 같은 것이었다.

결과

3달 후, KAFO 없이 보행할 수 있었으나 보행 보조기(walker)는 오른쪽 하지의 무게를 지탱하기 위해 계속 사용해야 했다. 근력, 관절가동범위 혹은 반흔조직의 유동성의 증가는 없었다. 다리와 관련하여 심각한 동통을 호소하였다. 물리치료사는 환자 상태에 대한 정보를 주기 위해 의뢰한 의사에게 연락하였다. 물리치료사는 오른쪽 하지 신경의 자극전달을 검사하기 위해 전기적 진단 검사(근전도 검사와 신경전도 연구)를 위해 환자를 보내어 그 가능성을 논의하였다. 이러한 연구는 대퇴사두근과 배측굴곡의 신경전달이 부족함을 나타내 보였다. 물리치료는 멈추었다. 미흡한 기능적 진행없이 처지 곤란한 동통이 있는 이유로 환자는 약 한달 후 슬관절 이탈구 절단(knee disarticulation amputation)을 했다.

Recommended readings

Aitken ME, Jaffe KM, DiScala C, Rivara FP: Functional outcome in children with multiple trauma without significant head injury, *Arch Phys Med Rehabil* 80:889, 1999.

National Pediatric Trauma Registry, Research and Training Center on Rehabilitation and Childhood Trauma: The National Pediatric Trauma Registry: Injuries among children, *Pediatr Phys Ther* 7:24, 1995.

Haley SM, Baryza MJ, Webster HC: Pediatric rehabilitation and recovery of children with traumatic injuries, *Pediatr Phys Ther* 4:24, 1992.

학습목표

1. 메니어씨 병(Meniere's disease)관 관련된 임상적 징후와 증상을 논의할 수 있다.
2. 메니어씨 병을 치료하기 위해서 일반적으로 사용되는 약과 관련된 임상적 징후와 증상을 확인하고 구별할 수 있다.
3. 어떤 장애가 지속되는지 그리고 어떻게 보상작용을 하는지에 대해 논의 할 수 있다.
4. 메니어씨 병 환자를 위한 적절한 참고 자료를 확인 할 수 있다.
5. 높은 수준의 기능적인 메니어씨 병 환자를 위하여 향상시키는 치료 전략에서 신경학적 치료 이론이 어떻게 적용되는지 논의 할 수 있다.

배경과 진단

메니어씨 병(Meniere's disease)은 청각(auditory)과 전정기능(vestibular function)에 영향을 주는 내림프(endolymph)의 과분비나 귀속의 액체와 관련이 있다. 일반적으로 침전 인자는 바이러스(viral) 감염이나 외상이다. 임상적 징후와 증상은 일과성의 보고를 포함한다. 그러나 개인을 무기력하게 하는것은 어지러움(dizziness)이나 현훈(vertigo)의 심각한 발병이다. 메스꺼움(nausea), 구토감(vomiting), 비정상적인 눈의 움직임(안구진탕증-nystagmus), 그리고 지각신경의 청각 상실(귀울림-tinnitus) 또한 일반적인 견해이다. 급성 발병은 단지 몇 분에서 몇 시간이지만, 몇 주에서 몇 달 동안 영향을 준다. 의학적 치료로는 중추신경계 억제제(suppressant), 이뇨제(diuretic), 또는 진토제(antiemetic) 약물을 사용한다. 메니어씨 병을 가진 개인은 소금, 카페인, 술, 그리고 담배를 줄이라는 충고를 받았다. 물리치료 역시 효과적인 것으로 증명되었다.[1~3,5]

환자는 현훈(vertigo)이 있은 후에 메니어씨 병으로 진단받은 26세의 여성이다. 그녀는 지난 10일 동안 심한 메스꺼움과 구토감없이 앉기나 서 있기 또는 걷기가 불가능했다. 처음에 물리치료 검사를 했을 때 상기의 모든 것을 할 수 있었다. 그러나 매우 불안정한 느낌을 받았다고 말했다. 반복적인 수직 양상, 움직임 또는 빛의 번쩍거림이 나타날 때 불안정한 바닥(엘리베이터, 산등성이, 에스컬레이터)이나 복잡한 바닥과 벽 상태가 발병을 일으키는 "요인"이 되는것 같다고 말했다. 발병 동안 물체들이 우측에서 좌측으로 회전하는 느낌을 받았고 발병을 경험했을 때 우측으로 추락하는 느낌이 있었다고 얘기했다. 구토감을 조절하기 위한 필요로서 매일 4번씩 meclizine, antivert와 trimetho-benzamide(Tigan)를 복용하였다. 또한 홍반성 루푸스(lupus erythematosus)의 병력을 가지고 있었다.

검사

병력

환자는 4개월 전에 격렬한 에어로빅(aerobic) 연습을 하고 난 후 갑작스런 현훈(vertigo)을 경험했다고 말하는 26세 미혼여자이다. 그녀는 치료받았으며 정맥 주사, meclizine, 그리고 가능성 있는 귀의 감염을 막는 항생제로 응급실에서 완화되었다. 증상은 대략 2주 동안 간헐적으로 지속되었지만 정상 생활을 방해하지는 않았다. 대략 6주 후에 일하는 동안

두 번째 발병을 경험하였다. 그녀는 주치의에게 갔고 새로운 메클리진(meclizine) 처방을 받았다. 최근 증상은 대략 2주 동안 이었고 다시 모든 정상 생활로 돌아올 수 있었다.

가장 최근에 발병했을 때, 환자는 주치의와 신경과 전문의(neurologist)와 추적검사(follow-up)를 하기로 결심했다. 증상은 2주 보다 더 지속되었고 몇 분 이상 일하거나 집에서 돌아다니는 기능도 할 수 없었다. 머리의 자기공명영상(MRI)으로 8번 뇌신경 주변에 염증이 있는 것으로 드러났다. 혈액검사는 약간 올라간 침강률을 보여 주었지만 이전 수준과 다르지는 않았다. 환자는 수술적인 신경근 절제술(rhizotomy), 지속적인 약물치료의 선택들을 제안하는 신경과 전문의를 만났고 물리치료를 시도했다.

환자는 식이조절과 운동으로 조절했던 전신 홍반성 루푸스(systemic lupus erythematosus)의 병력을 얘기했다. 루푸스로부터 오는 주된 증상인 불규칙한 체중, 얼굴과 상부몸통 피부의 발진, 그리고 관절과 근육에 간헐적인 통증 및 약화를 호소했다. 최근 발병 전에 클럽 팀과 경쟁하기 위해서 매주 2, 3일 동안 필드하키를 하고 웨이트 훈련과, 매주 4, 5일 동안 달리기 같은 활동을 해오고 있었다. 발병 이후 그녀는 짧은 거리를 걷고 서 있을 수 있는 것에 행복해했다. 15분에서 20분 동안 앉아있을 수 있고 누워야 할 필요가 있는 시점에 증상이 증가하기 전 5분에서 10분 동안 서 있고 걸을 수 있다고 얘기했다. 일, 운전 또는 우측으로 전화를 이용하는 것을 할 수 없었다. 약은 흐릿한 시야를 유발하고 그로 인해 독서를 하기가 어렵다고 말했다. 하루에 2, 3번의 메스꺼움과 구토감의 발병을 경험하였다. 또한 정상걸음보다 더 천천히 걸었으며, 가능한 경우 벽이나 난간 옆에서 멈추었다가 움직인다고 말했다.

환자는 매우 바쁜 치료실 안에 있는 외래환자 물리치료사이다. 그러나 가장 최근의 발병 이후 병가를 냈다. 그녀는 언니와 3층 아파트에 살았고 예약 시간에 이동을 위해 친구들과 가족들에게 의존했다.

계통학적 검사

외피계

홍반성 루푸스(lupus erythematosus)와 관련이 있는 일반적으로 지속성을 가지고 보여지는 원판상 병소가 얼굴과 상부 몸체에 나타났다. 다른 점에서는 외피계는 손상되지 않았다.

심폐계

심폐계의 손상은 없다.

근골격계

근골격계는 초기 검사에서 보이는 어떠한 위축이나 부종이 없으며 손상도 없었다.

신경근계

신경근계는 검사의 주요 초점이었다.

검사와 측정

검사결과 얻어진 것은 다음과 같다.

- 이전에 기술한 머리 압박 검사와 더불어 응시(gaze) 안정성 상실.
- 양성 Romberg's 검사 : 눈을 뜨고 10초 동안 서있을 수 있다 ; 눈을 감으면 즉시 균형 상실
- 양성 한쪽 다리로 서기 : 눈을 뜨고 즉시 균형 상실, 눈을 감는 것은 시도 안함

걸음과 보폭의 감소, 속도의 감소, 지지면의 넓은 지면과 몸통 회전이나 팔 흔들기가 없는 보행 장애가 나타났다. 환자는 스스로 안정감을 갖기 위해 주위 물건에 지탱하였으며, 균형의 상실 없이는 머리를 돌리는 것이 불가능 했다. 이동은 독립적으로 했지만 느렸으며, 현기증(dizziness)과 구역질(nausea) 후 안정되게 응시하기 위해서 1분에서 2분

동안 멈추어 있어야 했다.

평가

초기 검사 소견에 바탕을 두고 장애는 일시적인가? 또 치료될 수 있는가?

얼마나 많은 향상이 기대되고 얼마나 빨리 발생할 것인가?

환자의 문제(기능제한과 장애)는 다음과 같이 특징지어 졌다.

- 15분에서 20분 이상 앉아 있을 수 없다.
- 5분에서 10분 이상 서 있을 수 없다.
- 보행 불안정
- 운전 불능
- 우측으로 전화사용 불능
- 업무불능
- 외부 일을 할 수 없거나 사회 활동에 참여를 못한다.

진단

물리치료 환자 유형 5F : 말초신경손상과 관계된 말초신경통합과 근육 수행력의 손상

예후

4~8개월 과정이 지나면서, 환자는 장해의 맥락, 기능제한, 그리고 장애에서 최적의 말초신경 통합과 근육 수행 그리고 집, 일(직업/학교/놀이), 지역사회, 그리고 여가환경에서 최고 수준의 기능을 보여줄 수 있을 것이다. 기대하는 방문 횟수는 12와 56 사이이다.[4]

목표

이 환자를 위한 장기(2개월) 목표는 정상적인 일, 사회, 여가활동에 복귀하는 것이다. 단기(1에서 2주)목표는 독립적으로 앉기, 서기 그리고 정상적인 일, 사회, 여가, 그리고 치료적 활동으로 되돌아오기 위해 91m를 이동하는 것을 포함한다.

치료

응시(gaze)-재교육 운동은 자세감각을 재정립하는데 도움을 주기위해 사용된다. 운동은 머리 자세 위치, 환자가 진행 할 수 있는 것과 함께 다양한 자세(예를들어, 바로 누운 자세, 엎드려 누운 자세, 반무릎자세 ; supine, prone, semirecumbent)에서 수행되었다.[1~3, 5]

운동과 활동은 습관을 향상시키기 위해 사용한다. 이것은 환자에 의해 확인함으로서 유해한 자극에 반복적으로 노출시킴으로써 달성된다. 환자는 좀 더 빠르게 촛점을 맞추기 위해서 그녀의 능력의 조절을 다시 얻었다, 변형은 그녀가 위치하고 환경안의 함정의 수를 증가시키는 면을 증가시키는 것을 포함하는 환경을 만든다.[1~3, 5]

균형 재훈련 활동은 또한 프로그램을 포함한다. 게다가 Romberg, 직렬 Romberg와 한쪽 다리 서있는 활동은 엘리베이터를 눈뜨고 눈감고 타기 눈을 뜨거나 감고 공 위에 앉거나 눕기, 그리고 구르는 도구 위에 앉고 모든 방향으로 이동하고 양 방향으로 회전하는 것과 같은 행동을 포함한다.[1~3, 5]

이 환자는 어떠 다른 치료로부터 혜택을 얻을 수 있는가?

환자는 청각결손과 귀울림의 보고를 위해서 이비인후과 의사(otolaryngologist)와 청각기능훈련사(audiologist)에게 의뢰되어졌다.

어떠한 손상이 지속되고 보상되어져야 하는가?

결과

외래환자 물리치료를 매주 3회의 완전한 8주 후에 환자는 앞선 달에서 단지 두 번의 발병만을 경험했다고 말했다. 양쪽 때 1, 2분 이내에 평형감각을 되찾았다. 전일 근무일로 복귀했고 어려움없이 운전할 수 있었다. 엘리베이터나 에스컬레이터를 탈 때 여전히 현기증(dizziness)을 해낼 수 있을때, 눈을 감는다. 매주 3,4번씩 1.5~3km를 달리는 것을 재개했고 매주 3번씩 웨이트 운동을 한다. 아직 빠르게 앞으로 굽혔다가 들어올리면 불안정을 느끼기 때문에 필드하키(field hockey)는 재개하지 않았다. 또한 지속적인 귀울림(tinnitus) 때문에 우측 귀에 전화기를 대고 사용하려는 시도조차 하지 않는다고 말했다. 우측으로 쏠림현상(tipping)이 계속되었고 도구가 불안전하다는 점에서 제트 스키를 타는 것에 어려움을 느낀다고 말했다. 그러나 아직 숙달하지 못한 높은 수준의 기술 때문인 것을 깨달았다. 또한 빠른 방향 전환때문에 롤러코스터(roller coasters)를 타는 것을 꺼렸다. 환자는 6개월 마다 청력 검사 예약을 했다.

만약 환자가 이 시기에 물리치료에 되돌아 온다면 어떤 형태의 활동이 치료에 포함 될 것인가?

활동은 전화기 사용으로부터 떨어져있고, 체중부하 하는 동안 하지로부터 정상 고유수용성 감각(proprioceptive) 입력이 없이 균형을 위한 능력을 요구하는 것으로 보여지는 모든 것이 어렵다는 것으로서 기술되었다. 상기의 모든 활동을 하는 동안 환자는 빠른 방향 전환과 동시에 다양한 면에서 안정성을 요구받았다. 환자는 또한 시각 입력의 빠른 변화에 노출되었다. 이 환자는 그러한 활동에 반대되는 다양한 힘을 모의실험하기 위한 사용으로 수치료 활동을 하는 동안 물리치료의 짧은 과정(8회 방문)으로 되돌아 왔다. 다양한 부양(flotation) 장치는 수동 혼란(perturbation)을 함께 사용하였고 균형 활동의 강도를 증가 또는 감소시키기 위해서 물의 난기류(turbulence)를 이용했다. 활동은 처음에 눈을 뜨고 시행했고 나중에 눈을 감고 시행하였다. 치료의 짧은 과정 후에 환자는 다시 롤러코스터와 제트스키를 타고 필드하키를 하였다. 그녀는 또한 엘리베이터나 에스컬레이터를 타는 동안 좀더 안정감을 느낀다고 말했다.

References

1. Goodman CC, Boissonnault WG: *Pathology implications for the physical therapist*, Philadelphia: WB Saunders, 1998.
2. O'Sullivan SB, Schmitz TJ: *Physical rehabilitation assessment and treatment* (ed 4), Philadelphia: FA Davis, 2001.
3. Umphred DA: *Neurological rehabilitation* (ed 4), Philadelphia: Mosby, 2001.
4. American Physical Therapy Association: Guide to physical therapist practice, second edition, *Phys Ther* 81:9, 2001.
5. Gonzalez EG, Meyers SJ, Edelstein JE, et al: *Downey and Darling's physiological basis of rehabilitation medicine* (ed 3), Boston: Butterworth Heinemann, 2001.

학습목표

1. 족관절-발 보조기(orthosis)를 만들기 위한 것과 그것의 상환(reimbursement)을 위한 적응증을 논의 할 수 있다.
2. 숙련된 간호 시설에서 미래의 지불 시스템(PPS)의 기본 원리를 기술 할 수 있다.
3. PPS와 의학적 B부분을 구분 할 수 있다.
4. 은퇴 지역사회에 살고 있는 환자를 위한 물리치료의 치료계획에 있어서 필요한 변형을 확인 할 수 있다.

환자는 우측 무릎에 슬관절 전치환술(total knee arthroplasty)을 시행한 퇴행성 관절을 가진 81세의 여자이다. 수술 후 6일 뒤에 혼자살고 있는 아파트에 되돌아 오기 위한 재활을 하기 위해 숙련된 간호 시설(SNF)에 들어갔다. 아파트는 독립된 생활을 가진 은퇴자들의 지역사회의 한 부분이었다. 아파트에서 독립된 생활방식을 하고 있었지만 숙련된 간호 시설(SNF)에서는 24시간 서비스를 받았다. 아파트는 1층이고 바닥, 부엌과 욕실에 타일이 깔린 곳 제외하고 벽과 벽에는 카페트가 깔렸고 전체크기의 욕탕을 가졌다. 아파트에 되돌아가기 전에 모든 일상생활 활동을 독립적으로 수행할 수 있는 능력을 보여줄 필요가 있다. 지역사회와 고통이 상당히 불편하고, 그리고 모든 식사는 제공되었다(만약 입주자가 요리하기를 원한다면 각 부분에 부엌이 있다고 할지라도). 파출부 부서가 또한 매주 모든 욕실을 청소한다. 그러나 입주자는 자신의 세탁실과 아파트의 나머지는 일반적으로 관리할 책임이 있다. 환자는 94일의 PPS(미래의 지불 시스템)가 남아 있다.

검사

병력

환자의 과거 의학적 병력은 경미한 원위 하지 신경병증(distal lower extremity neuropathies)을 가진 제1형 당뇨(발의 원위 배측과 저측의 감각이 유일하게 손상을 받은상태)와 2년 전에 시행한 좌측 무릎 관절성형술이 중요하다.

계통학적 검사

심장(cardiac)이나 폐(pulmonary)의 문제에 관한 병력은 존재하지 않는다. 앉기/쉬는 동안 생명징후(vital signs)는 심박율 72bpm ; 혈압, 116/76 mmHg ; 그리고 호흡율, 18bpm이었다. 우측 하지를 통해 견딤으로써 체중부하가 허락되었다. 구역질을 일으키기 때문에 통증 조절을 위해서 마취제(narcotics) 허용을 할 수가 없다. 당뇨(diabetes) 조절을 위해서 인슐린 주사를 맞았다.

검사와 측정

검사상 우측 무릎의 능동 관절가동범위(active ROM)는 -우측 무릎의 수동 관절가동범위(passive ROM)는 신전 16도와 굴곡 30도, -13도 신전과 75도 굴곡이었다. 우측 무릎의 근력은 굴곡과 신전에서 Fair였다.

환자는 수술 후 우측 족하수(foot drop)를 경험했고 급성 치료 병원에서 기성품(off-the-shelf)으로 만들어진 족관절-발 보조기(MAFO)를 제공받았다. 우측 발목 배측 굴근은 이완성(flaccid)으로 나타났고 경촉각, 핀검사(pinprick), 그리고 온도감각은 우측 하지의 전외측면과 우측 발의 배측(dorsal)에서 감소되었다. 하지의 피부 감염(inspection)은 잘 아물고 있는 우측 무릎의 깨끗한 9inch의 절개부위를 제외하고 특이사항이 없었다.

우측과 좌측 무릎의 정중 슬개골(midpatellar) 둘레의 측정은 각각 49cm와 42.8cm였다 통증 단계는 가동범위와 함께 10점 만점 중 8점이었고 손상 다리 위에 체중부하 상태에서는 10점 만점 중 10점 이었다. 모든 이동은 최소한의 도움으로 행해졌고 환자는 기립 보행 보조기와 최소한의 도움으로 4.5m를 이동했다. 족관절-발 보조기(MAFO) 착용의 심한 불편함을 호소했고 세심한 검사에서 뒤꿈치가 보조기에 비해 너무 넓다는 것을 알았다. MAFO는 또한 우측 하지를 통해 체중을 줄때마다 우측 발의 족저굴곡(plantar-flex)과 내번(invert)되는 것을 초래했다.

진단

물리치료 환자 유형 4H : 관절성형술과 관계된 관절 운동성, 운동 기능, 근육 수행력, 관절가동범위의 손상

평가

손상된 우측 무릎에 기성품의 MAFO를 우측 발에 어떻게 위치 할 수 있는가?

이 환자가 왜 우측에 족하수가 진행되었는지 각 정형외과 의사에 따라 정확히 결정되어지지 않았다. 경사(inclination)는 수술 후에 부종성이 있는 다리가 된 후였다. 무릎 주변의 압력이 증가하면서 총 비골 신경(common peroneal nerve)이 손상되었다. 불행하게도 정확한 결정을 위해 수행되는 추적 검사가 전혀 없었다.

급성기 치료 병원 의사들은 족하수(foot drop)가 보다 빠르게 해결될 것이라고 믿었기 때문에 환자에게 맞춤식 MAFO 보다는 MAFO 기성품을 주었다. 그들은 또한 MAFO의 잘못된 부착으로 증가된 무릎 통증을 바로 잡지 않았다. 발의 내번과 족저굴곡은 우측 무릎에서 내반력이 현저히 증가하는 원인이 되었다. 이것은 통증이 증가하는 주된 이유로 보였다. MAFO없이 안전하게 이동할 수 있었지만 우측의 족하수 때문에 심각한 계상보행(steppage gait)을 보여주었다. 이것은 보행의 유각기 동안 과도한 우측 무릎 굴곡을 유발했고 통증의 증가와 부종, 치유 지연의 결과를 가져왔다. 따라서 무릎의 만성 염증의 원인을 피하기 위해 맞춤식(custom-fitted) MAFO를 환자의 우측 발에 보조기 제작자가 제작 할 수 있도록 문의하기로 결정했다.

이 환자를 위한 맞춤식 MAFO의 고려환경과 적용의 부분은 무엇인가?

당뇨(diabetes)의 진단에도 불구하고(감각 변화를 유발하는 말초 신경병증과 동반한), 환자는 피부 이상의 징후을 위한 기성품 보조기를 착용한 후에 발 검사를 신뢰할 수 있었다. 처음 보조기와 반대로 맞춤제작 MAFO는 발과 발목을 통해 피부 괴사(ulceration)의 위험을 줄이면서 이동되는 힘과 압력을 정상화시켰다. 또한 새로운 MAFO는 환자가 좀 더 정상적인 보행 패턴을 할 수 있도록 했다. 통증은 2일 안에 10점 중 5점으로 줄었다. 그리고 일주일 안에 부종은 3cm까지 줄었다. 차례로 능동과 수동 관절가동범위는 향상되었다. 무릎 주위의 압력이 감소되었기 때문에 감각의 회복과 우측 배측굴곡에 있어서 수축이 올라가는 증거로서 신경 회복이 시작되었다.

어떻게 MAFO 변상을 하였고 어떻게 PPS를 적용하였나?

노인의료보장(medicare)은 혜택을 받을 자격이 있는 사람들의 범위를 규정하기 위해 두 부분의 시스템으로 나뉜다. A부분(또한 PPS로 알려진)은 100일 까지 입원할 수 있는 병원과 아급성(subacute coverage)이다. A부분으로서 보상을 지속하기 위한 환자의 요구는 "숙련된"으로서 분류된다. 이것은 환자가 숙련된 간호나 재활 인원의 감시 하에 수행되는 서비스를 받는 것을 의미한다. 숙련된 간호는 일주일동안 매일 제공되어야 한다 ; 치료는 매주 5일 제공 되어야 한다. 또한 간호 논쟁은 재활 봉사를 받지 않은 거주자들에 의해 "숙련" 할 수 있다. 사례들은 개방된 상처, 정맥내 치료, 인슐린 의존 당뇨, 관을 통한 식사, 투석, 화학요법, 그리고 무수한 다른 이유들을 포함한다. 그러나 이러한 간호 논쟁들의 복잡함에 의존하면서 변상의 정도가 다양 할 수 있다.

환자는 노인 의료보장 A부분(또는 PPS)하에 입원했기 때문에, MAFO는 노인 의료보장에 의해 직접적으로 변상하지 않는다. 규정은 숙련된 간호시설(SNF)이 필요로서 환자를 위한 소모품과 장비를 제공하고 노인의료보장에 의해 예견되는 지출 돈으로부터 나오는 이러한 소모품들을 위한 기금을 요구한다. 이것은 MAFO가 구입할 지에 개의치 않는 동일한 기금을 SNF가 받는다는 것을 의미한다. 이것은 노인 의료 보장의 예산이 아니고 시설예산으로부터의 비용이다.

B부분은 만약 A부분의 자격이 안 되는 어떤 사람들은 숙련된 시설 안에서 거주하면서 B부분 서비스를 받을 수 있는, 노인의료보장(medicare)의 외래환자 보험으로 여겨진다. B부분은 좀 더 전통적인 행위별 수가 제도(fee-for-services)이고 제공된 행위의 80%을 지불한다. 남은 20%는 이차적인 보험에 의해 지불되거나 개인이 지불해야 한다. 노인의료보장을 위한 센터와 Medicaid(저소득층대상 의료보험) 서비스는 치료와, 치료 도구 등 (즉, 현재 물리치료평가를 위한 65달러)을 위한 자신들의 비용 계획을 가지고 있음으로 변상을 위한 자격을 얻기 위해서 성취되어야 하는 날(days)이나 분(minutes)의 정해진 숫자는 없다. B부분은 대부분의 내구성 있는 의학적 기구와 보조기 및 보철의 80%를 지불할 것이다. 따라서 이러한 경우에 환자는 A부분의 혜택을 받으며 MAFO의 비용은 예산에서 빠지게 될 것이다. 그러나 B부분 하에서는 MAFO는 직접적으로 80%를 변상하고 어떠한 편의 비용도 없다.

치료/결과

이 환자에게 있어서 작업치료(Occupational therapy)의 주요 목표는 가장 어려운 하지의 옷을 입는 것이다. 치료기간은 물리치료가 보행, 이동, 근력, 관절가동범위(ROM)와 부종제거를 허용하면서 MAFO를 탈착하는 것을 통합하였다. 또한, 작업치료사는 환자의 욕실을 위해 욕실 의자를 구입했고 가정일의 숙련과 함께 안전을 증가하도록 하였다. 입원 한지 4주 후에 환자는 아파트로 복귀하여 이전 생활 방식을 할 수 있었다.

Recommended readings

Atherly A: Supplemental insurance: Medicare's accidental stepchild, *Med Care Res Rev* 58:131, 2001.

Federal Register 58:60789, 1993.

Gardner J: Groups support PPS for skilled-nursing care, *Mod Healthcare* 25:38, 1995.

Green MF, Aliabadi Z, Green BT: Diabetic foot: evaluation and management, *South Med J* 95:95, 2002.

Papagelopoulos PJ, Sim FH: Limited range of motion after total knee arthroplasty: etiology, treatment, and prognosis, *Orthopedics* 20:1061, 1997.

Vance TN: *Medicare guidelines explained for the physical therapist: a practical guide for physical therapy service delivery*, Reston, Va: St. Anthony's Publishing, 1998.

학습목표

1. 심부 정맥 혈전(deep vein thrombosis)과 폐색전(pulmonary embolus)을 확인하기 위해 사용되는 영상진단의 형태를 열거 할 수 있다.
2. 폐색전증(pulmonary embolism)의 징후와 증상을 기술 할 수 있다.

검사

병력

환자는 좌측 사지의 약화, 두통, 그리고 구역질(nausea)로 응급실을 통해 급성치료병원에 입원한 72세의 은퇴한 여성이다. 좌측 뇌혈관 장애(cerebral vascular accident, CVA)로 판명되어 진단되었다. 그리고 즉시 항혈전제(antithrombolytic)인 플라스미노젠 조직 활성인자(TPA(tissue plasminogen activator)) 약이 투여되었다.

급성치료 과정에 머무는 동안 그녀의 우측 종아리(calf)에 열, 통증 그리고 부종이 진행되었다. Homan징후는 양성이었다. Doppler 스캔은 심부 정맥 혈전(deep vein thrombosis-DVP)에 대해 양성이었다. 3일 동안 coumadin의 구강 투여와 이어지는 정맥내 heparin을 주사하며 침상에 누워 있었고 침상에서 나오는 것이 허락될 때 TEDS가 온종일 소진되었다. 3주 동안 급성 치료를 한 후에 환자는 재활시설로 이동했다.

재활시설에 입원했을 때 환자는 155cm의 키와 90kg의 몸무게였다. 뜨개질과 십자 말풀이(crossword puzzles)와 같은 취미로 좌식 생활을 하였다고 말했다. 폴란드계였고 kielbasi, pierogies, 그리고 감자 팬케익과 같은 전통 특별 음식을 준비하고 먹는 것을 좋아했다. 40년 동안 담배를 피웠지만 10년 전에 이차적인 문제인 천식(asthma)으로 인해 끊었다. 1층과 2층 사이에 두 개의 난간이 있는 12개의 계단을 가졌고 밖에서 집안으로 들어오는 길에 2개의 난간이 있는 3개의 계단으로 이루어진 2층 집에 거주한다. 남편과 50년 동안 함께 살았고 입원 전에는 독립적으로 모든 일상 생활동작(ADL)과 도구적인 일상생활동작(instrumental ADLs)을 하였다.

환자의 과거력은 고혈압(hypertension), 당뇨(diabetes mellitus)(성인발병), 천식, 퇴행성 관절병(degenerative joint disease), 콜레스테롤혈증(cholesterolemia, 혈액내 과도한 양의 콜레스테롤) 그리고 흉추8번(T8)의 압박 골절(compression fracture)의 병력을 가진 골다공증(osteoporesis)을 포함한다.

약은 고혈압을 위해 하루에 두 번 2mg을 복용하는 Lisinopril(Zestril), 당뇨 때문에 하루에 4번 5mg복용하는 glyburide(DiaBeta), 천식 때문에 하루에 두 번 2회 흡입하는 albuterol(Proventil), 퇴행성 관절을 위해 매일 20mg을 복용하는 celecoxib (Celebrex)와 콜레스테롤혈증을 위해 매일 10mg을 복용하는 atorvastatin(Lipitor)을 포함하고 있다.

계통학적 검사

- 생명징후(vital signs) : 혈압 130/84mmHg, 심박수 76bpm(분당 심박수), 호흡수 18bpm(분당호흡수)
- 관절가동범위/관절운동 : 우측 상지의 이완성(flaccid), 우측 하지의 경련성(spastic)
- 보행, 이동, 균형 : 침상 움직임, 중등도의 도움으로 우측에서 좌측으로 1회 구르기 ; 이동, 바로 누운 자세 → 적절한 도움으로 1회 앉

기 ; 앉기 ⇔ 일어서기, 최대의 도움으로 1회 ; 일어서기 → 최대의 도움으로 1회 축회전 ; 보행, 비이동성 시간

- 반사 : 양성 바빈스키 징후(Babinski's sign)와 우측 하지의 간대성 경련(clonus)
- 균형 : 지지하지 않고 앉은자세 균형 Fair-
- 지구력 : Fair
- 의사소통 : 전 실어증(global aphasia)

검사와 측정

자기공명영상(MRI)은 좌측 CVA에 대해 양성이었고 도플러(Doppler) 검사도 지금은 없어진 이전 DVT에 대해 양성이었다.

평가

어떤 가능한 폐색 부위가 이 환자의 증상을 일으켰는가?

병소는 전두엽(frontal), 측두엽(temporal), 그리고 두정엽(parietal)의 실비우스구 주변지역(perisylvian area)을 포함하며 대부분 광범위하다. 내경동맥(internal carotid) 영역이나 중대뇌동맥(middle cerebral artery)의 기시부에 있는 폐색(occlusion)은 가장 흔한 위치이다. 특이한 환자에게 있어서 손상은 뇌의 좌측면에서 일어난다. 전두엽은 언어의 운동부분을 제공하는 브로카 구역(Broca's area)이 있는 장소이다. 측두엽/전두엽 지역은 언어의 감각부분을 가지는 지역이며 베르니케 구역(Wernicke's area)으로 알려져 있다.

환자의 의식은 명료하고 사람과 장소에 대해 기억하지만 시간에 대하여는 어렵다. 시간의 대략 40%에서 예/아니오로 대답할 수 있는 전실어증(global aphasia)을 나타낸다.

전실어증의 특징은 무엇인가?

전실어증은 가장 흔하고 가장 심한 형태의 실어증이다. 몇 가지 정형화 된 단어나 소리에 감소하거나 존재하지 않은 자발적인 말에 의해 특징지어 진다. 이해력은 저하되었거나 없다. 따라하기, 읽기 그리고 쓰기는 자발적 언어로서 같은 수준에 비해 손상되어있다.

검사소견은 좌측 CVA와 일치되었다. 장해는 근육긴장도의 이상, 지구력 감소, 인지 및 의사소통기술의 저하, 균형감 감소와 기능적 움직임의 저하를 포함한다.

진단

물리치료 환자 유형 5D : 운동기능과 감각 통합에 이상을 보이는 청장년에 발생된 후천성 중추신경계 비진행성 장애

예후

환자는 3-4주 내에 치료의 종결이 기대되며 함께 12개월 안에 최적의 기능을 얻을 것이다.

치료

환자는 의사소통과 이해를 다루기 위해 다양하게 접근되는 언어치료(speech therapy)로 구성된 접근에 의해 치료하였다. 일상생활동작(ADL)과 자기보호활동을 위한 훈련인 작업치료(occupational therapy) ; 그리고 보행 훈련, 일반적 이동과 신경근 재교육을 포함하면서 균형, 협응, 자세 안정, 그리고

근력, 지구력을 향상시키기 위한 활동, 물리치료.

재활시설에 일주일 입원한 후에 정상에 누워 있는 동안 환자는 가쁜 숨, 발한, 가슴을 쥐는 것을 포함하는 조급한 외부의 손동작을 포함한 분노의 징후를 보였다. 그녀는 호소를 말로 표현 할 수 없었고 예/아니오 질문에 대한 반응은 좀 더 보통보다 일관성이 없었다. 생명징후가 측정되었고 혈압 100/50mmHg ; 심박율 100bpm, 약화 ; 그리고 호흡율 분당 24회와 괴로움이 발견되었다.

이 행동의 원인이 무엇이고 환자의 과거 병력인 심부정맥혈전(DVT), 뇌혈관 장애(CVA), 골다공증, 그리고 압박골절(compression fracture)에 치료사의 반응은 어떻게 해야 하는가?

이러한 행동의 형태에는 많은 설명이 있을 수 있다. 이 환자가 과거에 상냥했고 협조적이었으며, 이전에 결코 이러한 행동의 형태가 존재하지 않았기 때문에, 몇몇 물리치료 형태가 그녀의 행동에 기여한다는 가정이 합당하다. 증상을 말로 표현하지 못한다 할지라도 손의 동작은 가슴의 불편함을 호소하는 것을 가리킨다. 빠르고 약한 맥박과 낮은 혈압, 호흡곤란(dyspnea), 발한, 이 모든 것이 폐색전증(pulmonary embolism)의 지표가 될 수 있다.

폐색전증(pulmonary embolism)은 즉시 치료되지 않는다면 죽음에 이를 수 있는 생명을 위협할 수 있다. 정맥혈전(venous thrombus)의 전형적인 결과는 폐동맥의 폐색이다. 정맥 혈전의 위험을 증가시키는데 기여하는 인자 또한 폐색전의 위험에 기여한다. 이 인자는 특히 하지마비와 비만에 동반되는 지속적인 침상생활 또는 고정(immobilization)을 포함한다. 물리치료사가 수술 후와 움직이지 않는 환자의 DVT에 대한 검사를 훈련한다 할지라도 많은 환자들은 신체적인 불편호소나 명백한 임상 징후를 가지고 있지 않을 것이다. 이것은 DVT의 증상(즉, 부종, 쑤시는 듯한 무딘 통증, 사지의 색/온도 변화, 통증, 온도, 홍조, 특히 종아리에서)을 아는 것 뿐만 아니라 갑작스런 걱정이나 불안, 빠르고 얕은 호흡, 빠른맥(tachycardia), 흉통, 발한(diaphoresis), 그리고 청색증(cyanosis)을 포함한 폐색전증(pulmonary embolus-PE)의 징후를 자각하는 것 또한 중요하다. 환자의 표시에 있어서 위와 같은 변화는 즉각 의사에게 보고되어야 한다.

어떤 진단적 영상 연구가 DVT나 PE를 확인할 수 있는가?

DVT를 확인하기 위해서 최고의 표준은 하지 정맥조영술(venography, 조영제를 투여하고 정맥을 보기위해서 방사선을 촬영)이다. 이 과정은 DVT를 배제하기 위해서 사용한다. 다른 기술은 정맥 초음파나 Doppler 파형분석이다. 폐의 혈관조영술(angiography)이나 폐관류(lung perfusion)영상은 방사선 약물 주입과 폐영상을 얻기 위한 카메라를 요구하면서) 흔히 폐색전증(PE)을 발견하기 위해 사용된다.

무엇이 DVT나 PE를 위한 표준치료인가?

치료는 보통 혈전용해제(thrombolytic agents)를 포함한다. 환자가 다시 안정일 때 물리치료 관리는 중요하다. 그리고 그 이상의 색전의 조짐은 해결된다. 치료는 그때 심호흡 운동, 위치, 그리고 심폐기능을 향상시키기 위한 단계적인 행동과 함께 가동력을 포함하여 할 수 있다.

결과

이것은 이 환자의 특징없는 행동과 동작과 생명

징후(vital sign)는 심폐사고의 어떤 형태를 가리키기 때문에 간호직원과 의사는 즉시 통지했다. 환자의 증상은 즉각적인 의학적 주의가 필요함을 가리키는 것으로 보였다. 즉시 휠체어로 이동되었고 간호 장치로 돌아와 전문치료사(물리치료사/간호사)에 의해 보호되었다. 응급치료실에 재입원 되었고 폐색전증(PE)을 위한 치료를 했다. PE로부터 회복에 있어서 재활을 마치기 위해서 재활 센터로 되돌아 왔다. 1개월 후에 시설에서 가족과 함께 가정으로 복귀함으로써 종결되었다.

Recommended readings

Brimer M, Moran M: *Clinical cases in physical therapy*, Boston: Butterworth-Heinemann, 1995.

American Physical Therapy Association: Guide to physical therapist practice, second edition, *Phys Ther* 81:1, 2001.

Kauffman T: *Geriatric rehabilitation manual*, Philadelphia: Churchill Livingstone, 1999.

McRae R: *Practical fracture treatment* (ed 3), Philadelphia: Churchill Livingstone, 1994.

학습목표

1. 병원 응급실에서 검사를 받았더라도 신체검사를 수행해야 하는 이유에 대해 논의 할 수 있다.
2. 방사선 촬영(roentgenograph) 검사를 이미 진행한 환자에게 있어서 영상진단의 필요성을 확인할 수 있다.
3. 의학적 기록과 함께 임상소견 확증의 중요성을 논의할 수 있다.

환자는 가정의 건강 기관에서 가족 주치의가 물리치료를 위해 의뢰한 80세의 여성이다. 여러번 낙상(multiple fall)을 경험했고 집에서 독립적인 생활을 유지하기가 어려움이 늘어나고 있다. 가장 최근 낙상은 6주 전에 일어났고 1주일 전에 새로운 아파트로 이사가게 되었다.

검사

병력

환자는 13개월 전에 좌측 고관절 골절과 7년 전에 우측 고관절 전치환술(total hip replacement)을 포함하는 복잡한 병력을 가지고 있다. 또한 심근경색(myocardial infarction), 퇴행성 관절병(특히 하지의 체중부하 관절에서), 압박골절(compression fractures)이 있는 골다공증(osteoporosis), 배측 후만, 그리고 양쪽 하지에서 간헐적 종창(swelling)을 가지고 있었다. 추가적으로 선천적 좌측 단족(short foot)이었다.

계통학적 검사

시각, 청각 그리고 의사소통 기술은 모두 정상이었다. 맥박은 휴식기에 72bpm에서 머물렀다.

상지의 관절가동범위(ROM)는 본래 양측에 기능적 제한 내에 있었다. 좌측 하지의 관절가동범위는 또한 기능적 제한이 있었지만 대략 3cm까지 길어졌다. 우측 하지는 움직이려고 할때 증가하는 심한 통증이 있었다. 우측 무릎은 굴곡에서 30도까지 제한이 있었고 신전에서는 10도가 부족했다. 우측 고관절은 또한 굴곡 80도, 신전 0도, 그리고 외전 25도의 동작의 제한으로 통증이 있었다.

근력 평가는 환자의 통증 때문에 특히, 하지에서 어려웠다. 수동 근육 검사에서 근력은 우측 하지에서 Fair- 그리고 상지에서 Fair+로 측정되었다.

환자는 상호간 하지에 있어서 가벼운 접촉을 위한 감각이 감소되어 있었다. 균형은 보행 보조기를 사용하여 Fair이고 보행 보조기 사용없이는 poor이다. 통증의 결과로서 적당한 어려움을 가지고 있었다 할지라도 독립적으로 침대 운동을 한다. 양쪽 하지에서 불완전한 깡총 뛰는 보행(hop-to gait)으로 이동한다. 통증과 나쁜 지구력 때문에 단지 3m 까지만 이동할 수 있다. 독립적으로 휠체어 동작을 한다.

검사와 측정

내측 측부 인대와 외측 측부 인대 뿐만 아니라 전방 당김 징후(anterior drawer sign)는 통증이 있었으며, 이완되어 있었다.

평가

환자는 현재 새로운 아파트에 있고, 보행의 거리

를 향상시키고 통증을 줄이고 모든 것에서 활동의 안전성을 향상시키는 재활을 위한 좋은 잠재력을 가진 것처럼 보였다.

진단

물리치료 환자 유형 5A : 균형과 낙상의 상실을 위한 주요한 예방/위험 감소 ; 4D : 결합조직 기능이상과 관계된 관절 운동성, 운동 기능, 근육 수행력, 관절가동범위의 손상 ; 그리고 4B : 손상된 자세.

치료

포괄적인 가정 치료 프로그램이 관절가동범위과 근력을 향상시키기 위한 치료적 운동과 균형과, 보행의 안전, 그리고 전체적인 격심한 활동을 위한 인내력을 향상시키기 위한 치료적인 활동을 포함하여 시작되었다.

가정 물리치료의 대략 4주 후에 지속되는 우측 하지 통증을 위한 정형외과적(orthopedic) 평가를 위해 지역 의학 센터에 의뢰되었다. 이전 정형외과 의사(orthopedist)는 우측 고관절 보철(prosthesis)을 느슨하게 할 것을 제안했다. 우측 고관절과 관련된 어떠한 정형외과적 결정도 없었다. 그러나 무릎에 대한 진단은 cortisone 주사로 치료되어진 점액낭염(bursitis)이었다.

환자는 가정에서 다음 치료의 5주까지 놀라운 진행을 보였다. 보행은 한 손으로 보조하고 최소한의 절뚝 걸음으로 보행을 할 수 있게 향상되었다. 또한 두개의 손잡이와 최소한의 도움으로 한 개의 계단을 오르내릴 수 있었다. 보행 지구력은 대략 15m 였다. 우측 무릎 굴곡은 통증없이 90도까지 향상되었다. 계획은 물리치료 보호로부터 가정 운동 프로그램까지 환자를 종결시켰다.

그러나 치료사의 치료기간이 끝나면, 독립적으로 생활하여야 한다. 이것은 휠체어가 잠겨있음에도 불구하고 일어났다. 병원의 응급실에서 평가를 받았다. 엑스레이상 음성이었다. 다시 집으로 돌아갔다.

담당 치료사는 휴가 중에 있었다 ; 따라서 처음 물리치료사의 동료가 휠체어에서 떨어진 후 환자를 보기 위해 왔다. 동료의 보고는 환자는 우측 하지를 움직이려고 할 때 우측 엉덩이에서 엄지발가락까지 통증을 느낀다고 지적했다. 통증은 정확한 관절가동범위 측정에 제한을 주었다. 그러나 대략 내회전 10도와 외회전 15도 였고 고관절과 무릎의 움직임은 본래 기능적 제한이 있었다. 독립적으로 일어설 수 있었지만 보행 보조기를 이용하여 단지 3m를 위해 부분 체중 부하 보행을 위해 엄지발가락 접촉을 사용하였다. 통증 때문에 환자의 움직임과 운동은 현저하게 제한되었다.

X-RAY 검사 후 응급실 진단은 심부근육 타박상이었다. 그 외 어떤 것이 고려될 수 있는가?

최근의 낙상 후 6일에 담당 물리치료사가 지속적인 가정 물리치료를 위해 돌아왔다. 응급실로부터의 이 종결 서류는 재검사되었고, 골절이 없다는 것을 가리켰다. 그러나 환자는 우측 족관절의 관절가동범위이 -10도 배측굴곡, 족저굴곡이 30도, 내번이 5도 외번이 10도로 제한이 있고 통증척도의 10점 중 10점을 표시하는 심한 통증을 호소했다. 종창(swelling)은 족관절 외측에 존재했고 심한 압통(tenderness)이 외측과(lateral malleolus)와 원위 비골(fibula)에 나타났다. 족저 굴곡(plantarflexion), 내번(inversion) 그리고 외번(eversion)의 근력은 모든 trace로 매겨졌다. 보행은 보행 보조기를 사용하면서 뛰뛰는 보행(hip-to gait)을 하였다.

어떤 행동을 취할 수 있는가?

결과

발목에 상처가 남았음을 나타낸다. 종창, 압통과 통증과 관련하여 체중 지지를 하지 못하는 것은 골절의 가능성을 나타낸다.

치료사는 가정의 건강 기관(home health agency)에 앞서 말한 소견을 보고하기 위해 연락했다. 응급실 기록은 낙상의 시점에서 방사선 촬영되었던 정확한 부위를 확인하기 위해 검토되었다. 응급실 종결 서류는 몸통부분이나 부분들이 검사되었다는 것을 보여주지 않았다. 관련된 발목에 가능한 손상이 명확해질 때 까지 하지의 체중지지, 관절가동운동, 또는 근력운동을 하지 못했다.

논의

병원의 방사선과와의 의사소통 후 응급실에서 단지 고관절과 슬관절 만이 촬영되었다는 것을 알았다. 가정의 건강 기관을 위하여 가정의 건강 서비스의 조정자는 발목의 방사선 촬영의 지시를 한 가족 주치의에게 정보를 전했다. 조속한 전화로 이미 정형외과 의사에게 의뢰되어 있었다. 새로운 방사선촬영으로 원위 단편의 전위(displacement)가 있는 비골의 골절이 드러났다.

물리치료는 가정에서 지속되었다. 가족 주치의의 요구로 환자는 우측 비골 골절을 위해 무릎을 고정시켰고 종창을 감소시키기 위해 탄력덮개(elastic wrap)를 했다. 피부는 젖은 상태로 40분이상 탄력덮개를 유지한 후 탄력덮개를 제거하였다. 다시 협동적 치료를 위해 가정 건강 기관과 접촉이 되었다.

담당 치료사가 없는 동안 환자는 휠체어에 앉아서 밖에 있었는데, 뒤에서 강한 바람이 불어 휠체어에서 떨어졌다. 골절 1주 후에 정형외과 의사는 환자를 진찰하였는데, 공기석고를 하고 보행 보조기로 보행을 처방하였다.

Recommended Readings

Brimer M, Moran M: *Clinical cases in physical therapy*, Boston: Butterworth-Heinemann, 1995.

American Physical Therapy Association: Guide to physical therapist practice, second edition, *Phys Ther* 81:1, 2001.

Kauffman T: *Geriatric rehabilitation manual*, Philadelphia: Churchill Livingstone, 1999.

McRae R: *Practical fracture treatment* (ed 3), Philadelphia: Churchill Livingstone, 1994.